传统医学典籍整理与医术传承书系

第一辑

主编◎齐凤军　高扬

荆楚针灸

JINGCHU ZHENJIU

长江出版传媒

湖北科学技术出版社

图书在版编目（CIP）数据

荆楚针灸 / 齐凤军，高扬主编 . —武汉：湖北科学技术
出版社 , 2024.9
（传统医学典籍整理与医术传承书系 . 第一辑）
ISBN 978-7-5706-2824-7

Ⅰ . ①荆… Ⅱ . ①齐… ②高… Ⅲ . ①针灸疗法
Ⅳ . ① R245

中国国家版本馆 CIP 数据核字 (2023) 第 156760 号

策　　　划：冯友仁	责任校对：童桂清
责任编辑：程玉珊	封面设计：喻　杨

出版发行：湖北科学技术出版社
地　　址：武汉市雄楚大街 268 号（湖北出版文化城 B 座 13—14 层）
电　　话：027-87679468　　　　　　　　　　　　　　　邮　　编：430070
印　　刷：武汉雅美高印刷有限公司　　　　　　　　　　邮　　编：430024

787×1092	1/16	14.5 印张　　3 插页	320 千字
2024 年 9 月第 1 版			2024 年 9 月第 1 次印刷
定　　价：98.00 元			

《荆楚针灸》

编 委 会

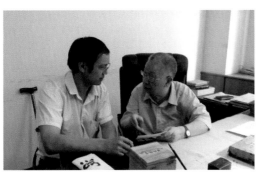

齐凤军向国医大师李今庸教授请教医学问题

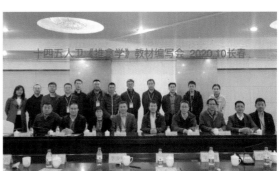

齐凤军参加"十四五"《推拿学》教材编写会

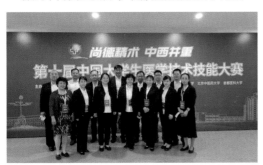

齐凤军担任第十届中国大学生医学能力大赛评委

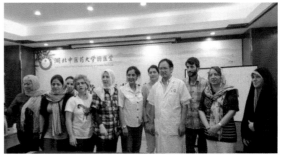

齐凤军对伊朗留学生进行临床指导

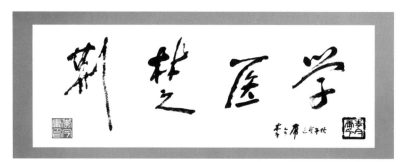

李今庸教授为荆楚医学题词

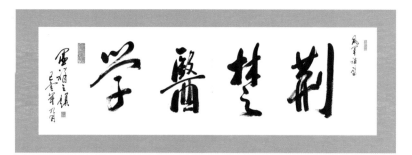

中医文化名人卢祥之为荆楚医学题词

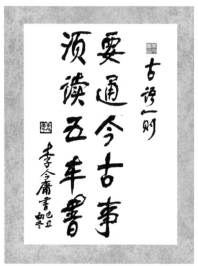

李今庸教授为荆楚医学整理人员题词

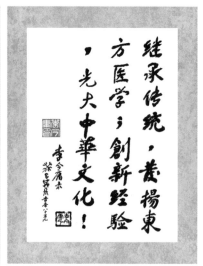

李今庸教授为中医事业题词

序

　　荆楚地域文化是中华民族文化的分支，也是其重要组成部分。研究地域文化，从总的目的来看，仍然是弘扬民族文化传统，但挖掘、收集、整理、厘清脉络和研究地方文献，其难度颇大。资料的挖掘、搜集甚至比某些图书的整理工作更难。因为它既难以找到存世流行的版本，也罕有现成的丛书基础，有许多往往只有孤本或民间抄本流传，且散在各地图书馆乃至私人手中，这样对地域医学文化研究就是一个缺憾，不能全面反映地域医学发展水平，为传承留下遗憾。

　　唯楚有才，荆楚古往今来培育了无数的政治家、军事家、文学家、科学家，其中医学家也代不乏人。据李今庸教授主编的《湖北中医学史稿》的编者们调查，距今5 500～6 000年前生于厉山（今湖北随州市境内）的神农（公元前3245年—公元前3080年），即炎帝，是最早尝百草的医药学家，代表著作《神农本草经》。自秦以来，荆楚除了有闻名海内外的张仲景、葛洪、王叔和、庞安时、释智缘、李时珍、万密斋、梁学孟、刘若金等大家之外，还有700余位医家，很多不为人知的医林人物，在光大祖国的医药学事业。

　　荆楚历代中医名家，不仅对荆楚地域的医疗保健及人口繁衍昌盛做出了不可磨灭的贡献，而且其学术理论、实践经验丰富了祖国医学宝库。荆楚医学内容丰富，科目繁多，如内经、伤寒、金匮、风湿、本草、方剂、诊法、内科、妇科、针灸、导引、按摩、推拿、脉法、伤科、正骨、道医、儿科、眼科、喉科、医史、医案、医话、养生、杂录等各方面。

　　荆楚地域历史上名医辈出、著述浩繁，在祖国医学发展史上有其不可忽略的地位。由于种种原因，佚失大半，仅存珍籍，亦多藏于各大图书馆，借阅不易，湮没至今。荆楚医学具有浓郁的地方特色，是荆楚名医汗水和心血的结晶。通过这项挖掘整理工作，还可进一步弘扬荆楚优秀传统文化，提高荆楚中医药在国内外医药卫生界的地位和影响。

　　目前仅对荆楚针灸、脉学、伤科、正骨、导引、按摩、推拿这类经典要籍，以及佚失民间传承抄本进行挖掘和收集整理，梳理脉络，厘清传承关系。不仅要搜集诸多书籍加以比较、选择引用，还要对相关内容进行注释、翻译，其难度也是很大的。其实精准的标点、注释比较难，也与挖掘整理者的古典文化素养有着密切关系，不免会有未能读懂的语句，只是知其大意，或片断加以评说。校点古籍往往一处不懂，就难以阐述其本意，甚至有的抄本带有古代方言、俗语、俚语，读起来晦涩难懂，不明其意，似乎有点囫囵吞枣，不能点评到位，还要敬请各位传承人、专家和读者谅解。

基于"传承精华、守正创新"总纲，我们挖掘整理荆楚针灸、导引、推拿、按摩、伤科、风湿、骨病、脉学的珍籍、抄本，目的是传承、创新，从而应用于临床和研究。由于荆楚地域辽阔、跨度久远、民族复杂，传承人的造诣有异，要客观地考量前人的著述都不容易。研究荆楚文献，会受某种成见的束缚，对某些湮沉已久的著述，或认为其中有迷信或糟粕成分就完全抛弃，这对传承文化不利，也不尊重古人创作的智慧。今人智慧有些超越古人，有些不及古人，要辩证对待。挖掘整理是为了更好地继承、研究、利用，有些不懂或不明就里的智慧今天认为不科学，也许以后某一天会证明是科学的，也许要几代人甚至几十代人努力才能证明。

本套丛书得到了国医大师李今庸教授的支持，在李今庸教授主编的《湖北中医学史稿》基础上，又参考了《中国医籍考》《中国分省医籍考》两部工具书，尽力收罗荆楚针灸、导引、按摩、推拿、风湿、伤科、正骨、脉学等历代典籍和资料，但仍然存在挂一漏万。本次只是粗浅挖掘整理，并非训诂内行，于原著又未及细读，不敢强作解释。通过挖掘整理获益匪浅，不仅得以略知荆楚传统医学遗产的丰富多彩，还从一个侧面进一步感受了我国传统医学的博大精深。由于时间紧、工作量大，疏漏之处难免，有些考校、注释、翻译不到之处，还要请同仁批评指正。

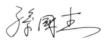

（国家级名老中医，湖北中医大师，湖北中医药大学教授）

辛丑年庚子月

前　言

　　荆楚地域，自古人杰地灵，"惟楚有材，于斯为盛"，不仅孕育了先秦时的老庄学派，两汉荆州新学、南北朝至隋唐的湖北佛学以及近代江汉新学，留下了具有独特魅力的荆楚哲学，成就了屈原、孟浩然、皮日休等著名先贤名流，还诞生了中国传统医学中独树一帜的流派——荆楚医学。《搜神记》曰："神农以赭鞭鞭百草，尽知其平毒寒温气味之性。"自古流传神农尝百草发明医药的故事发生于荆楚地区，据《史记·五帝本纪》唐代张守节注，神农出生于湖北随州附近的厉山，该地为神农后裔烈山氏族之领地，故中华医药源流始于荆楚。奴隶制社会时期，巫医掌握着大量医药知识，荆楚出现了巫彭、巫咸、苗父等著名巫医，《山海经·大荒西经》记曰："大荒之中有灵山，巫咸、巫即、巫盼、巫彭……十巫，从此升降，百药爰在。"灵山即湖北、四川交界之巫山。屈原的《楚辞》用的是楚语，歌的是楚调，言的是楚事，其中不止一次提到巫咸、巫彭。《离骚》有"愿依彭咸之遗则""吾将从彭咸之所居"等句，可见巫彭、巫咸在楚人民心中的地位。随着楚文化的繁荣，湖北医学在周秦之时已形成较成熟的理论。《黄帝内经》是由医家们汇集商周到先秦时期各派理论与各地医疗经验综合整理而成，其中多处涉及楚地方言，推断其编纂成书时吸收了荆楚医学的研究成果。《神农本草经》是我国现存最早的药物学典籍，该书将战国至三国期间的药物知识进行总结，其中所载湖北荆楚地区药材多种，可见当时荆楚地区用药经验相当成熟。荆楚医学名医辈出，著述宏丰，分科齐全。其中荆楚针灸学的特色和成就彰显出其独特的学术魅力。

　　荆楚针灸文化源远流长，导源于原始社会，兴起于先秦两汉，发展于魏晋南北朝，唐宋时已经成熟，至明清而极盛，名家辈出，涌现大批针灸医家，保留了大量珍贵的针灸学术精华。自远古出现针具的雏形"砭石"，经历漫长岁月演变，相继出现石针、骨针、陶针、竹针、金属针等。1973 年，湖南长沙马王堆三号汉墓出土一批珍稀帛书，其中包括记载古代经脉的医学帛书《足臂十一脉灸经》和《阴阳十一脉灸经》，是我国现存最早的针灸学文献著作，源自荆楚大地。1983 年，湖北江陵张家山二四七号汉墓出土了被抄写于 65 枚竹简上，共 2 000 多字的《脉书》，据考究该本是《灵枢·经脉》的一种祖本。张仲景，东汉末南阳人，由于历史原因，其很多重要医事活动均发生在湖北襄阳一带，所著《伤寒杂病论》亦属荆楚医学发展的产物，该著中大篇幅用针灸治疾，涉及针灸条文 69 条，其中《伤寒论》为 43 条，《金匮要略》为 26 条，包含有"阳证宜针""阴证宜灸""热入营血宜刺络放血""针药并用""未病先防、既病防变"等针灸治疗学思想，被后世医家誉为"针灸之宗本"。张仲景精于汤液，亦擅针灸，其医学思想博大精深，内容宏富，该专著也为临床医疗提供了多样化的治疗思路和指导原则。西晋王叔和为避战乱，侨居荆州，吸收扁鹊、华佗、张仲景等古代著名医学家脉诊理论，以脉学为核心、以脏腑经络辨证为依据，结合药物治疗和针灸治疗，编纂了我国第一部完整而系统的脉学专著《脉经》。书内详细记载了十二经脉及奇经八脉的理论，并详述了针灸的辨证施治、取穴方法、针刺手法，以及宜针、宜灸和禁针、禁灸等宝贵经验，尤其将脉象、症状与针灸治疗合参，为后世诊疗提供了重要的指导意义。东晋道教理论家、医学家葛洪于湖北鄂城传道、炼丹、制药，所著《肘后备急方》中共有针灸医方 109 条，其中灸方 99 条，是最早将针灸广泛应用于防治急证的著作。葛洪因灸法操作简便且艾叶易得，故喜用灸法治疗各种急症和杂症。相传书中甚多灸法急救术，与其妻鲍姑之高明灸术有关。鲍姑是中国医学史上第一位女灸学家，其擅用灸法，善于医治赘瘤、赘疣等病症，她的针灸及医术对葛洪的医学研究起到了很大的帮助作用。本书对灸法的疗效、施治方法、宜忌作了系统论述，扭转了前人重针轻灸的针灸医学畸形发展局面，引起了人们对灸法的重视。明代湖北蕲春著名的医药学家李时珍深入研究经脉理论，细推脉学，详审经络，考证编写《奇经八脉考》，该书不仅详细阐明了奇经八脉的名称含义、循行、穴位，而且对其病机主治、脉诊特点、选穴用药等都有论述，是首次全面系统论述奇经八脉的著作，对经络理论和针灸临床都有极其重要的意义。李时珍年轻时患肺结核，通过练习气功而治愈，从而对奇经八脉有特别体悟，书中"内景隧道，唯返观者能照察之"是李时珍练气至高境界可反观内视经络的精辟印证和过程描述，是中医内审思维的一种体现。明代湖北江陵人李盛春汇编《医学研悦》一部，计函十册，卷三为《脉理原始》，系统论述了十二经脉与呼吸关系及运行刻度。十堰医师方运珍，历经六十载风雨，奔走在秦巴武当山区，博采众长，搜集神农武当医药歌谣，编著《神农武当医药歌谣》，是迄今为止第一本关于神农的歌谣，也是我国第一部民间医药歌谣书。其中"孙思邈十三鬼穴歌"和"八脉八穴治症歌"具有很高的针灸学术价值和应用价值。

　　荆楚针灸之所以彪炳于世，反映了它在我国古代医药文化中难以与之相比的"软实力"。荆楚地区名医众、名著多，在医学传承、创新中所起的积极作用和重大影响众所周知。荆楚针灸历史久远，自原始社会时期伊始，迄于明、清发展到鼎盛时期。名医名著在全国各地区医学中，不断呈现亮点、异彩，使之日趋璀璨、辉煌，令人过目难忘。特别是关于荆楚针灸名医名著中的若干学验精华，将为世界各国各族人民在防治、保健等方面做出重大而难以估量的贡献。

几年前受李今庸教授《湖北中医学史稿》的影响，发心要对荆楚医学做点事，也得到李今庸教授支持，逐渐开始组织一些感兴趣的教师、研究生、临床医师开始这项工作，做着做着就越觉得有价值和意义，将很多原来有价值或知识点来源不清楚的，通过这次整理，终于弄明白了，并展示于后学者，希望他们通过不断的学习，成为临床守正创新的传承者，成为荆楚医学流派的继承者，而不至于出现断层现象。

本书以书目为纲、针灸原文为目，引经据典，考古究学，对针灸原文予以考注和注释，提要钩玄地阐述了荆楚针灸名医名著的学术精粹和各位名医的临床成就，对荆楚针灸医家群体的学术思想加以提炼，使读者易于领悟，为后世中外医学家提供了值得重视的诊疗信息。我们整理编写本书，符合时代的需求和医门同道的迫切愿望。但由于时间紧，水平有限，力求尽量保存原著针灸经脉理论，如注释不准，或有疏漏之处，敬请谅解。希望此次挖掘荆楚针灸学的精髓和灵魂，传承创新针灸之道，形成荆楚针灸学术流派体系。谨以此书献给读者，昭示中医后学之士开卷受益，窥其奥秘，学习名家循循善诱、诲人不倦的治学精神，为荆楚地区中医文化添砖加瓦，为弘扬中医针灸学术贡献力量。

辛丑年庚子月

点 校 说 明

1）本丛书收集范围为先秦至近代时期荆楚脉学、风湿骨病、伤科、正骨、按摩、导引、推拿、针灸名医的中医药著作及民间传承内容，其中也包括长期在荆楚大地行医采药的非荆楚籍医家有关作品。此类专著比较少，都散在各医家典籍或著作中，为维持古籍原貌，悉用原书版本，从中提炼出荆楚脉学、荆楚导引、按摩、推拿、荆楚伤科正骨、荆楚针灸精华内容。丛书有些原文用繁体字，其他尽量采用简化字，以方便读者。

2）本丛书在编纂过程中，参考了湖北及有关省、地、县地方志，以及近现代医家及流派的介绍和有关资料。

3）本丛书所录医学典籍、学术流派思想、临床流派传承，以祖籍属湖北者为主，亦旁及少量在湖北有医事活动的外地医家。时间上至先秦、下至当代、主要按照朝代先后分类，以医事活动和著述先后排列。

4）本丛书收录医籍系本省医家及外地寓居湖北医家的著作，时间以著作年代为准，截至当代，按作者写作与出版年代排列。

5）本丛书内容来自荆楚名医经典著作或民间抄本中的一部分或全部，只收录有关脉学、导引、按摩、推拿、风湿伤科正骨、针灸内容，截取章节、段落，并不是全部内容，为了便于总结脉学、导引、按摩、推拿、风湿伤科正骨、针灸内容，将各医家关于这四个部分的内容提炼出来，形成荆楚流派传承脉络，便于探源寻根阅读。

6）本丛书断句、句读，统一采用现代标点符号，便于阅读。

7）原书中引用书名、书名加篇名及简称书名，统一加书名号。书名加篇名者，书名与篇名间加"·"，全部括于书名号中。

8）原书无分段或分段有明显不妥，可能引起学习理解困难处，则重新进行整理分段、标注题号，便于阅读者记忆理解。

9）用逐一勘比法订讹补缺，尽量体现原作者原文本意。校勘的具体方法如下：

（1）底本与校本原文均残缺，可以计算字数的，每一个字用一个"□"表示（打印时占一个字）。若无法计算字数之处，用删节号。

（2）底本中确系明显错字，予以修改，凡异体字、古今字及俗写字，均以现代常用字为准；对某些通假字，则尽量恢复本字；对于只有繁体字没有简体字，就用繁体字代替。没有对应繁体字，只有造字，并注释说明。

（3）底本与校本不一致，而显系错讹、脱漏、衍文、倒文者，即在原文中改正或增删，并注释说明。

（4）凡底本与校本出现异文时，若属底本错脱衍倒者，均据校本给予改补删移，并注释说明；若二者难定是非者，两者并存，注释说明。底本与几个校本不一致，以地域传承版本为根本，进行参考补充，或校本有一定参考价值时，原文不改动，标注补充内容。

（5）原书中同一内容前后不一，根据文义进行修正，对错讹处予以改正，并注释说明。

（6）凡原书节引、义引他书文字，与引书文字虽有差异，而不影响文义者，均不予校改，亦不出注。

（7）本丛书各书正文原书凡有分卷目录者均删。原目录与原文不一致者，据正文改正目录。原文目录过于简略或烦琐者，据正文或增或删。

（8）原书为竖排本，其中提示上文之"右"字，有的仍然保留，有的改为"上"字。

（9）注释说明，均用 [1][2][3] 等顺序号码标记于所校勘字及句末字的右上角，然后在原文下逐条列出注释。

（10）对丛书中少数生僻字词及难以理解的名词术语，注释说明。

CONTENTS
目　录

第一章　荆楚医学概述

荆楚地域文化是中华民族文化的分支，也是重要组成部分。研究地域文化，从总的目的来看，仍然是弘扬民族文化传统，但挖掘、收集、整理、厘清脉络和研究地方文献，其难度颇大。在资料的挖掘、搜集上，甚至比某些书籍的整理工作更难。因为它既难以找到许多流行的版本，也罕有现成的丛书基础，往往只有孤本或民间抄本流传，且散在各地图书馆乃至私人手中，很难找到，这对于地域医学文化研究就是一个缺憾，不能全面反映地域医学发展水平，为传承和继承留下遗憾。

荆楚地域古往今来曾培育了无数的政治家、军事家、文学家、科学家，其中医学家也代不乏人。据李今庸教授主编的《湖北中医学史稿》的编者们调查，距今5500年至6000年前生于厉山（今湖北省随州市境内）的神农氏，即炎帝，是最早尝百草的医药学家，代表著作《神农本草经》。自秦以来，荆楚医坛英杰除了有张仲景、葛洪、王叔和、庞安时、释智缘、李时珍、万密斋、梁学孟、刘若金等闻名海内外的大家，尚有更多的医林人物不为人知。

荆楚历代中医名家，不仅对荆楚人民的医疗保健及人口繁衍昌盛，做出了不可磨灭的贡献，且其学术理论、实践经验丰富了祖国医学宝库。荆楚医学内容丰富，科目繁多，本次仅对针灸、导引、按摩、推拿、伤科、正骨、脉学进行挖掘整理，其涉猎之广泛，议论之精辟，见解之独到，令人瞩目。

荆楚地域历史上名医辈出，著述浩繁，在祖国医学发展史上有其不可忽略的地位。由于种种原因，佚失大半，仅存珍籍，亦多藏于各大图书馆，借阅不易，湮没至今。荆楚系列医学图书的出版，具有浓郁的地方特色，不仅是继承发扬祖国医学遗产的一项非常有意义的工作，也凝结了曾经为荆楚人民的健康付出辛勤劳动的荆楚名医的汗水和心血，让其继续嘉惠荆楚后人。通过这项挖掘整理，还可进一步弘扬荆楚优秀传统文化，提高荆楚中医药在国内外医药卫生界的地位和影响。

一、荆楚医学体系的形成

荆楚医药经过漫长的道路，终于形成了比较成熟的理论，并积累了丰富的实践经验，最后融入祖国医学的洪流中。

1.医学理论的建立与医疗实践的进步

从现有资料分析,荆楚医学至迟在周秦之间已有较成熟的理论。

(1)《黄帝内经》吸收了荆楚医学研究成果。

研究我国古代医学理论,过去言必称《黄帝内经》,然而那毕竟只是医学经典的一种(《汉书·艺文志》载医经有七家),而且已是一部比较成熟的著作。在此书之前曾有更原始、更古老的医学文献。有人统计《黄帝内经》所引用的古代医书达21种之多,所以古今学者均认为《黄帝内经》非一时之言,亦非出自一人之手。它是经医家们汇集商周到先秦时期各派医学理论与各地医疗经验综合整理而成的,因此在某些基本理论的认识上存在着分歧,文字上也体现了各地方言的痕迹。

《读古医书随笔》一书详尽地考证了《黄帝内经》的成书地点,其中谈到该书使用有燕齐、荆楚、秦晋等地方言,说明其成书时吸收了各地医学研究成果。涉及荆楚医学者如《素问·通评虚实论》"蹠跛,寒风湿之病也"一句,"蹠跛"为一病证名词。《广雅·释诂》:"蹠,跳也。""蹠"即跳,为楚地方言。《说文》:"蹠,楚人谓跳跃曰撅,从足,庶声。"《方言·卷一》:"楚曰蹠,自关而西秦晋之间曰跳。"《广韵·入声》亦释:"蹠,足履地也,楚人谓跳跃曰蹠。"再如《灵枢·本神》"实则喘喝,胸盈仰息"一句,"盈"字在《针灸甲乙经》及《黄帝内经太素》等诸原本中作"凭",后人不解其意而妄加改之。其实,"凭"字并不误,乃楚地方言"满"也。《楚辞·离骚》中"凭不厌乎求索",王逸注曰:"凭,满也,楚人名满曰凭。"又如《灵枢·海论》:"髓海不足,则……懈怠安卧。"《灵枢·论疾诊尺》:"尺肉弱者,解㑊安卧。"《素问·平人气象论》:"安卧脉盛。谓之脱血。"有人将"安卧"释为安静眠卧,其说大谬。安静眠卧是一种正常的生理状态,而文中之意明明是一种病态。其实"安卧"意为"懒倦",此亦楚地方言。《说文》:"嫯,楚人谓小懒曰卧(卧乃嫯字省)。"以上三则说明,原文使用了楚地方言,因此可推断《黄帝内经》编纂成书时吸收了荆楚医药成果。

(2)江陵张家山医简的医学成就。

荆楚医学发展的成就不仅从文献上可以找到痕迹,而且从近年的考古发掘中也可以得到证实。

20世纪70年代后期,在湖北江陵张家山发掘了一批汉墓,先后出土了一些古医书。现已发表的有一部名为《脉书》的古代医学著作。

该书共65枚竹简,全书字迹工整,抄写时间约在西汉初期。医简前一部分是各种疾病的名称,多达60余种,叙述顺序从头至足,涉及内科、外科、五官科、妇科、小儿科、神经科等。许多病名至为奇古,为后世罕见。如"病在头,农为赣,疕为秃,养为鬐。在目,泣出为浸,脉蔽童子为脉浸。在鼻,为肌。在耳,为聋,其农出,为浇。在唇,为口。在口中,靡,为篡。在齿,痛,为虫禹,其痈,为血禹"等。后一部分为经络主病、脉法和阴阳脉死候，与马王堆帛书中的《阴阳十一脉灸经》《脉法》《阴阳脉死候》内容基本相同。

从书中内容可以看出，当时已有相当成熟的医学理论与医疗经验。据考西汉初年民间流行的脉书并非一种，《史记·扁鹊仓公列传》就提到黄帝之脉书与扁鹊之脉书，然均已散佚。古代著书不易，流传更有限。扁鹊传长桑君之学游于河北、河南、陕西等地，淳于意传公乘阳庆之学于山东齐鲁一带。此外是否还有其他医学流派，或脉学的其他传本，均有待考察，简本《脉书》为我们提供了宝贵的线索。将《脉书》与《黄帝内经》相比较，其更为原始古朴，因其还看不到五行学说的痕迹，并很少提到脏腑名称，经络名称与走向也不尽相同，且无腧穴之名，说明该书早于《黄帝内经》。有人认为，《脉书》是时代幸存下来的珍本。

1984年，在江陵张家山汉墓中还发现一部《引书》，原文抄写在113枚竹简上，自名《引书》，题于书首竹简的背面。根据墓葬年代的推断，其抄写年代不会晚于西汉吕后二年（公元前186年）。原作始于何时，尚待考查。《引书》由3个部分组成。第一部分阐述一年四季的养生之道；第二部分记载了导引术式的名称、动作要领和对身体的功用，还记载了用导引术治疗疾病的方法；第三部分讲述了生病的原因及预防的方法。通篇看来，第一、第三部分着重说明导引养生的理论，第二部分着重于导引术式的解说。全书共涉及57个导引术式。一类以动作要点命名，如"穷视者，反昔（错）手北（背）而俯，后雇（顾）踵"，即双手相交，及背于后，身体向前弯下，以目极视脚跟。另一类则用某些动物的动作命名，如"凫沃者，反昔（错）手北（背）而挥头"，意为似野鸭在水中濯浴。《引书》还记载了用导引术治疗41种疾病的方法，这些疾病包括：外伤性疾病，如"项痛不可以雇（顾）""引肘痛""苦两脚步不能钩（匀）"等；内科疾病，如"引瘅病之台（始）""引肠辟""苦腹张（胀）"等；五官科疾病，如"引目痛""引聋""失喝口不合"等。不难看出，导引术已被广泛用于治疗各种疾病，是一种重要的治疗手段。

《引书》是对导引术的文字解说，长沙马王堆帛书《导引图》，则是导引术的图解。两者的先后出土是非常有意义的巧合，表明它们属于同一源流。可见先秦时期荆楚地域在医学理论与实践上已发展到相当高的水平。

2. 药物的发展

先秦时期药物学也有长足的进步。

《离骚》是战国时期楚人屈原的长篇诗作，诗中他以香草、莸草比喻忠贤和奸恶，共载草木达55种。香草类植物有荪荃（菖蒲）、芙蓉（荷花）、菊、兰、蕙（薰草）、芷、杜衡、蘼芜、荼、女萝（菟丝）、苹、蒿、芭、揭车（薯蓣）、橘、桂、辛夷、木兰、椒、柏、梓、黄棘等。莸草类有艾、葛、茅等。其中大部分为药用植物，有些在《山海经》中早已载明功能、主治，如"蕙，佩之已疬""杜衡，可以走马，食之已瘿""女萝，服之媚于人""黄棘，服之不字"等。另外大多数被药物学专著《神农本草经》收录，如荪荃、菊、白芷、蘼芜、橘、桂等。《神农本草经》对以上各药的作用均有详细论述。所以《离骚》诗中虽未明确提示它们的药用价值，但我们可从侧面了解荆楚本草药物的一些情况。

《神农本草经》是我国现存最早的药物学典籍，它成书晚于《黄帝内经》，多认为乃汉至三国医家所作，是对战国以来的药物学知识的总结。书中所载药品的产地，以黄河流域最多，长江流域次之，江南闽越诸地所产极少。由此可以看出当时医学发展的情况及用药经验和水平。其中收载荆楚地方药材多种，如百合、茅、地肤子、酸浆、石龙子、楝实等，《神农本草经》"百合"一条写道："百合，味甘平，主邪气腹胀心痛，利大小便，补中益气。"吴普曰："百合，一名重迈，生冤朐及荆山。"《名医别录》亦云："一名重箱……生荆州，二月、八月采根曝干。"《名医别录》注云："生江夏，五月取，腹有血者良。"可见当时楚地已有相当成熟的用药经验。

荆楚医药最有意义的一次发现，是湖南长沙马王堆出土的古医书。长沙在古代是荆州八郡之一。湖南、湖北自古以来是一个整体，文化渊源一脉相承。两者气候地理条件相似，物产亦大体相同，因此马王堆医书反映了楚地古代医药的特色。古医书中记载着许多药物处方，使用的药物达 396 种。其中仅《五十二病方》一书中就记载了 247 种。见录于《神农本草经》者 94 种，录于《名医别录》者 36 种，尚有半数未见记载。据尚志钧考证，该书所载药物的产地具有明显的地方性，如生姜、桂、竹、茯苓、水银等，多为南方所产，且药名局限于古代荆楚地区。例如，治"牝痔"方中有"青蒿者，荆名曰萩。菌者，荆名曰卢茹"，说明地方土名是为了便于采集。再如治疗"疣"方中用"箭"，据《尔雅·释草》解释，即地肤，《名医别录》云："一名地麦，生荆州平泽及田野。"另用于治疗"肿囊"（阴囊肿大）的方药中所用的"酸浆"，《名医别录》说此药"生荆楚川泽及人家田园中"等。对比甘肃出土的《武威医简》多用麻黄、细辛、当归等北方药物，有明显区别。《五十二病方》在药物的贮藏、制剂和炮制、配伍方面论述极为详细，可见当时对本草药物的研究已有较高水平。此外，在这座汉墓殉葬的香枕、香囊、药袋和熏炉中，还发现 9 种药物：桂皮、花椒、杜衡、辛夷、佩兰、藁本、茅香、高良姜和姜。这些药物大多为辛温走窜之品，可治风寒冷痛，可能是墓葬主人生前常用之药，这是我国迄今发现保存最好的一批药物标本。

药物除治疗疾病以外，还有防腐功能。1975 年在湖北江陵凤凰山发掘出一座汉墓，出土了一批珍贵文物和一具保存完好的男尸。死者年龄在 60 岁左右，生前为五大夫。据出土竹牍记载，墓葬时间为西汉文帝十三年（公元前 167 年）。古尸整体外观和各内脏器官的大体形态，以及软骨、骨骼肌、结缔组织等保存完整，软骨细胞清晰可见，结缔组织胶原纤维保存着完好的超微形态和分子结构。这具男尸能够保存 2 100 多年并非偶然。据报告出土时棺内贮有棺液约 10 万毫升，呈绛红色，有刺激性气味。液底有 20～30 厘米厚的绛红色堆积物，经检查主要是大豆与朱砂。据尸体解剖观察，除头部及背部皮区外，周身表皮及食管内壁均附着一层均匀的朱砂，表明古尸在殡殓前很可能以朱砂涂身和灌注过。这一切表明当时的防腐技术已达到相当高的水平，从侧面反映了中医药学的成就。

总之，早在战国至西汉初期，荆楚的药物学就对药物的性味功能，以及采集、贮存、炮制、配伍等都有着比较深入的研究，形成了具有本地区特色的经验和体系。

综上所述，荆楚医药经过原始萌芽状态及漫长的知识积累，终于实现了自己的飞跃。尽管由于史料的湮没，对这一发展过程缺少详细的记载，但却掩饰不了荆楚医药的辉煌成就。

二、荆楚医学的兴起

湖北的荆州、襄阳两地，处于富庶的长江中游及江汉平原。汉晋时期，由于政治、经济的稳定，人才的相对集中，带来了文化的繁荣、医学的进步。时势造就了许多著名医学家，如张仲景、王叔和、殷仲堪等，他们在医学上均取得了令人瞩目的成绩，在历史上有一定影响，所以有"自古荆襄出名医"之说。这就是我们所说的荆楚医学的兴起。

1.荆楚医学兴起的标志：仲景学说的建立

张仲景，名机，东汉末南阳人氏，大医学家。他在总结前人经验的基础上提出了全新的仲景学说。由于历史原因，他的许多重要医事活动均发生在襄阳一带，所著《伤寒杂病论》是荆楚医学发展的产物。故其为荆楚医学的代表。

东汉末，南阳为荆州八郡之一，下辖若干县。仲景出生地《河南通志》曰涅阳，《襄阳府志》谓棘阳。后人考证，或曰今河南邓州市及新野，或曰今湖北枣阳，无论是邓州市、新野、还是枣阳，俱与襄阳相邻。因同属一个辖区，故河南、湖北的地方志均载有张仲景之名。同时也说明了仲景常在襄阳一带活动的可能性。

另外，襄阳是当时荆州的州治，为荆州八郡的政治、经济、文化中心。这一特定的社会政治因素，也促使仲景常到襄阳活动。据《中国医学史》载，襄阳集中了各方面人才，也汇聚了各种思想文化及大量典籍，这种活跃的学术气氛无疑对仲景具有极大的吸引力。刘表占据荆州的比较太平的 18 年间，仲景正在 40～58 岁之时，也是他学术上最成熟的时期。他著《伤寒杂病论》曾搜罗百氏，博采众方。这么丰富的资料，最有可能在襄阳获得。

此外，张仲景曾结识社会名流王粲，并为其诊病的故事，也可以反映仲景常在襄阳一带行医。据《针灸甲乙经》序言所记，王粲 20 余岁时，仲景曾预言其 40 岁后当眉落而亡，令服五石汤，以图平安。王氏不信，受汤未服，后果如仲景所言而早逝。《三国志·王粲传》曰："王粲，字仲宣，山阳高平人……魏国既建，拜侍中……建安二十一年从征吴，二十二年春，道病卒，年四十一岁。"此说足以证明仲景的预见与事实完全相符。至于这一桩精湛的医事活动所发生的地点，只需回顾一下王粲的简历，便不难分析。众所周知，王粲为建安七子之一，他 17 岁时为躲避战乱，投奔乡亲刘表而从山东来到襄阳，其后留居襄阳 15 年，直至 33 岁时，曹操攻占襄阳，委以侍中官职，令其随军征吴，才离开襄阳。即王粲 20 余岁时正在刘表处，故仲景为王粲诊病当在襄阳无疑。

张仲景是中医临床医学的奠基人。他以六经论伤寒，以脏腑论杂病，首创了包括理法方药在内的系统的辨证论治的原则，使祖国医学的理论与实践紧密结合起来。《伤寒杂病论》成书以后，一直指导着后世医家的临床实践，历代医家无不重视对仲景学说的研究。唐宋以后，该书流传到国外，如日本、朝鲜、越南及其他东南亚国家。直到现在，该书的宝贵经验仍被广泛应用于临床。这部不朽的医学著作，发端于荆楚，是荆楚医学永远的骄傲。

2. 荆楚医学后继有人：王叔和及其他医家

荆楚医学的另一位代表人物是王叔和。王叔和，名熙，乃高平人氏，生活于魏晋之间，曾做过太医令。东晋哲学家张湛说他是一位"性沉静，博好经方，洞识摄养之道，深晓疗病之源"的名医。叔和原籍山东，与刘表亦为同乡。早年与大批流民一起避乱荆州。他在何年何地为太医令，争论颇多。但他在襄阳曾留居多年，现襄阳岘山西侧，还有他的墓葬石碑可以证实。前文提到张仲景常来往于襄阳，并著《伤寒杂病论》。该书完成后，由于战乱多有散失。后经王叔和重新加以整理编次才流传后世。古代著书艰难，传播不易，医方禁书更加秘而不宣，非有心之人不易获得。仲景之书独落叔和之手，只有他与仲景在时间或地点上非常接近，或者跟张仲景十分亲近的人有过直接或间接的接触，才有可能得到。据文献记载，王叔和与仲景的学生卫汛曾有接触。卫汛，山西安邑人，《太平御览》曰："卫汛，好医术，少师仲景，有才识。"《千金要方》云："河东卫汛记曰，高平王熙称食不欲杂，杂则或有所犯。"说明卫汛与王叔和曾一起讨论过养生之道，书稿是通过卫汛而得，极为可能。总之，王叔和曾在襄阳留居多年，并从事许多重要医事活动。王叔和是继张仲景之后荆楚医学的重要人物，他有两大成就与贡献：整理《伤寒杂病论》及编纂《脉经》。尽管后世医家对其整理的《伤寒杂病论》褒贬不一，但多数人仍认为他在整理古代医籍方面的功绩不可磨灭。另外王叔和继承了前人对脉学的研究，汇集《黄帝内经》《难经》及扁鹊、华佗、张仲景等人的有关论述，结合自己与当代医家的经验，撰成《脉经》一书，使脉学理论与方法更加系统化、规范化，促进了祖国医学诊断水平的提高。

荆楚地域医学人物众多，除张仲景、王叔和之外，尚有后来的殷仲堪、范汪、陆法和、僧慧达、智颙、智缘等人，他们都取得了突出的成就。据统计，有文字可考者达235人。勤劳的人们创造了悠久的历史，优秀的文化促进了荆楚医学的发展，从而在医学史学上留下光辉的一页。

3. 荆楚医学与士族官僚及宗教的结合

魏晋南北朝，是我国历史上最纷乱的时期，自东晋王朝建立后，荆楚处于相对稳定状态。文化南迁和佛、道两教的兴盛，直接或间接促进了科技文化与医学的发展及与医学的融合。

由于社会的动荡不安，许多问题在现实生活中难以寻找答案，于是人们转而求诸宗教与鬼神。中国除原有的道教以外，自东汉明帝以来又传入了佛教，并逐渐流布，至南北朝时已十分兴盛。道教追求长生不老，必须明察人之气血脏腑与药之性味功能。佛教习"五明"，医方明即其中之一。掌握医药知识，不仅有利于自身修炼，而且可为大众解除病痛，是僧道接近人民、宣传教义的有力工具，所以他们多通医学。

东晋道教理论家葛洪，即当时著名的大医学家。他在去广州罗浮山之前，曾在湖北鄂城传道、炼丹、制药多年，一时学道求术者甚多。今鄂州市之葛店、葛山、洪港、洪道乡等地，均因他而得名。其著作《抱朴子·内外篇》《肘后备急方》等，对我国医学与化学均有一定贡献。

慧达，南朝末僧人。俗姓王，襄阳人。幼年出家，后居天台山瀑布寺静心修禅。曾游武当山，正值疫疠流行，即设法拯济，救治多人。

智颛，亦南朝末僧人，佛教天台宗创立者。俗姓陈，字德安，世居荆州华容（今湖北潜江西南）。18 岁出家，游学四方。曾于当阳玉泉山创立精舍，修十住寺（皇帝赐名玉泉寺）。该寺与栖霞、灵岩、国清寺称为天下"四绝"，当阳玉泉寺被誉为"荆楚丛林之冠"。他精通佛教理论，著作甚丰。目前气功锻炼的 3 个主要内容（调身、调息、调心），就是他首先提出来的。他亦精通医学，在《童蒙观止》一书中，专有"治病"一章，提出如何"善识病源，善知治病方法"等，有一定的参考价值。

宗教医学虽不完全等同于现在流行的中医学，但两者互相渗透、共同发展，推动着中医药的进步。

三、荆楚医学的发展

唐、宋是我国封建社会中期的两个重要朝代，分别统治中国达 300 年左右。其间虽有五代短暂的分裂局面，但总以统一为主。在社会生产力提高、经济发展的基础上，科学技术也获得突出的进步。在医药卫生方面，两代均有比较完善的医政制度，重视发展医学教育，注意研究与整理古医籍。荆楚医药卫生事业，在此期间也得到相应的发展。

（一）唐宋时期医学上的成就

1. 王超与智缘对诊断学的贡献

（1）王超与小儿指纹脉法。

王超，唐代湖北竟陵（今天门市）人，精于儿科。据《新唐书·艺文志》载，他撰有《仙人水镜图诀》一卷。该书为诊断学专著，是论述诊察小儿指纹脉形法的早期著作。原书已佚，但有些佚文保存在后世医书中。宋代绍兴间刘昉《幼幼新书》引《仙人水鉴》文曰："夫小儿托质胎，胎成形，血气诞生之后，三岁之间，荣卫未调，筋骨轻软，肠胃微细。凡于动静，易获惊伤，至于夭亡，得不伤哉。余著书之暇，留心医术，措意诸方，编成小儿疾候之源，成一家径捷之说。三关之脉，取类而歌，五藏之疾，穷太而脉，目曰：小儿脉经要诀。贻于后代，深可指迷耳。"小儿指纹脉法是为 3 岁以下小儿脉搏细数、诊脉难凭而创，诊病时视小儿虎口及食指风、气、命三关的静脉形色变化来判断病之寒热虚实。此法在北宋后逐渐流行，后世医家多奉此三关脉法，至今仍有一定的参考价值，故王超对中医望诊的贡献是不应忽视的。

此外，王超还善于针灸，据《天门县志》载，他治病如神。患者有病求其治疗，不过三五针，即告痊愈。

（2）智缘与太素脉。

北宋随州僧人智缘，是宋嘉祐至熙宁年间著名的医僧，尤其精于脉法。从唐开元以后，流行一种通过脉象预测人之寿夭吉凶的方法，后为医家专用来诊断病人的生死预后，称为太素脉，北宋医生多受其影响。据《宋史》记载，智缘即精其术。《宋史·僧智缘传》曰："僧智缘，随州人，善医。嘉祐末召至京师，舍于相国寺。每察脉，知人贵贱、祸福、休咎。诊父之脉，而能道其子吉凶。所言若神，士大夫争造之。"还详细记叙了智缘与当代名士王安石等人讨论太素脉的经过。太素脉法经智缘这样的名医提倡以后，更加流行开来。据《湖北通志·艺文志》载，他还著有《太素脉法》一书，对后世影响颇大。以脉象断人贵贱祸福，当然属无稽之谈，但判断疾病之轻重缓急、预后之生死善恶却不能说毫无道理。历代古医籍均有生死脉候的论述，这也是中医诊断学的一项内容。故对《太素脉法》应去其糟粕、取其精华，不宜一概否定。因此智缘对诊断学也是有一定贡献的。

2. 庞安时与郭雍对仲景学说的研究

仲景学说在荆楚影响至深，医家们对《伤寒杂病论》进行了广泛深入的研究，其中宋代的医家庞安时与郭雍所取得的成就最为突出。

（1）庞安时与《伤寒总病论》。

庞安时，字安常。宋代蕲州蕲水（今湖北浠水县）人。以善治伤寒病闻名于世，苏东坡赞其"精于伤寒，妙得长沙遗旨"。庞氏研究伤寒，上溯《黄帝内经》《难经》，旁及诸家，参以己见，多所发挥，著有《伤寒总病论》六卷。书中对伤寒杂病，及温病、暑病、寒疫等病证，不仅阐发仲景未尽之意，而且增补了许多名方剂，是一部研究《伤寒论》较早而有影响的著作，甚为世人所重视。关于庞安时的生平及学术思想，另有专章论述，此不赘言。

（2）郭雍与《伤寒补亡论》。

郭雍，字子和。原籍河南洛阳，后隐居峡州（今湖北宜昌市东南），浪游于长阳山谷之间，自号白云先生。宋乾道中，经湖北帅张孝祥荐于朝，旌召不就，赐号冲晦居士，又封颐正先生。其父为理学名家程颐弟子。郭雍继承父学，对《易经》深悟其旨，对医学亦颇有研究。鉴于当时所见《伤寒论》已有残缺，遂取诸家学说，参合己见，加以补充，著成《伤寒补亡论》。书中除仲景原论外，凡有论无方者，皆补以庞安时、常器之两家之说。又采集《素问》《难经》《千金要方》《外台秘要》《南阳活人书》等方论，以补仲景之阙略。

该书成于淳熙八年，庆元元年朱熹为之书跋，刊刻于世。朱子言其书"虽若一出古经，然古经之深浅浩博难寻，而此书分别部居易见也。安得广其流布，使世之举为方者，家藏而人诵之，以知古昔圣贤医道之源委，而不病其难耶"。郭氏研究《伤寒论》于平凡之处见精微，其书为研读《伤寒论》的重要参考书，其人在医学史上亦为有影响的人物。

（3）唐宋时期临床医学的发展。

唐宋时期，临床医学获得较大发展，涌现许多著名的医家，如唐朝的王超、张仕政、王彦伯、宋朝的庞安时、智缘、初虞世等。由于年代久远，资料缺如，据不完全统计，有文字可证的医家达 20 余人。

张仕政，唐代外科医家，荆州人。善治骨折外伤，其麻醉与手术达到相当高的水平。

王彦伯，唐代江陵道士。善医，尤精诊脉，"断人生死寿夭，百无一失"，并常在大庭广众之下，放置几口煮药大锅，为贫病者舍药。

初虞世，字和甫，北宋灵泉山人。本为朝士，后削发为僧，在襄阳一带活动。初氏以医名天下，时人重之。他深研《素问》《难经》等书，论医每有高见。元符年间曾为初生皇子治病，声望益高。著有《古今录验养生必用方》（或名《养生必用方》及《初虞世方》）三卷。元丰年间刊行于世，绍圣四年又复刊印。书中记录了古今医案及个人亲验之方，其证多详，其法易用，使人可寻文为治。原书已佚，有佚文十余条存于《证类本草》。又撰有《尊生要诀》（又名《四时常用方》）流传于世。

王汉东（原名已佚），宋代儿科医家。著有《小儿形证方》三卷，《宋史·艺文志》著录为《汉东王先生小儿形证方》三卷。汉东即汉水之东，指湖北随州一带。王先生生平无考，其著作亦散佚，但刘昉《幼幼新书》曾多处引用，如"汉东王先生小儿一见生死歌""汉东王先生杂病症诀"等，可见其人其书还是有一定影响的。

此外，唐代善医外证的襄阳人杨玄亮，宋代善于诊断的蕲州儒医谢与权，在历史上均有医名。宋代医史专著《历代名医蒙求》记述了他们的事迹。

总之，以上医家不仅在理论上有所发挥，而且在临床实践上亦有所创新，他们为湖北医学增添了光辉。

（二）唐宋时期对本草药物的研究

唐宋时期，药物学有了长足的发展。唐显庆二年（657 年），由苏敬倡导，朝廷批准，组成专门班子，在陶弘景《本草经集注》的基础上，重新编修本草。经过数年努力，终于纂成我国第一部国家药典——《新修本草》，亦称《唐本草》。据俞慎初《中国医学简史》及李经纬《中国医学百科全书·医学史》考证，苏敬为湖北人，官至朝议郎行右监门府长史骑都尉。他精于医术，尤对药物有深入研究。宋朝对医学事业比较重视，唐慎微在唐代《新修本草》的基础上，又组织编纂了《经史证类备急本草》，修改后名《大观本草》。

在官方修订本草的同时，医家个人也十分注意对本草药物的研究。

1. 庞安时和他的本草著作

北宋著名医家庞安时，除在医学上有高深造诣以外，对本草亦有深入研究。据史料记载，他曾撰有《本草补遗》《本草尔雅》《修治药法》《主对集》等本草学专著。《宋史·庞安时传》曰："（庞氏）观草木之性与五藏之宜，秩其职任，官其寒热，班其奇偶，以疗百病，著《主对集》一卷。""药有后出，古所未知，今不能辨，尝试有功，不可遗也，作《本草补遗》。"后者是对旧有本草的补充，前者是论述药物正确适宜的配伍。这类内容在古代是很受临床医生重视的。宋代手工业颇为发达，出现了许多前店后厂的药铺，专门炮制药材，但很少有关于药物炮制的专书。庞氏《伤寒总病论》后附有《修治药法》，为其门人所辑，从而弥补了炮制方面的不足。《本草尔雅》见于《湖北通志·艺文志》："苏轼与陈季常曰'庞医熟接之，乃奇士'。知新撰《本草尔雅》欲走观。"庞氏本草著作虽大多失传，但从苏轼这类有名望的人都急不可耐地"欲走观"来看，这些书在当时是有较大的社会影响的。因此，庞安时在本草学的研究上，也做出了不小的贡献。

2. 陆羽和《茶经》

茶，作为保健饮料由来已久。但古代与现代用法不同。古代像煮蔬菜一样做羹汤服食。《尔雅·释木》："槚，苦荼。"郭璞注云："树小似栀子，冬生叶可煮作羹饮。今呼早采者为荼，晚取者为茗。"现代茶的饮用法则是唐代陆羽首先提倡的。

茶的保健作用很多本草医籍均有记载，晋代陶弘景《本草经集注》言其"主好眠"。唐代孙思邈《千金要方·食治》曰："茗叶味苦咸酸，冷、无毒、可久食。令人有力悦志。"《新修本草》谓："茗味甘苦，微寒无毒，主瘘疮，利小便，祛痰热渴。令人少睡。"又曰："主下气，消宿食。"以上古籍虽对茶之功能早有认识，但均十分简洁。对茶进行深入研究者当首推陆羽，正如唐代大学问家皮日休所说："自周以降，及于国朝，茶事，竟陵之陆季疵言之最详。"

陆羽，一名疾，字鸿渐，又字季疵，天门人。自幼在寺院里长大，一生好学善思。闭门著书。唐肃宗曾诏征其为太子文学等职，皆坚辞不就。他善于品茶，对茶有研究，提倡将茶叶作为饮料享用，曰："救渴饮之以浆，蠲忧忿饮之以酒，荡昏寐饮之以茶。"所著《茶经》对茶树的栽培、茶籽的播种、茶叶品质的鉴别、泡茶的器皿与方法等，均有深入的研究和详细的论述。尤其在"茶之源"中对茶的药用价值、保健功能作了细致探讨："茶之为用味至寒，为饮最宜。精行俭德之人，若热渴凝闷，脑疼目涩，四肢烦，百节不舒，聊四五啜，与醍醐甘露抗衡也。"这既是对饮茶的见解，又是对饮膳本草的研究。

由于茶叶含有芳香油、氨基酸、茶碱、多种维生素和微量元素，饮后能醒脑提神，增进食欲，并有强心、改善血液循环、降低胆固醇等作用，具有利尿降压，防治冠心病、癌症、龋齿等多种功效，所以备受人们青睐，已成为当今世界三大饮料之一。陆羽独具慧眼，为中国和世界的卫生保健做出了卓越的贡献，被后人尊为"茶圣"。

四、荆楚医学的高峰

明清之际，属于我国封建社会的晚期，也是中国历史上封建经济与文化高度发展的时期。在哲学思想上，盛行融合儒、释、道三家理论的宋明理学。由于理学各家对宇宙起源、生活实践与古代经典提出不同的观点和主张，开启了学术讨论的风气，客观上起到解放思想、活跃学术的作用。

哲学思想的解放，往往是科学技术领域思想解放的先声，儒争于前，医随之于后。金元四大家的产生与形成，反映了中医思想的活跃。人们已不满足于唐宋以前只重积累经验、荟萃方药的做法，转而注重理论的探讨与研究，使中医从经验到理论，都得到进一步发展。这种学术争鸣的风气，至明清时期仍旧延续不衰。在这历史变革的时期，荆楚医家亦表现得十分活跃，纷纷著书立说，各抒己见。一些著名的医家，如李时珍、万全、刘若金等人，他们继承祖国医学的精髓，发扬不断创新的精神，把荆楚医学再度推向高峰。此阶段，无论是从医人数之众多，医学著述之繁富，还是医事制度之完善，医药成就之巨大，都显然超过了历史上的其他时期。

（一）医政制度的完善

医政制度分中央与地方两级。中央掌管全国的医药行政管理与医学教育，并负责宫廷与贵族的医疗保健。明清因袭前朝的制度设有太医院，太医院设院使、院判等官，下有御医、吏目、医士等。荆楚地域有不少人在太医院供过职。如蕲春袁宝，字士珍，明初曾任太医院判，因屡建功勋死后赠太医院使，谥襄敏公。石首罗轿轩，字成名，明天启年间任太医院掌院史。黄冈陈继谟曾任八品吏目，蕲水易坤曾补太医院医士等。

地方医政制度始于唐宋，但仅颁行于州府，下属各县和偏僻落后地区多不健全。至明清时，才逐渐完善，各县普遍设立了医学、惠民药局及普济堂等，负责行政管理、医疗和培训工作。

1. 行政机构与职官

地方医政机构主要是医学与惠民药局。关于医学的建立可以追溯到南朝刘宋元嘉年间，有太医秦承祖上书朝廷，建议开办医学，广为教授。那时的医学只管教育，不过 10 年后即罢去。唐贞观三年（629 年），政府下令全国各州府置医学，由医药博士掌其事。开元十一年（723 年）又下令各偏远州府亦要设置医学。敕曰："神农鞭草，以疗人疾，岐伯品药，以辅人命……自今远路僻州，医术全少，下人疾苦，将何以恃赖。宜令天下诸州，各置职事医学博士一员，阶品同于录事，每州写《本草》及《百一集验方》，与经史同贮。"荆楚最早的医学建于何时何地，史料记载不全，只在清同治五年《咸宁县志·公署》"医学"后按曰："周礼医师掌医之政令，凡邦之有疾者皆造焉，使医分而治之，所以跻斯民于仁寿之域也。（刘）宋元嘉中，始诏天下郡县皆立医学，唐宋因之。"

惠民药局是在宋代建立的。开始由太医局创设卖药所，后改称惠民局。宋绍兴二十一年（1151年）诏诸州置惠民局并官给医书，负责监督药物的制造与出售。明清皆沿袭其制。

考明清时期荆楚各州、县地方志，普遍建立了医学与惠民药局。清光绪十一年《武昌县志·廨署》载："医学在县南，明洪武间知县谢叔宾建。惠民药局于其左，正统间知县许诚重修。"按明制，府、州、县医学官员的名称品位不同，《明史·职官志》："医学府正科一人（从九品），州典科一人，县训科一人，洪武十七年置。"又载："洪武三年置惠民药局，府设提领，州县设医官，凡军民之贫病者，给之医药。"荆楚各地均按中央统一政令设置了相应的机构与职官。如蕲州、沔阳为州治，均设典科一人。光绪八年《蕲州志》载："医学旧在州西，洪武十年知州孔思森起立，后废。正德十一年知州李纯建于馆西南。惠民药局一间，门屋一间。置医学典科一员。"光绪二十年《沔阳州志》："医学与阴阳学共一所，明正统十年典科何诚建，设典科一人。"黄安、麻城等为县治，设训科一人。光绪八年《黄安县志》载："医学在本宅。医学训科一员，先后由许回春、陈锡鳌、吴宝善、汪启元、姜鸿运、李舒翰等人担任。"

此外明朝各地均有藩王府，专有良医所为王府服务，设良医正一人（正八品）、副一人。李时珍早年曾在荆王府任奉祠正，主管良医所事宜。蕲州人浦心韦曾为荆藩良医，石首袁表兴曾任藩医正。

医药机构的官员，起初由朝廷统一选派，并有一定的考课制度。其考试录用均依儒学之法。《明史·职官》曰："外府州县置惠民药局，边关卫所及人聚处各设医生、医士或医官，俱由太医院试遣，岁终会察其功过而殿最之，以凭黜陟。"后由于选派过程手续繁杂，且常不称其职，于是各州县各自行选拔。清朝时明文规定："医学府正科、州典科、县训科各一个，由所辖有司遴谙医理者咨部给札。"地方上选拔，多为精通医术者。如光绪二年《罗田县志》载："医学在县西一百二十步，嘉靖丙申年由知县林宗桂改在仪门外之西。惠民药局在县布政司之右，设医学训科一员，以医生之精其业者为之。其属有医生五名，专治药饵，以祛民疾也。"另外也选用不以医为业，但德高望重之人。如清同治六年《通山县志》载："医学在县治西。医学训科一员。夏孔才，号华轩，宿儒。乐文甫，号樵岚，宿儒，兼精医，道光戊戌年任。郭生申，字兼巽，宿儒，兼精医，道光癸卯年任。"选拔时，曾担任医官的家族子弟，因家学渊源，有优先机会。如蕲州医学的典科吏选：易致和，州人，洪武十七年授任；易昆，州人，正统间任；易稽，州人，天顺间任；易宗文，州人，成化十六年任；易宗周，州人，正德二年任。从以上名单可以看出，乃同姓家族遴任。

2. 医疗保健组织

早在南北朝时期，已开始有"别坊""别馆"等官办医院之雏形。唐朝开始办"养病房"，一些寺庙办有"悲田坊"，二者均收容贫民治病，后一概改为"养病院"。宋朝比较重视赠医赠药，办有养济院、安济坊等医疗保健机构。崇宁初，曾下诏全国各州县兴办安济坊。明清亦相因而袭。

明清时期，荆楚各州县亦普遍办有养济院、育婴堂等。如光绪十年（1884年）《黄州府志》载：

"黄冈县（今黄州区和团风县），养济院在山川坛侧，同治三年知县陈汝蕃重修，育婴堂在一字门。

蕲水县（今浠水县），养济院在济民仓侧，育婴堂在县东道观。

麻城县（今麻城市），养济院在东门内。

黄安县（今红安县），养济院、保赤堂在县前稍西。

罗田县，养济院、育婴堂在凤山左巷。

广济县（今武穴市），新养济院在县治南，阴阳学之左。

黄梅县，养济院在西关外，育婴堂在东关外。"

除养济院、育婴堂外，还有一种专为麻风病人设置的隔离病所。据方志记载，荆楚某些地方多有麻风病流行，所以设有多处麻风院。如清嘉庆二十三年（1818年）《汉阳县志》记："麻风院，在西门外棉花山，共一十四间房，雍正九年建。"其实不仅是明清时期，早在秦代就有类似的机构"疠人坊"（古代称麻风病为疠）。1975年在云梦睡虎地发掘出一座秦墓，出土了一批有关秦代法律的竹简，其中有三条是对患麻风病的人的处理规定，方法极严，但从中可了解到古人对麻风病体征及该病对人体的危害已有相当清楚的认识，并懂得采取严格的隔离措施。

当然以上这些保健机构，封建社会的官府不可能十分重视，拨给的经费极少。如《汉阳县志》载："普济堂，设立医科，按月药资一两六钱，每年给银一十九两二钱，除润。"如此有限的费用维持相当困难，故多数养济院时兴时废，有的则长期废弃。

除官办机构以外，大量的医疗保健工作由散在民间的医生承担。他们或定居一处，或游走四方。很多有条件的医生还在自己家里开办简易病房，一般医生都有去病人家为病人诊视的传统。这些民间医生弥补了官方医疗机构的不足，有着重要的社会意义。

（二）对医学理论的研究

1. 对基础理论的研究

多数医家都十分注意对医学理论的研究，尤其重视对经典著作的探讨。明代医药学家李时珍，在《黄帝内经》《难经》及前人经验的基础上，系统整理了奇经八脉及脉学理论，为中医的发展做出了贡献（后有专章论述）。

明天启年间著名学者顾天锡，字重光，蕲州人。其出身名门，父顾阙，伯父顾问，子顾景星，祖孙三代具名闻朝野，并与李时珍父子有通家之好。顾天锡不但博通经史，曾讲学于京津两地，而且精研医学理论，著有《素问灵枢直解》，可惜书已失传。

魏世轨，字左车，清代石首人。喜读性理之书及《易经》，并通医学。对《黄帝内经》

加以研究后，重新整理，著有《内经编次》，书亦失传。

此外，还有孝感肖延平对《黄帝内经太素》重加点校，并刊印流行。黄冈肖麟长著《内经知要》，黄安王俊级著《灵枢得要》，俱为探究医经理论的力作。

2. 对仲景学说的研究

明清医家对仲景学说进行了广泛的研究。据方志记载，这方面的著作达30余种，大致可分为三类。第一类是对《伤寒论》原文加以注释整理的，如潜江王三锡《伤寒夹注》、枝江张培《伤寒类编》、黄梅邓锦《伤寒新编》等。第二类是提纲挈领阐明仲景旨意的，如罗田万全《伤寒摘锦》、监利万拱《伤寒指南》、汉川尹隆宾《伤寒慧解》、黄安王崇道《伤寒秘诀》、黄梅陈文斌《伤寒纂要》、荆州曾葵局《伤寒诸证书》、天门周传复《伤寒简易》、黄冈肖凤翥《伤寒纲领》、麻城彭文楷《伤寒述要》等。第三类是探讨理论、辨别正误、补充新说的，如武昌易经《伤寒辨似》、黄州邱翔《伤寒辨论》、蕲水徐儒集《伤寒正宗》、汉川李应五《伤寒禹鼎》、潜江郭唐臣《伤寒论翼》、阳新陈思堂《伤寒辨正》等。

总之，医家们运用不同方法，从各个角度研讨《伤寒杂病论》，对仲景学说研究水平的逐步提高起到了推动作用。

3. 对瘟疫学的研究

清代，中医学发展向前跨了一大步，在仲景伤寒学说之后，兴起了叶天士等人倡导的温病学说。荆楚在清朝时曾有多次瘟疫流行，如光绪三十年《兴国州志》载："光绪七年夏，阳新夏秋大疫盛行；用吴又可医方诊治有效，然毙人犹难胜数。次年疫稍轻，损人亦多。"瘟疫的流行促使医家加强了这方面的研究，郧西程乃时著有《瘟病论》，荆州曾葵局著有《温暑新谭》。

对瘟疫研究成绩最突出的，要算汉川名医田云槎了。田氏名宗汉，字云槎，又字瀛峤，生于清末。他熟读经史，旁通天文、地理、兵法及医学。咸丰、同治年间，曾投身军旅，以功获司马之职。回归故里后，专门从事医学。田宗汉广读医书，上至《黄帝内经》《伤寒杂病论》等经典著作，下到宋元明清诸家学说，既能熔铸众家之长，又敢于创新。对内、外、妇、儿各科皆有心得，尤其擅长治疗瘟疫。他用药精练，治病多验，经反复琢磨，著《医寄伏阴论》二卷，提出"伏阴说"。田氏认为，伏阴病乃春夏淫雨阴霾太过，阴邪伏藏孙络，至夏秋卒发。其证见先痢后吐，厥逆转筋，与霍乱之先呕后痢、腹痛转筋不同。此病在光绪年间曾广为流行，时人以苦寒燥湿药治之，结果"百无一验"。田氏以为，此证当作"伏阴"治，仲景书虽不传，而治阴病之理中、四逆、白通等方俱在。乃仿其法，试之辄效。经过16年，反复试验4次，皆可验实，遂倡此说。田氏还著有《痰饮治效方》《医寄温热审治》等书。

（三）明清时期临床医学的发展

医学是一门研究人类生命过程与疾病防治的应用科学，临床实践具有特别重要的意义。

荆楚医家一向重视医疗实践活动，因而涌现出许多医术高超的医生，总结了丰富的经验。

1. 内科

据方志及有关资料记载，擅长内科疾病治疗的医生数以百计，著作百余种。其中明代以天门梁学孟、汉川尹隆宾、监利万拱，清代以广济杨际泰、潜江王三锡、荆州宝辉等人最为著名。

梁学孟以"火"立论，尝谓十二经之病，火居大半，人遭暴亡多为火证。所撰《痰火颡门》颇具影响。

尹隆宾善治虚病重证，著有《医学恰中集》三十卷，以及《伤寒慧解》《薛氏女科删补》等书。

万拱是一位儒医，工于诗词，精于医术。著有《病源》《医学大成》《伤寒指南》等书。

杨际泰家学渊源，内、外、妇、儿诸科俱精，尤擅长治疗内科杂病及热病。其治融合张仲景、孙思邈、刘完素、吴又可等众家之长，而有独到之处。杨氏还汇集前贤论述，结合家传经验及自身体会，撰成《医学述要》三十六卷。其内容丰富，颇有见地，是一部较有价值的医学全书。

王三锡，初求儒术，兼通医学，后专门从事医疗。家中盖有茅屋十余间，专为就医的病人居住，有如私人医院性质。所诊多奇效，人们呼之曰神医。一生著述丰富，撰有《脉诀指南》《医学一隅》《伤寒夹注》《幼科发蒙》《妇科摘要》《辨证摘要》《辨证奇闻》等书，是一位理论与实践俱精的不可多得的医家。

宝辉，生于清末，在学术上力求贯通中西，对脏腑经络学说有独特见解。对病证的阐析，不囿于古说，每出新意。总结生平所学，撰有《医医小草》《游艺志略》等书，被《珍本医书集成》收载。

此外尚有沔阳刘厚山，善治血证，著有《痰火心法》。王绍方，亦为沔阳人，家传九代世医，善治臌证，著有《简易良方》等。

2. 骨伤、外科

中医骨伤与外科治疗，具有独到之处。操作方法虽然简单，却常取得意想不到的效果。

明代沔阳人张子儿，善治发背，治法奇特。每以手掌挞击患处，病发则劝人食羊肉，然后以草药敷之，数帖则愈。

刘之暹，清代沔阳人。善治麻风病及结毒怪病，接断骨尤奇。

于纯五，亦清代沔阳人，精于医术，善治外证。有患疥毒者，治之随手奏效，尤能接骨止痛。

另如黄安张元和、阳新舒石亭、江夏刘名显、罗田刘作栋、云梦李茹等人，俱以精于外科而闻名于当地。

3. 妇产科

古代内科医生一般多兼治妇科病。如前文提到的尹隆宾，除善治内科虚证外，亦精妇科，著有《薛氏女科删补》。王三锡，亦擅妇科，著有《妇科摘要》。

著名儿科医家万全，同时精通妇科，所著《妇科要言》《广嗣纪要》，对妇女的修养、婚配、妊娠、育婴及妇科病的治疗均作了精辟的论述。

另外，明代蕲阳（今蕲春）人陈治道，精于医术，尤擅长治疗妇产科病。鉴于当时妇女对产育知识的缺乏，且保养无方，以致临产时母婴常发生危险，所以参考古代有关胎产的方书，结合亲身经验，撰成《保产万全书》。该书通俗易懂，切合实际。后杭州钱养庶将其稍加增订，改名《绣阁保生书》，刊于1631年。现有该书重刊本。

4. 儿科

明清时期，荆楚医学在儿科上取得的成绩最为突出，著述亦相当丰富，多达20余种。如麻城刘天和《幼科类萃》、钟祥何惺《保婴摘要》、夏口唐裔潢《保幼新书》、汉川金文彬《痘疹慈航》、荆州陈大勋《幼科医方录》、黄陂徐敏《存济篇》、沔阳刘寅《洋痘释义》、江陵宋学洙《保赤一粒金》、江夏杨咏《痘科协中》等。

最著名的儿科医家为罗田万全。万氏三代俱精儿科。万全之祖万杏坡，原籍江西，后移居湖北，遂安家焉，以精于幼科闻名于当时。万全之父万筐，继承家学，尤擅长治痘症。他剖析钱乙与陈文中治痘之别，取各家之长，自成一体。万全则承继祖辈家学渊源，而医术更精。他在总结祖辈及个人医疗经验的基础上，编撰成的《万密斋医学全书》中，儿产专著占很大比重，如《幼科发挥》《育婴秘诀》《片玉心书》《痘疹心法》《片玉痘疹》等。他根据"小儿气血未定，易寒易热，肠胃软脆，易饥易饱"的特点，提出调理补泻的原则，并总结出100多首验方。万氏的学说，无论在国内，还是在国外，均有很大影响。

另一位较为著名的儿科医家为明末清初的程云鹏。程氏祖籍安徽，后定居湖北江夏（今湖北武昌）。少攻举子业，因母亲与妻子儿女相继病故，转而学医。他出身书香门第，家中藏书丰富，"乃尽发家藏轩帝以下医书凡一千七百九十余卷"熟读之，遂通医术。行医20余年，大有心得体会，著有医书7种。其中儿科专著《慈幼筏》（又名《慈幼新书》《慈幼秘书》）十二卷，由其门人在康熙五十年（1711年）先行梓印。该书采集儿科名著论述，结合程氏祖藏秘方及本人经验，论叙精当，切合实用，使后世习儿医者获益不浅。程氏亦以精通儿科闻名于世。

此外，清代汉川人金文彬，精于儿科。集平生经验，撰成《痘疹慈航》一书。对痘疹诸证，辨析精微，被人称为"保赤之宝筏"，享誉江汉间。

5. 针灸、按摩

针灸与按摩是最富有中医特色的治疗方法。

邹天贵，字义夫，明初名医。其先世为新喻（今江西新余）人，元朝末年避乱，举家迁来金牛（现属大冶市）落籍。天贵以擅长医术闻名于世，其针灸配穴疗法尤为高妙。他依据人体的66个五腧穴，结合天干地支五行相生克，并随日时而交易的道理，推出十二经脉中气血运行的盛衰、开阖情况，从而确定取穴部位，达到理想的治疗效果。当时江南江北前来就医者不绝于途。当地医生戴志高、李子善等先后上门，就《素问》《灵枢》等中医典籍中的疑难向他求教，他稍予点拨，即让人茅塞顿开。长沙的毛四野、苏州的陈绍先、荆南的曾彦嘉等文人学士，皆为他的医术所折服，均为他作有传记，他因此声名远播，以致都城中时常有人来聘请他，但他拒不应聘，坚持在金牛行医救人，直至终老。

据光绪十年《黄州府志》所载：彭长溪，明代湖北黄安县太仙里人。精医，善用针石。以针刺治疗急危重症，常获得奇效。一日道中见一男子，问曰："常患胁痛否？"其人曰："然。"长溪曰："腹有蛇，将啮汝肝，吾为针之。"针入，嘱勿动，约七日来此。如期至，长溪曰："蛇已死，可去针。"三日，蛇自腹中出，首已腐矣。治病效如此者甚多。著有《医见私会》《博综方》《汇编歌诀》，未行世。

周于蕃，字岳夫，著名的儿科推拿按摩医家，明代湖北蒲圻（今赤壁市）人。他通晓医理，尤长于推拿按摩术。因其得子较晚，且体弱多病，故十分留意于幼科。他发现按摩推拿是治疗小儿疾病的好方法。因小儿脏腑脆弱，不经药饵，稍长又畏药难投。而推拿只需在面部、四肢皮骨之间按摩揉搓，不施针药即可取效。他认为"面部掌股与藏府相连，倘能察其病证，循其穴道，施以手法，必能随试随效"。但当时执此法者多得自口授，并无章法可依。于是他遍搜推拿诸书，历访掌握此术之人，有所心得即采录之。日渐积累，最后辑成《小儿推拿秘书》一卷。该书以指掌代替针药，甚为儿科医生赞赏。后世曾几次刊刻，社会上广为流传。

陈宗柏，黄安县人。品行端直，医道精通，存心济世，铢铢勿取。土库店街，尝有挑贸路过者，腹疼毙，市人延伯往救，救一磁针立苏。又有产妇惊风病义昏晕就木，适宗柏遇之，一药而起。

顾天锡（1589—1663），明末清初湖北蕲州人，字重光，明国子监生。顾天锡博通经史，尤喜探究天文历算医卜导引等学。入清，隐居著书，有《三礼三传集解》《历代改元考》《二十一史评论》《素问灵枢直解》等。据郭霭春先生《中国分省医籍考》载"光绪十年《黄州府志》卷三十四《艺文志·子部四·医家类》，《素问灵枢解》六卷，《针灸至道》三卷，蕲州顾天锡撰"，又"同上《志》卷十九《人物志·文苑》。顾天锡，字重光，天启岁贡生，博通经史，知于督学董其昌。入北雍，对策，语及阉寺，主司乙之，寻选中牟知县，不就，尝讲学海淀、天津，归陈先世遗书，教子景星，名重海内。著有《易休说》《史评》及《石室集诗文》，景星详隐逸"。据嘉靖《湖北通志载》："顾景星父，字重光，天启七年贡生，入选中牟知县不赴任，博识多通，精于经史、医书，有著作二十余种，医书《素问灵枢直解》六卷、《针灸至通》三卷皆焚于火。"

姚雄载，字西卜，明末清初汉阳县（今武汉市蔡甸区）人。明侍御朱衣裔孙，以孪生，乳于姚，因嗣焉。性淡泊，不乐荣利，以医隐。究心《灵枢》《素问》诸书，治奇疾往往多应。

何惺（1597—1679），明末清初湖北钟祥人，字君懔，号象山。明诸生，入清后隐居不出。晚年行医，全活甚众。年逾八十，犹夜挑灯作蝇头字。生平所纂辑有《武备指南》《本草归一》《针灸图》《保婴摘要》《考槃居集》。

王侯绂，号爕堂，黄安县（今红安县）人。精医学，活人无算。著有《灵枢得要》行世。

刘常彦，字凛斋，麻城人。初生儒，喜读《黄帝内经》《脉诀》及本草类著述，壮游川蜀，多遇高人达士，得以磋切讲明。后历荆襄河洛，前后数十年，阅历渐深，医术益精。集各科经验秘方为《医学全书》（1795年）。其书分阴阳，辨经络，以脉验证，即证验方，不越规矩，亦不拘泥古法，论述颇多可取之处。

陈其殷，字楚奎。清代蕲州人。读书久不赴乡闱，绝意进取，日以经史自娱。善病，精岐黄。著有《脉法指掌》《经络全解》《古方解略》《蕲方解略》《医学指要》等书藏于家。据光绪十年《蕲州志》所载：陈其殷，清代湖北蕲州人。

林虹桥，汉川人。精医理，尝过人家有妇艰于产，公诊之曰："儿手扳母心，非针不可。"主人有难色，公揭古方示之，针方入，子下，验其手有针孔。

邵家兰，字廷香，沔阳州人。性刚直，生平喜读《易经》。善岐黄，多以针灸活人。

以上荆楚医家在医学上取得的成就，体现了明清时期荆楚医学的水平。

（四）明清时期本草研究的成就

明清时期，本草学的研究取得了空前的成就。其中，有进行综合性研究者，有注意专题研究者，还有致力于本草知识普及和对单味药做深入考察者。

1. 综合性研究

（1）李时珍与《本草纲目》。

李时珍是荆楚本草学家最杰出的代表。他从青年时就随父学医。在行医过程中发现以往的本草书籍存在许多错误、重复和遗漏之处，深感这是关系到人们健康和生死的大事，因此决心重新编著一部新的本草。他"渔猎群书，搜罗百氏，凡子史经传，声韵农圃，医卜星相，乐府百家，稍有得处，辄著数言"。他除认真吸取前人经验外，还不耻下问，向药农、樵夫、猎人、渔民等劳动群众请教。为了取得正确的认识，他亲自到旷野深山、悬崖峭壁考察和收集各种植物、动物、矿物标本。有些药物还经过亲自试种或试验，以取得第一手的准确资料。经过近30年的努力，参考了800余种文献书籍，以唐慎微《经史证类备急本草》为基础，进行了大量的补充、整理，并阐明自己的发现与见解，经过3次大的修改，终于完成了《本草纲目》这一历史性的本草巨著。

《本草纲目》取得了多方面的重要成就。它对明代以前我国的药物学进行了相当全面的总结，纠正了以往本草书中的众多错误，提出了当时最先进的药物分类法。它不但系统地记述了各种药物的知识，而且对人体生理、病理、疾病症状、卫生预防等方面做了不少精辟的论述。它综合了大量科学资料，在植物学、动物学、矿物学、物理学及天文、气象、物候等方面做出了重要贡献。《本草纲目》的问世，为后来本草学的研究与应用提供了十分有益的资料与经验，推动了本草学的发展。该书从17世纪后陆续传播到亚洲其他国家和欧美各国，李时珍的名字和他的业绩将永存世界史册。

（2）刘若金与《本草述》。

继李时珍之后，荆楚另一位本草学家刘若金，亦是一颗明星。刘若金，字云密，潜江人。明天启年间进士，官至大司寇。明末弃官归隐，专心从事医药研究。他将《本草纲目》进行删补修订，并吸收部分宋元医家及明朝缪希雍、卢之颐、李中梓等名家的见解，编成《本草述》一书。该书对药性讨论甚详，可补前者不足。当时人们称其书"洋洋乎八十万言……宗乎本经，旁及名论，折中古今异同之说而曲畅之"，于《本草纲目》外又能自成一家。《本草述》问世以后，在社会上影响很大，有很多人在其基础上又加以深究，如苏廷琬《药义明辨》、张琦《本草述录》、杨时泰《本草述勾玄》等，使本书精义得以进一步发挥。

在综合研究本草方面，除以上两位著名医家外，罗田万密斋也有较高造诣，他撰有《密斋药心》《本草拾珠》等本草专著。另外还有钟祥何惺，撰有《本草归一》；罗田胡泰勋，撰有《药性述要》；京山聂继洛，撰有《本草注解》；沔阳万嵩，撰有《本草便览》；孝感屠道和，撰有《本草汇纂》《药性主治》等。他们都从不同方面、不同深度为本草学的研究做出了贡献。

2. 专题本草研究

（1）汪颖与《食物本草》。

汪颖，号云溪，江陵人。弘治戊午举人，官至九江知府。汪氏在公务之余，对本草甚感兴趣。曾得到东阳卢和编纂的有关食物本草的手稿，于是将其整理后刊刻梓行。李时珍《本草纲目》曾援引其书。时珍曰："《食物本草》正德时九江知府汪颖撰。东阳卢和，字廉夫，尝取本草之系于食品者，次编此书。颖得其稿，厘为二卷，分为水、谷、菜、果、禽、兽、鱼、味八类云。"李时珍与汪颖生活时代十分相近，其说应是可信的。

（2）朱㧑镰与《野菜性味考》。

朱㧑镰，江陵人，生平不详。明代学者对可供食用的野生植物颇为重视，农学和本草学各自从不同角度进行考察与研究。医药学比较注意植物的产地、形态、性味良毒和食用方法。如朱橚编《救荒本草》、王磐《野菜谱》及姚可成根据《野菜谱》增补的《救荒野谱补遗》等。估计朱㧑镰《野菜性味考》亦属此类。

3. 普及性本草

尚有一些致力于普及本草知识的医家，如襄阳的赵亮采，著有《医门小学本草快读贯注》四卷；武昌的虞席珍，著有《本草药性易释赋》；新洲的陈芸，著有《神农本草歌括》；郑机，著有《对证药》等。其中以赵亮采之书较为实用。

赵亮采，字见田，湖北襄阳人，生于清光绪年间。他以为，医之为道关系甚重，入斯道之门者，必先读本草，"始知某味入某经，某药治某病"。然而本草书籍虽多，却没有适合初学者的读本，他说："余因本草未得读本，《本草经》词古义深，难以窥测，《药性捷径》散漫无踪，《本草纲目》过繁，《始源》《备要》等书囫囵吞枣，未分句读，初学难以熟记。"于是编成此书。"以《雷公》寒、热、温、平四赋辑为纲领，取李、喻、汪、朱各家历阅编为注解，俾初学便于熟读默记，千变万化，了然于胸中，从此可入斯道之门。"该书首列阴阳运气、脏腑经络及药性总义，次以药性寒热温平四赋为纲，杂采前人之说作为注释，并附诊法歌诀。

以上这些普及性的本草读物对初学中医者很有帮助。

4. 单味药物研究

除从以上几方面研究本草以外，还有对单味药物进行深入研究的。如明代李言闻对人参、蕲艾的研究，著有《人参传》与《蕲艾传》；李时珍对白花蛇的研究，著有《白花蛇传》等。虽然所著篇幅短小，但论述全面透彻，为后世开展单味中药的研究提供了借鉴。

总之，湖北历代医家对本草学的研究做出了突出的贡献。

（五）明清时期针灸部分医籍

1.《灵素微言》

程云鹏著，见《中国医籍考》。作者在《慈幼筏》序中，将其所著七书之旨皆陈述之。首列《灵枢微言》云："《素问》五藏七府，世人仅列六，有包络而无三焦，有三焦而无包络。胃者肾之关，易作肾者胃之关，一字之差，阴阳颠倒，曷由消纳。又如真人圣人等论，尤非儒者所可混同，均加辨析。"

2.《濒湖脉学》一卷

明代李时珍著，见1921年《湖北通志》卷八十二《艺文志·子部·医家类》。

《濒湖脉学》始刻于嘉靖甲子（1564年），版本较复杂，有单行本，有与《奇经八脉考》合刊本，有附于《本草纲目》之后本等。明万历三十一年癸卯（1603年），该书被江西张鼎思附刻于《本草纲目》之后，咸丰九年己未（1859年）被题作《脉学正宗》而刊刻行世。1951年被题作《校正濒湖脉学》，由广益书局铅印成册发行，1954年锦章书局铅印本题作《李濒湖脉学》。该书随《本草纲目》传入日本，1927年曾由许德宝译成德文，并在莱比锡出版发行，在国外也有一定影响。

《四库全书总目提要》云："其书谓人身经脉，有正有奇，手三阴三阳，足三阴三阳，为十二正经。阴维、阳维、阴跷、阳跷、冲、任、督、带为八奇经。正经人所共知，奇经人所易忽。故特详其病源治法并参考诸家之说，荟萃成编。"又云："宋人剽窃王叔和《脉经》，改为《脉诀》，其书之鄙谬，人人知之，然未能一一驳正也。至元戴启宗作《刊误》，字剖句析，与之辩难，而言其伪妄始明。启宗书之精核，亦人人知之，然但斥赝本之非，尚未能详立一法，明其何以是也。时珍乃撮举其父言闻《四诊发明》著为此书，以正《脉诀》之失。"该书分两部分，前一部分论述浮、沉、退、数、滑、涩、虚、实等27脉，作者以明晰的语句和生动的比喻分析各种脉象，其中同类异脉的鉴别点和各种脉象的主病，均编成歌诀，便于读诵；后一部分系其父李言闻根据宋崔嘉彦所撰《脉诀》加以删补而成。全书计1万余言，参考了明代以前，上自《黄帝内经》《难经》仲景著作，下及历代名家脉学著作，约计54家。他力辨《脉诀》之谬，纠正《脉诀》错误20余条。彻底否定了《脉诀》的所谓"七表、八里、九道"的结论，建立了新的脉学理论体系。用阴阳理论将脉象的形态性质和主病密切联系起来，理论与实际相结合，便于临床应用，全书深入浅出，言简意赅，通俗易懂，历代医家奉为圭臬，影响颇大。

3.《素问灵枢直解》六卷

明代顾天锡著，见光绪十年（1884年）重校《蕲州志》卷之十《著述志·子部》。

4.《针灸至道》三卷

明代顾天锡著，见光绪十年（1884年）《黄州府志》卷三十四《艺文志·子部》。

5.《蒙养金针》

清代熊煜奎著，见光绪十一年（1885年）《武昌县志》卷十《艺文》。

6.《观身集》

清代叶志诜著，见《中医图书联合目录》。全书收辑有关生理解剖著作四种：明代陈会的《全体百穴歌》；清代沈级《十二经脉络》，专述十二经脉起止部位及循行部位；清代沈金鳌《脉象统类》，以浮、沉、迟、数、滑、涩为纲，阐明各类脉象；清代沈彤《释骨》，条释全身骨骼部位，形象及名称。此书刊于1850年，全书收入《汉阳叶氏丛刻医类七种》中。

7.《经络全解》

陈其殷著，见光绪十年（1884年）重校《蕲州志》卷之十《著述志·子部》。

8.《医医小草》

清代宝辉著，见《中医图书联合目录》。该书不分卷，内容包括：精义汇通、六经提纲、六字（表里、寒热、虚实）真言、六气便解、医经补正、治病法解、素问摘要、辨证治法、审脉，以及寒、温、风温、湿温、疫病等。末附《游艺志略》，为作者与其师友的医理问答。内容以论述营卫、气血、脏腑、经络（以奇经八脉为主）为重点，末论真中、类中证治，以及虚劳、膨、关格、温暑、燥疟、霍乱等证。该书总结了临床用药经验，提出用滋腻之品容易阻碍脾胃运化，用刚烈药物则易引动内风，并指出慎用辛热、温补、苦寒、咸润方药。宝氏对于病证的阐析，不囿于古说，特别是对一些伤寒、温病和六气病证尤多灼见。《游艺志略》以论述基础理论为主，宝氏精研营卫气血学说。宝氏鉴于当时医者，或以偏颇之学行世，甚则造成庸医误治，其害匪浅，故撰写《医医小草》等书，志在补偏救弊，变庸医为名医。裴吉生在《医医小草提要》中指出宝氏"经历各省，访道群彦，博读古书，穷研经籍，其文皆补偏救弊之言"。该书撰于清光绪辛丑（1901 年），后收入《珍本医书集成》中。

9.《针灸图》

何惺著，见同治六年（1867 年）《钟祥县志补篇》卷之一。

（六）医籍文献的整理刊刻

祖国医学丰富的宝藏，有赖于浩渺的医籍文献保存。荆楚历代医家不但勤于总结经验、著书立说，而且重视医籍文献的整理与刊刻，在明清之际尤为突出。这无疑大大促进了荆楚医药事业的发展。

1. 穷搜博采，广为收集

古代医籍浩繁，汗牛充栋。然而随着时间的流逝，散佚颇多，许多古本濒临绝迹。面对此种情况，一些有识之士，高瞻远瞩，不畏艰难，做了大量搜寻、拯救医籍的工作，使很多珍善本得以保存流传。在这方面最值得称道的要算宜都杨守敬了。

杨守敬，字惺吾，号邻苏，清末湖北宜都人。他 19 岁补诸生，同治元年（1862 年）考中举人。杨氏是一位著名的历史地理学家，著有《禹贡本义》《水经注疏》等著作。他又是一位造诣高深的版本目录学家、金石家和藏书家，据说其藏书多达数十万卷。1880 年，他作为中国驻日公使的随员，东渡扶桑。在日本期间，努力搜求国内散佚的古籍，并竭尽全力，想法购回。其中包括大量古医籍，如《黄帝内经太素》《神农本草经》《经史证类大观本草》《本草衍义》《伤寒论》《千金方》等，共计 30 余种。这些书籍多为海内外的珍善本或孤本，具有极珍贵的价值。经整理出版后，对中医药学的研究产生了深远的影响。

2. 注释校勘，汇编整理

明清时期的医家学者，对医籍进行了大量的校勘注释、合纂汇编的整理工作。

明代湖北麻城人刘天和，字养和，号松石。系明正德三年（1508 年）进士，曾任湖州知府、山西提学副使、工部右侍郎，后官至兵部尚书，总管三边军务。他虽为官僚，却十分重视医学。宦游所至，常采录验方，公务之余，即研读医籍。他选取陶节庵《伤寒六法》为其逐节作注。又因王銮著《幼科类萃经验良方》简便实用，就亲自编辑，命人翻刻。经过多年努力，他在《政和本草》《经效产宝》《袖珍方》的基础上，结合个人见闻体验，编纂了《保寿堂经验方》一书。共录验方 140 余首，分为二十五门。很多验方被李时珍《本草纲目》引用。刘氏功绩世所不忘，他的友人吕颙曰："大司马松石刘公，以其世医之灵验者著为此编，然其意不欲私也，出而布于诸人，可以为厚矣。其老老幼幼之施，可以为博矣。"刘天和做官颇有政绩，曾奉命总理河道，著有《问水集》与《黄河图说》，被收入《四库全书》。他死后被封赠少保，谥庄襄，《明史》专门为其立传。

清代湖北孝感人屠道和，字燮臣，本攻儒学，道光二十七年（1847年）科举不第后，即潜心研究医学。为了适应临证治病的需求，他将历代文献中有关本草、脉学及有效良方分别整理成书。首先，他将20余家本草的精要，融会整理成《本草汇纂》三卷。共收药物500余种，按功效分为31类，简述性味、功能及其用法。后又编成《药性主治》一卷，列出100多种病证，按证罗列各病主治药物。其次，由于当时流传各种脉诀，读者往往莫衷一是。于是他选其精粹，编成《脉诀汇纂》一书。以脉诀为主，将望、闻、问诊附于后。此外，他又搜集了大量有效验方，编成《普济良方》四卷，内含《杂证良方》二卷、《妇婴良方》二卷。同治二年（1863年），以上几种共同汇刻成丛书，总名《屠道和医学六种》（育德堂本）。包括：《本草汇纂》三卷，《脉诀汇纂》二卷，《药性主治》一卷，《分类主治》一卷，《杂证良方》二卷，《妇婴良方》二卷。另据有关记载，他还辑刻了《喉科秘旨》一书。

清末武昌人熊煜奎，字吉臣，号晓轩，诸生。初时攻读儒学，极富才华，著有《训典汇要》《经世新书》《寿世文约》《中兴闻见录》等书。然而其生逢多舛，怀才不遇，父亲去世后，家道中落，日渐贫寒，于是转而从医。其伯父熊惺斋精于医术，留下很多医学书籍。煜奎勤奋研读，终于学而有成。平日，除不分早晚寒暑，尽心为病人诊治病痛以外，还整理编纂医书多卷。如《医学源流》四卷，包括《玉函演义》《灵素引端》《灵素密旨》《金匮典要》等若干篇医论。又如《方药类编》四卷，乃采摘历代医家论药精华，阐述药性补泻，辨析气味宜忌，按证列举治方。同治十年（1871年），上二书合刊，名为《儒门医宗总略》。后又编成续集，包括《四诊汇要》《寒热条辨合纂》《程氏医学心悟摘录》《张氏育婴心法附翼》4种，可惜未能刊行。他还辑有《卫生便方》《成人宝鉴》《蒙养金针》诸书，据方志载俱刊行于世。

当今颇具影响的肖注《黄帝内经太素》，由黄陂肖延平经过20余年的潜心研究补注而成。肖延平，字北承，生于清末。初治儒学举孝廉，后对医学感兴趣，深入研究《黄帝内经》数十年孜孜不倦，遂大有心得。鉴于杨上善注《黄帝内经太素》散佚多年，杨守敬自日本引入唐写卷子影钞本后，桐庐袁忠节得其书未加详校即以复刊，致使伪谬丛生，肖氏决心重新补校。其叹曰："自来校书，苦无善本，医书尤甚。盖中国自科举制兴，凡聪明才智之士，多趋重辞章声律之文，即间有卓荦异材，又或肆力于经史汉宋诸学，于医学一门辄鄙为方技而不屑。故自林亿等校正医书后，从事此道者实不多见，晦盲否塞，几近千年。"光绪末年，他仿照王冰、林亿注校之法，取《针灸甲乙经》《素问》《灵枢》校订经文之异同，以《伤寒论》《巢氏病源论》《千金方》《外台秘要》《医心方》等书，参证注文之得失，对《黄帝内经太素》重新校正。他曾说："平生精力，尽在此书，故义必析其微，文必求其确，冀阐明轩岐奥旨，《黄帝内经》真诠，俾后之学者，有途辙之可寻。"肖氏的良苦用心，没有白费，他所补注的《黄帝内经太素》，被公认为研读《黄帝内经》的最佳参考书。此外，他还校注了《小儿药证直诀》《小儿卫生总微论方》等书，总名为《兰陵堂校刊医书三种》，于 1920 年刊印发行。其中《黄帝内经太素》曾多次再版，在社会上广为流传。

3. 多方筹措，刊刻医籍

虽然从宋代发明活字印刷以来，医书的刻印发行比以往有了很大发展，但其雕刻、印刷、成书仍是十分费力费时的复杂过程，一般人根本无法问津，只有个别的官宦、书商或极富财力的人才能办到。晚清时期，荆楚集中了一批志士仁人，他们抱着济世救民的思想，四处奔走，多方筹措，动员各方面的力量，刊刻了大量医籍。他们之中，既有政绩卓著的官僚，也有豁达开明的士绅。总之，凡忧国忧民、讲究学问的知识分子，多热心于此道。

清光绪年间的湖广总督张之洞，不但是一位创办了各种工厂、修建粤汉铁路的实业家，而且是一位悉心研究学问、注重文化教育的学者。他大力提倡"中学为体，西学为用"，改革书院，兴办学堂，设置图书馆，建立印书局。此外，他对医学书籍也深有研究，在《书目答问》子部医家类中，对唐代以前的重要医籍，都加以适当的比较和中肯的评论，并列举若干重要的和常见的版本及注本。对唐代以后的医书则取相当审慎的态度，反映了他严谨的治学方法。当时的湖北书局，又名崇文书局，与金陵、浙江、江苏、淮南并称五大官书局。湖北书局刻书 200 余种，有不少医学书籍，如《医宗备要》《傅青主男科》《徐氏医书八种》《兰台轨范》《沈氏尊生书》《洄溪医案》等。这些书虽为该书局所刻，但与张之洞的倡导不无关系。

叶志诜是凭借个人财力辑刻医书的代表人物。叶氏名志诜，字东卿，清末湖北汉阳人。叶氏家族为汉阳名门，在汉口开设叶开泰药店，是明清以来著名的全国四大药店之一。叶志诜之祖叶廷芳为乾隆间名医，其子叶名琛为两广总督。他本人曾任内阁典籍，后升任兵部郎中。他学问渊博，长于金石文字的考释。由于家庭的影响，亦精通医学。尤对针灸、本草感兴趣，且注重养生。辞官归家后，专门从事著述与辑刻医书。他在孙星衍辑《神农本草经》的基础上，重加考订，撰成《神农本草经赞》，将《神农本草经》每种药物各编成四言赞语，再加以注释。这是一部较有影响的研究《神农本草经》的著作。此后，他又收集了有关生理方面的 4 种著作，即陈会的《全体百穴歌》、沈绂的《十二经脉络》、沈金鳌的《脉象统类》、沈彤的《释骨》，辑成《观身集》。收集有关养生的 5 种著作，包括元代丘处机的《摄生消息论》、明代冷谦的《修龄要旨》、清代汪昂的《勿药元诠》、清代汪政的《寿人经》及清代方开的《延年九转法》，辑成《颐身集》。道光末年（1850 年），他将以上3 本书（《神农本草经赞》《观身集》《颐身集》）与其祖父所集《五种经验方》（包括倪涵初的《痢疾诸方》《症疾诸方》，吴伟度的《疗疮诸方》，汪晓山、汪松石等人的《喉科诸方》《金创花蕊石散方》）及当时流传的 3 种医书《绛囊撮要》《信验方录》《咽喉脉证通论》共同汇刻，统称《汉阳叶氏丛刻医类七种》。叶氏所刻医书门类齐全，切合实用，社会上流传很广。

最值得一提的刻书家是武昌的柯逢时。柯氏名逢时，字懋修，号巽庵，又号钦臣。清光绪年间湖北武昌人。光绪九年（1883年）进士，曾任翰林院编修，陕西学政，湖南、江西布政使，广西、贵州、浙江巡抚，户部侍郎等职。平生最喜藏书刻书。由于柯氏家中数人死于疾病，遂对医道亦用心加以研究。清朝内忧外患，他抱着"既无回天之力，不如救民生于疾患"的思想，在晚年创办了武昌医学馆，收学生40余人，一面研习医学，一面辑刻医书。他为医馆的建立及医书的刊刻付出了极大的心血。在他给杨守敬的书信中谈道："医馆欲购实验场，抉不在铁路近地，以免与人争夺医馆。""拟多购各书，如肯慨让，以后请开价。"所刻医书从底本的选定，到刻印、校对，及各种书刻印先后次序，全经他一手安排策划。他跟杨氏说："此间书未校定，未能发出，只交陶匠《活幼心书》，鄙意须先校订，而后付写样为宜。当如愚公移山，总期有成，拟将各书排定次序刊定。安知后人遂不如我乎。"从光绪三十年（1904年）起，历时8年，武昌医馆陆续刻出《经史证类大观本草》三十一卷（宋代唐慎微纂，影宋并重校刊本）、《大观本草札记》三卷（柯逢时撰）、《本草衍义》二十卷（宋代寇宗奭撰，据原本重刊）、《伤寒论》十卷（汉代张机撰，晋代王叔和撰次）、《伤寒总病论》六卷（宋代庞安时撰）、《类证增注伤寒百问歌》四卷（宋代钱闻礼撰）、《伤寒补亡论》二十卷（宋代郭雍撰）、《活幼心书》三卷（元代曾世荣撰），总名为《武昌医学馆丛书八种》。他所刻的医书均为宋、元人所著较早的医方本草。刻印中常与学者缪荃孙（字筱珊，曾创办江南、京师图书馆，治学为一代宗师）、杨守敬互相切磋学问，相互交流善本。他一反清代文人烦琐考证的风气，所作校记简明严谨，因而所刻医书多为上乘，颇受后人重视。柯氏在《经史证类大观本草》序中说："此书之刻，盖非得已。《易》曰：'备物致用。'物则备矣……从今矢札了臻，疵疠无作，桐生悦豫，中外是福，则所谓神而明之，存乎人者也。"几句话道出了他的美好愿望与良苦用心，至今捧读，仍令人感慨不已。

综前所述，荆楚医学在历史的长河中形成和发展着，虽然时起时伏，却从未停步。它为荆楚人民的健康繁衍提供了有力的保证。

第二章　荆楚针灸源流发展及学术流派

第一节　荆楚针灸源流发展

针刺疗法的起源可以追溯到我国原始社会的氏族公社制度时期,如古籍记载伏羲氏"尝味百草而制九针""黄帝请教岐伯、伯高、少俞之徒……针道生焉"等,伏羲氏等都是远古时期传说中的代表人物。但是针刺疗法真正产生的时间大约是新石器时代,"砭石"应用以后。"砭石"是针具的雏形或前身,它是远古时代人们在生活、劳动等实践中经验积累的产物。从无意中发现石块按压或刺破体表可以治病到对石块加工形成"砭石"而专用于治疗疾病,经历了漫长的岁月。当人类进入新石器时代以后,出现了精致的石针。其后出现了骨针、陶针、竹针等,尤其是人类发明冶金术后,金属针具的出现大大推动了针法的发展。灸法的起源可追溯到原始社会人类学会用火以后。人们在用火的过程中,逐渐认识到了温热的治疗作用,通过长期的实践,形成了灸法。在史书中记载了扁鹊使用针刺治疗虢太子尸厥这一个病例,但从他随身携带针具和磨针石来看,扁鹊采用针刺治疗的病人绝非虢太子一人。在针法和灸法产生以后,随着实践经验的积累和古代哲学思想及其他自然科学知识的渗透,针灸疗法理论体系开始形成、发展和不断完善,最终形成完善、系统、科学的体系。

一、秦汉时期

1973 年在湖南长沙马王堆三号汉墓出土的医学帛书中,有两本古代经脉的文献,即《足臂十一脉灸经》《阴阳十一脉灸经》。两医学帛书分别对不同的十一经脉的循行分布、病候表现及灸法进行了论述,这是现存最早的针灸学文献,反映了经络系统认识的早期面貌。《黄帝内经》十分重视脏腑经络学说,在《灵枢·经脉》里,详尽地论述了人体的十二条经脉,如果将此篇与《足臂十一脉灸经》和《阴阳十一脉灸经》作一对比,就不难看出,无论是内容还是词句,均有许多相似之处,说明它们之间有某种关系。从成书的年代来看,在两部脉灸经中,尤以《足臂十一脉灸经》最为古朴,《阴阳十一脉灸经》则稍晚于《足臂十一脉灸经》,而《灵枢·经脉》则比两部脉灸经都晚,看来它继承和发展了两部古脉灸经,而两部脉灸经是《灵枢·经脉》的祖本。

从战国到秦汉,以《黄帝内经》成书为标志。具有代表性的医家有传说中的岐伯、伯高、少俞等和春秋时期的名医医缓、医和等。《黄帝内经》以阴阳、五行、脏腑、经络、气血津液等为主要内容，从总体上论述了人体的生理病理、诊治方法和原则，为中医学奠定了理论体系。其中对经络的循行、病候、腧穴、针灸方法及适应证、禁忌证等，也做了比较详细的论述，尤其是《灵枢》中有大量篇幅专门论述针灸学理论和临床治疗，故被称为"针经"，标志着针灸理论体系的基本形成。在这个时期，大约成书于汉代的《黄帝八十一难经》，以阐明《黄帝内经》为要旨，其中关于奇经八脉和原气的论述，补充了《黄帝内经》的不足；同时，还提出了八会穴，并用五行学说对五腧穴的理论和应用进行了详细的解释。已佚的《明堂孔穴治要》应该是这一时期有关腧穴的专著。华佗亦对针灸颇有研究，创立了"华佗夹脊穴"。

东汉张仲景创立六经辨证，在《伤寒杂病论》中也记载了许多针灸处方，主张针药并用，首创火针应用、火针禁忌、临床辨证论治针药结合，这些成就都促进了针灸学的发展。

二、魏晋时期

魏晋时代的皇甫谧在魏甘露年间（256—260 年），将《素问》《灵枢》《明堂孔穴针灸治要》三部著作的针灸内容汇而为一，编撰成《针灸甲乙经》，共收录 349 个腧穴的名称、定位和刺灸法，并对各科病证的针灸治疗进行了归纳和论述，成为现存最早的针灸学专著。两晋和南北朝时期，随着针灸临床实践的不断深化，出现了许多临床医家和针灸专著。

王叔和（201—280），名熙，汉族，魏晋高平（今山西省高平市）人。因连年战事流徙黄冈，为避战乱随家移居荆州，投奔荆州刺史刘表。侨居荆州时，正值张仲景医学传承处于鼎盛时期，从仲景弟子卫汛学得仲景脉学精华，晚年定居麻城。王叔和博采众长，医术日渐精湛，名噪一时。王叔和在《脉经》开篇论述"夫十二经皆有动脉，独取寸口，以决五脏六腑死生吉凶之候者""寸口者，脉之大会，手太阴之动脉也。人一呼脉行三寸，一吸脉行三寸，呼吸定息，脉行六寸。人一日一夜凡一万三千五百息，脉行五十度，周于身。漏水下百刻，荣卫行阳二十五度，行阴亦二十五度，为一周（晬时也）。故五十度而复会于手太阴"，说明经络循行部位有搏动处即动脉，十二经络循环周身，一昼夜脉行 50 周，都是经络的基本理论。王氏在治疗上结合针刺治疗，如"阴病治官，阳病治府。奇邪所舍，如何捕取？审而知者，针入病愈""右横关入寸口中者，膈中不通，喉中咽难。刺关元，入少阴"。并重视艾灸配合脉诊治疗，如"寸口脉缓，皮肤不仁，风寒在肌肉。宜服防风汤，以药薄熨之，摩以风膏，灸诸治风穴"。用艾灸调节经络气血，如"络满经虚，灸阴刺阳；经满络虚，刺阴灸阳"。用温针或火针不当，出现变证，或有副作用，所以对温针和火针应用谨慎，如"伤寒，加温针必惊""太阳病，医发其汗，遂发热而恶寒，复下之，则心下痞，此表里俱虚，阴阳气并竭，无阳则阴独。复加火针，因而烦，面色青黄，肤如此者为难治"。说明王氏除对脉诊研究很深入外，对其他疗法研究也颇深入，《脉经》讲述了将脉诊、针灸、方剂、外敷相结合的综合疗法。

葛洪（281—341），东晋道教理论家、医学家、炼丹术家。于湖北鄂城（今鄂州市）传道、炼丹、制药多年（现在鄂州仍有葛店等地名），求长生不老之术，一时学道求术者甚多。其思想是以神仙养生为内、儒术应世为外，对我国化学、医学发展均有一定贡献。著作有《抱朴子内篇》《抱朴子外篇》《肘后备急方》四卷、《金匮药方》一百卷、《神仙传》等，还托名刘歆撰《西京杂记》。葛洪《肘后备急方》共有针灸处方 109 条，其中针方 10 条，灸方 99 条，详灸而略针，这是从便利家庭自救的角度去考虑而导致的结果，非葛洪尊灸而贬针也。《肘后备急方》针灸药物并重，针灸合用，灸药结合，烙法、药物结合。其针灸部分大量收集晋、晋以前医籍及民间治疗经验中用于临床且卓有实效的针灸处方，使不少民间验穴验方得以流传，且专为急诊处置设计了多种简便定穴取穴法，创新、倡用了一系列新的针灸治疗方法，治疗手段丰富，疗效卓著。该书是我国针灸史上对针灸急诊抢救治疗技术的首次集中总结，其内容大量为后出之《千金方》《外台秘要》等引用，对晋、唐时期针灸疗法的兴盛产生了相当大的推动作用。

三、隋唐时期

针灸在唐初时已成为专门的学科，设"针师""灸师"等专业称号。隋至唐初的甄权、孙思邈，都是精通中医各科的大医学家，在针灸学方面也有卓越的成就。甄权著有《针方》《针经钞》《明堂人形图》（均佚）。唐朝廷在贞观年间（627—649 年）组织甄权等人对《明堂图经》进行了校订，足见当时对针灸的重视。孙思邈《备急千金要方》中广泛收集了前代针灸医家的经验和个人的体会，并绘制了"明堂三人图"，把人体正面、侧面及背面的十二经脉用 5 种颜色标出，奇经八脉用绿色标明，成为历史上最早的彩色经络腧穴图（已佚），他还创用了"阿是穴"和"指寸法"。另外，王焘的《外台秘要》和崔知悌的《骨蒸病灸方》收录了大量的灸治经验，可以看出两晋和唐朝时期，灸法的应用较为盛行。唐代是国家针灸教育体系成立的开端，唐太医署负责医学教育，内设针灸专业，有"针博士一人，针助教一人，针师十人，针工二十人，针生二十人"，为针灸的规范教育奠定了基础。

四、宋、金、元时期

宋、金、元时期建立了更为完善的针灸机构和教育体系，设立针科、灸科，在课程上确立了《素问》《黄帝八十一难经》《针灸甲乙经》为必修科。北宋的针灸学家王惟一在经穴考订和针灸学教具方面做了开拓性的工作，他对 354 个明堂孔穴进行了重新考订，于 1026 年著《铜人腧穴针灸图经》，雕印刻碑，由政府颁布；1027 年，他设计了两具铜人模型，外刻经络腧穴，内置脏腑，供针灸教学和考试使用；这有力地促进了针灸学向规范化和标准化方向发展，为针灸人才的培养开辟了新径。南宋针灸学家闻人耆年著《备急灸法》、王执中撰《针灸资生经》，金代何若愚创立的子午流注针法等，提倡按时取穴法，对后世影响较大。马丹阳、窦汉卿都在临床腧穴应用方面有一定研究，元代的滑伯仁对经脉的循行及其相关的腧穴进行了考订，著《十四经发挥》，首次把任、督二脉和十二经脉并称为"十四经"，为后世研究经络提供了宝贵的文献资料。

五、明清时期

明代是针灸学发展史上较为活跃的时期，具体表现在对前代针灸文献的整理和研究，出现了许多学术流派和争鸣，创立了丰富的针刺手法，对于没有归经的穴位进行归纳而形成"奇穴"。代表性的著作有陈会的《神应经》、徐凤的《针灸大全》、高武的《针灸聚英发挥》、杨继洲的《针灸大成》、吴昆的《针方六集》、汪机的《针灸问对》、张介宾的《类经图翼》、李时珍的《奇经八脉考》等。李时珍深入研究了经脉理论，并细推脉学，详审经络，考证编写《奇经八脉考》，展示了他在针灸经络学方面的高深造诣。《奇经八脉考》首刊于明万历六年（1578年），第一次全面系统地论述奇经八脉，包括奇经八脉的循行、腧穴、生理、病理、针灸治疗、药物治疗等，使奇经八脉理论的研究进入了一个新的阶段。明代李盛春，湖北江陵人，后移居枣阳，于明天启丙寅（1626年）孟冬汇编《医学研悦》一部，卷三为《脉理原始》。论述了十二经脉与呼吸关系及运行刻度，经脉来源，对寸口脉行刻度进行量化，对针灸医学理论和临床实践仍有指导意义。

再如明初名医邹天贵，擅长针灸配穴疗法，依据人体的66个五腧穴，结合天干地支五行相生克，并随日时而交易的道理，推出十二经脉中气血运行的盛衰、开阖情况，从而确定取穴部位，达到理想的治疗效果。彭长溪，明代湖北黄安县（今红安县）太仙里人，善用针石，以针刺治疗急重危症，常获得奇效。陈宗柏，黄安县（今红安县）人，路过者腹疼毙，救一磁针立苏。明末清初顾天锡，湖北蕲州人，著《针灸至道》三卷，皆焚于火。何惺，明末清初湖北钟祥人，著《针灸图》。陈其殷，清代蕲州人，著有《脉法指掌》《经络全解》《古方解略》《蕲方解略》《医学指要》等书藏于家。林虹桥，汉川人，精医理，尝过人家有妇艰于产，针方入，子下，验其手有针孔。邵家兰，沔阳州人，善岐黄，多以针灸活人。

清代针灸学开始走向衰退，当时医者多重药轻针，尤其是清代统治者竟以"针刺火灸，究非奉君所宜"的荒诞理由，于1822年废除了太医院的针灸科。在这一阶段，总体而言，创新较少。然而，由于中医针灸疗法经济、方便和具有良好的疗效，深受广大群众的喜爱，因此，针灸依然在民间得到广泛的应用。同时以承淡安等为代表的一大批有识之士，创办针灸学社、学校，培养针灸人才，为保护和发扬针灸做出了一定的贡献。

六、近现代时期

中华人民共和国成立后，由于党和国家制定了发展中医的政策，中医针灸事业出现了前所未有的繁荣景象。全国各地相继建立了中医院校、中医医院和研究机构，针灸学作为中医院校学生的必修课程，针灸科是必设的科室。各中医院校先后建立了针灸系，使用了全国统一的针灸学教材，并逐渐开展了针灸学硕士、博士研究生的培养，形成了针灸学教学、医疗、科研的完整体系。随着针灸事业的蓬勃发展，针灸教学、医疗和科研取得了丰硕的成果。20世纪50年代前期，主要是整理针灸学文献，观察针灸适应证，用现代学科的规律阐发针灸学的知识体系。20世纪50年代后期到60年代，专题深入地研究古代针灸文献，比较广泛地总结针灸临床疗效，并开展了实验研究活动，观察针灸对各系统器官功能的影响，揭示针灸的基本作用，开展了针刺麻醉。20世纪70年代以来，应用神经生理学、解剖学、组织化学、生物化学、免疫学、分子生物学及声、光、电、磁等先进的现代科学技术手段，对针灸学的相关问题进行了深入的研究，尤其对于针灸治病机制和镇痛原理都有了更深刻的认识。针灸治疗病种也不断扩大，临床实践表明，针灸对内、外、妇、儿、五官、骨伤等科300多种病证有一定的治疗效果，对其中100种左右的病证有较好或很好的疗效，不少学者对针刺手法也开展了研究。

第二节　荆楚针灸学术流派

学术流派指某一学者提出一种独树一帜的学术内容并被同行业学友、门人等一群人所拥戴和传播，而且逐渐产生相当的学术影响力，并得到大家一致公认（一提派名，其人员、学术及影响等即可了然于胸，不言而喻）。学术流派完全是在学术发展过程中自然形成的，并非人为划分或界定的。一般来说，为了便于称述，多将其称为某学派。

按照公认的学术流派划分方法，形成一个学术流派应具备以下条件：一是必须有一位或数位学术上的代表人物；二是必须有一群学术上的拥戴者和传播者；三是必须有反映代表人物独树一帜的学术内容的著作；四是必须有相当大的学术影响力，得到行业内的绝大多数人的认可；五是必须有形成学术流派后所产生并公认的流派名称。如中医学的易水学派，肇始于张元素，发展壮大于李东垣，传承于王好古、罗天益，以及后世明清时期的温补学派。其代表作有张元素的《医学启源》《脏腑标本寒热虚实用药式》，李东垣的《内外伤辨惑论》《脾胃论》，王好古的《阴证略例》，罗天益的《卫生宝鉴》等重要学术著作。其脏腑辨证、分经论治的学术思想也得到了学界的广泛认可。而当我们提到"易水学派"时，上述代表人物、代表著作、主要学术观点也都一一浮现于我们的脑海中。

中医流派如同绘画界流派、戏曲界流派、餐饮界流派等，有历史地理人文等原因。由于各方面的不同形成不同的风格，不同的风格就是流派。从中医学的整体学术发展来看，目前中医学的学术流派大致有伤寒学派、河间学派、攻邪学派、滋阴学派、易水学派、脾胃学派、温补学派、温病学派、汇通学派、火神派等十大流派。但在中医学漫长的发展过程中，每个学派内部又产生不同的学术流派，如伤寒学派至清代诸家各张其说，在研究方法上展开了热烈的学术争鸣，内部形成了不同的派系，影响较大者有伤寒三派：错简重订派、维护旧论派和辨证论治派。又如易水学派又分化出脾胃学派和温补学派。同时，地域的不同，也会逐渐形成新的学术流派，如江西的盱江医学流派、江苏的孟河医派、安徽的新安医学、湖南的湖湘医学、广东的岭南学派等。

在针灸学内部也有不同的学术流派，如内蒙古的蒙医五疗温针流派、辽宁彭氏眼针学术流派、江苏的澄江针灸学派、云南管氏特殊针法学术流派、河南邵氏针灸流派、湖南的湖湘五经配伍十推流派、甘肃郑氏针法学术流派、广东靳三针疗法流派。这些针灸学派有的体现了地域特色，有的体现了流派创始人或传承人的学术特色，都从不同的方面推动针灸学术的发展。

从荆楚的学术流派发展来看，荆楚针灸学术发展虽然有一些在学术、临床和科研方面较为突出的人物，以及一大批为荆楚针灸事业奋斗的学者，但是其学术传播力及学术的继承和发展相对不足。因此，目前还未形成学术界较为公认的荆楚针灸学术流派。完善一个或几个具有强大影响力的针灸学术流派也是荆楚针灸今后学术发展的方向。

第三章 《足臂十一脉灸经》论针灸

【考释概要】

《足臂十一脉灸经》是现存最早的经络专著，撰成于公元前168年以前。系1973年自湖南长沙马王堆汉墓出土之帛书。《足臂十一脉灸经》记述足太阳、足少阳、足阳明、足少阴、足太阴、足厥阴、臂太阴、臂少阴、臂太阳、臂少阳、臂阳明等十一脉之走向，均由四肢末端流向躯体中心或头面方向，有向心性的规律；其治病均用灸法，反映了早期经络学说之面貌。

【学术价值】

（一）《足臂十一脉灸经》可能成书于春秋时期

书中以"足"表示下肢脉，共有6条，以"臂"表示上肢脉，共有5条。这十一条脉的排列顺序是先足后手，循行的基本规律则是从四肢末端到胸腹或头面部。《足臂十一脉灸经》主治疾病有78种，但尚未对疾病进行分类。《阴阳十一脉灸经》与《足臂十一脉灸经》都不约而同地发现了人体存在着十一条经脉。

（二）《足臂十一脉灸经》经脉名称明确

共34行，分足与臂两个篇目。足脉共6条，即足太阳脉、足少阳脉、足阳明脉、足少阴脉、足太阴脉、足希（通厥）阴脉。臂脉共有5条，即臂太阴脉、臂少阴脉、臂太阳脉、臂少阳脉、臂阳明脉。

（三）《足臂十一脉灸经》名称配属规范

各脉的手、足、阴、阳记载完整，排列也比较规范。但其对病候的记载简略，对疾病未分类。

（四）《足臂十一脉灸经》治疗明确

在论述每条脉的循行和病候之后，皆记有"诸病此物者，皆久（灸）××温（脉）"。提到以灸法为脉病的主要治疗方法。

（五）《足臂十一脉灸经》与《阴阳十一脉灸经》比较

1. 从脉名和脉的排列顺序来看

（1）《足臂十一脉灸经》各脉的手、足、阴、阳记载完整，排列也比较规范。而《阴阳十一脉灸经》则除足太阳脉标出"足"之外，其他各脉均未标明手足，特别是其中的手太阳脉、手少阳脉、手阳明脉，沿用了肩脉、耳脉、齿脉这种原始的、明显属于过渡性的命名法。

（2）《足臂十一脉灸经》的全部脉都是向心性循行的，《阴阳十一脉灸经》有 9 条脉向心、2 条脉远心循行，与《灵枢·经脉》篇的六脉向心、六脉远心循行稍靠近。

（3）从脉的分支来看，《足臂十一脉灸经》有两条脉出现了分支，《阴阳十一脉灸经》没有一条脉出现分支，而《灵枢·经脉》篇的十二脉皆有分支。

2. 从疾病证候的多少和疾病分类的情况来看

《足臂十一脉灸经》对病候的记载简略，对疾病未分类。《阴阳十一脉灸经》对病候的记载较详，将疾病分为"是动"与"所产"病两大类，与《灵枢·经脉》篇的记载接近。

第一节　足

【原文一】

足泰陽脈 [1]：出外踝婁中 [2]，上貫腨 [3]，出於郄 [4]，支之下朏 [5]；其直者，貫臀 [6]，挾脊，出項 [7]，上於頭；支顔 [8] 下，之耳；其直者貫目内眥 [9]，之鼻。

其病：病足小指廢 [10]，腨痛，郄攣，脽痛 [11]，産 [12] 痔，腰痛，挾脊痛，径痛，項痛，首痛 [13]，顔寒，産聾，目痛，鼽衄 [14]，數癲疾 [15]。

諸病此物者 [16]，皆灸泰陽脈。

【注释】

[1] 足泰陽脈：泰通"太"，为足太阳脉。

[2] 婁中：为中空之义。婁中，即凹陷部。此处"外踝婁中"，为外踝后方之凹陷处，相当于如今的昆仑穴部位。

[3] 上貫腨：腨为腿肚之义。为向上穿过小腿肚，相当于如今的承山、承筋穴部位。

[4] 出於郄：郄，为膝弯之义。为出于膝腘窝部，相当于如今的委中部位。

[5] 支之下朏：为分支、支脉之义。朏，字形从冗，形似凳子，疑其为臀的异体字。下朏，臀的下部，约为靠近肛门处。此处"支之下朏"，为支脉别走入肛。

[6] 其直者，貫臀：为其直行的主干脉穿通臀部。

[7] 挾脊，出項：挾，挾持之义。"挾脊，出項"，为沿着脊背部左右两侧循行，经过后

项部。

[8] 颜：为额部的中央部分，相当于印堂部位。

[9] 眥：为上下眼睑连接处，有眼角之义。

[10] 廢：无用、损坏之义，泛指一系列运动性功能障碍和感觉性功能障碍的症状。

[11] 脽痛：脽，为臀部。"脽痛"，即臀部疼痛，类似于坐骨神经痛。

[12] 产：生也。

[13] 首痛：即头痛。

[14] 衄衊：为鼻中出血。

[15] 數癲疾：数，多次、屡次之义。癲原作瘨。數癲疾，即癫痫经常发作。

[16] 諸病此物者：物，类也。此处"諸病此物者"意指凡属此类病证的人。

【语释】

足太阳脉的循行径路：从足外踝后的凹陷处起始，向上方穿过小腿肚，再向上到达膝腘窝部。在膝腘窝部分出一条支脉，上行到脊背部下方两侧的肌肉处。在膝腘窝部的主脉，则继续向上直行，穿通臀部，再沿着脊背部的左右两侧循行，经过项（后颈）部，上行到达头部。在头部又分出一条支脉，分布到两眉之间印堂的下方，再进入耳部。在头部的主脉，仍继续从头项部向前直行，通过内眼角（内眦）处，到达鼻部。（足太阳脉的循行径路描述与《灵枢》足太阳膀胱经循行路线基本一致。）

足太阳脉的主病：足小趾麻痹。小腿肚痛，膝后下方大筋抽搐，臀部疼痛，痔疮，腰痛，脊柱两侧痛，径痛，项颈痛，头痛，脸上发凉，耳聋，眼睛痛，流鼻涕和鼻出血，癫痫频繁地发作。

凡有以上各病时，都要灸足太阳脉治疗。

【原文二】

足少陽脈：出於踝前[1]，支於骨間[2]，上貫膝外廉[3]，出於股外廉[4]，出脅[5]；支之肩髆[6]；其直者，貫腋，出於項、耳，出枕[7]，出目外眥。

其病：病足小趾次趾廢[8]，胻[9]外廉痛，胻寒，膝外廉痛，股外廉痛，髀外廉[10]痛，脅痛，頭頸痛，產馬[11]，缺盆[12]痛，瘻聾[13]，枕痛，耳前痛，目外眥痛[14]，脅外腫。

諸病此物者，皆灸少陽脈。

【注释】

[1] 出於踝前：出，产生、生成之义。"出於踝前"，即在足外踝的前方开始生成，相当于现今的丘墟穴部位。

[2] 支於骨間：分出一条支脉，上走于胫腓两骨之间。

[3] 膝外廉：廉，为边缘、侧之义。此处"膝外廉"，即膝的外侧边。

[4] 股外廉：股，大腿部，此处"股外廉"，即大腿外侧。

[5] 胁：侧胸部。

[6] 支之肩髆：髆，肩甲，此处足少阳脉出胁以后，支者走肩、直者贯腋出于项。

[7] 枕：枕骨部。

[8] 足小趾次趾廢：廢，无用、损坏之义。此处"足小趾次趾廢"，即从小指向内数的第二指不能动。

[9] 胻：指小腿的胫、腓二骨，此处泛指小腿肚。

[10] 髀外廉：髀，指髀枢部，相当现今的环跳穴部位。

[11] 產馬：產，生也。馬，《五十二病方》之"马刀"一病，即瘰疬，也就是现今的淋巴结结核这类疾病。此处"產馬"，即生"马"病。

[12] 缺盆：即锁骨上窝。

[13] 瘘聾：瘘，指慢性疮疡。瘘聾是脓耳致聋，如慢性中耳炎之类。

[14] 目外眥痛：外眥即外角，即今称为锐眦，足少阳脉所至之处。

【语释】

足少阳脉的循行径路：在足外踝的前方开始生成。首先在外踝部分出一条支脉，并分布在踝骨的里面。同时，其主脉则由外踝部向上循行，穿过膝部外侧及大腿外侧，到达侧胸部。在侧胸部又分出一条支脉，向后上方循行分布于肩胛部。在侧胸部的主干脉则继续向上方直行，穿过腋窝，再向上抵达项（后颈）部，又经过耳部、后头部，而终止于外眼角。（足少阳脉的循行径路描述与《灵枢》足少阳胆经循行路线基本一致。）

足少阳脉的主病：足第四趾麻痹，小腿外侧部疼痛，小腿怕冷，膝外侧痛，大腿外侧痛，髋部外侧痛，侧胸痛，头颈部痛，瘰疬，缺盆部痛，颈肿，耳聋，后头部痛，耳前痛，眼外角痛，侧胸部肿胀。

凡有以上各病时，都要灸足少阳脉治疗。

【原文三】

足陽明脈：循胻中[1]，上貫膝中，出股，挾少腹[2]，上出乳內廉[3]，出嗌[4]，挾口以上[5]，之鼻。

其病：病足中指廢，胻痛，膝中腫[6]，腹腫，乳內廉痛，腋外腫，頯痛[7]，鼽衄，數癲，熱汗出[8]，胜搔[9]，顏寒。

諸病此物者，皆灸陽明脈。

【注释】

[1] 循胻中：循，沿着，顺着。此处"循胻中"，即行膝以下的足胫部分。

[2] 少腹：又称小腹，脐下为小腹。

[3] 乳内廉：指乳内侧。

[4] 嗌：咽喉之义。

[5] 挟口以上：以，而也，此处"挟口以上"，即挟行于口的两旁而上。

[6] 膝中腫：此处"膝中腫"，即膝关节部水肿。

[7] 䪼痛：䪼，颧部。此处"䪼痛"，即面颧部疼痛。

[8] 熱汗出：熱，即发热的症状。此处"熱汗出"，即发热兼汗出。

[9] 胻搔：胻，股部上方的部位。此处"胻搔"，即大腿部瘙痒。

【语释】

　　足阳明脉的循行径路：在小腿外侧正中开始循行，向上通过膝外侧正中，直达大腿部，再沿着小腹部的左右两侧向上，经过乳房内侧，到达咽喉，再绕行过口的两侧，抵止于鼻部。（足阳明脉的循行径路描述与《灵枢》足阳明胃经循行路线基本一致。）

　　足阳明脉的主病：足中趾麻痹，小腿痛，膝部肿胀，腹部肿大，乳房内侧痛，䏶外侧肿，颧部痛，流鼻涕和鼻出血，癫痫频繁地发作，发热汗出，大腿部的皮肤瘙痒，脸上发凉。

　　凡有以上各病时，都要灸足阳明脉治疗。

【原文四】

　　足少陰脈：出内踝婁中[1]，上貫腨，入郄，出股，入腹[2]，循脊内上廉[3]，出肝[4]，入肤[5]，繫舌本[6]。

　　其病：病足熱[7]，腨内痛[8]，股内痛[9]，腹街[10]，脊内廉痛，肝痛[11]，心痛[12]，煩心，咽□□□□[13]，舌坼[14]，口瘴[15]，上氣，□□，數喝[16]，默默嗜臥，以欬[17]。

　　諸病此物者，皆灸足少陰脈。

【注释】

[1] 内踝婁中：指内踝后的空穴中。婁，详见原文一。

[2] 入腹：进入腹内。《十四经发挥》滑注："脐上下为腹。"

[3] 循脊内上廉：沿着脊柱的内侧向上。

[4] 出肝：肝，肝脏。指足少阴之脉穿过肝脏。

[5] 肤：腋下部位，侧胸部上方。

[6] 繫舌本：联结、联系。此处"繫舌本"，即谓足少阴之脉联系舌根部。

[7] 足熱：足部发热。张景岳《类经》注："足下，足心也。"

[8] 腨内痛：小腿肚内侧疼痛。

[9] 股内痛：大腿部内侧疼痛。

[10] 腹街：腹部气街穴，靠腹股沟部位。

[11] 肝痛：依据上文"出肝，入肤"，肝痛当含有肤胁痛之意。

[12] 心痛：胸前及侧胸部疼痛。《素问·藏气法时论》云："心病者，胸中痛，胁支痛，胁下痛。"

[13] 咽□□□□：此处有四字缺文，其义不详。

[14] 舌坼：此处"舌坼"，即舌面燥裂。

[15] □瘅：瘅前有一字缺文，其义不详。

[16] 上氣，□□，數喝：喝，声音嘶哑之义。本处有两字缺文，其义不详。

[17] 默默嗜卧，以欬：默默，静默不语之义。嗜卧，精神委顿之状。欬，咳嗽。

【语释】

足少阴脉的循行径路：从足内踝后的凹陷处开始，向上穿过小腿肚，进入膝腘窝，再从大腿部出来，进入腹部，沿着脊柱的内侧向上，到了肝脏，经过腋下部，向上连接舌根。（足少阴脉的循行径路描述与《灵枢》足少阴肾经循行路线基本一致。）

足少阴脉的主病：足部发热，小腿肚内侧痛，大腿内侧痛，腹股沟和脊柱内侧痛，肝脏痛，心脏痛，烦心，咽部（此后有四字缺文），舌面燥裂。经常声音嘶哑，全身倦怠，沉默寡言，精神委顿，咳嗽。

凡有以上各病时，都要灸足少阴脉治疗。

【原文五】

足泰陰脉：出大趾内廉骨際[1]，出内踝上廉，循腨内廉，上膝内廉[2]，出股内廉。

其病：病足大指廢，腨内廉痛，股内痛，腹痛，腹脹，復嘔，不嗜食，善噫[3]，心煩，善疛[4]。

諸病此物者，皆灸足泰陰脉。

【注释】

[1] 骨際：際，会合、连接之义。此处"骨際"，即骨边。

[2] 上膝内廉：此处"上膝内廉"，即上行膝部内侧.

[3] 善噫：噫，嗳气。善噫，喜嗳气。《类经》张注："噫，嗳叹声。阴盛而上走于阳明，故气滞而为噫。"

[4] 善疛：即经常心动过速之义。

【语释】

足太阴脉的循行径路：起于足大趾内侧的骨缝处，经过内踝上侧，再向上沿着小腿内侧，经过膝内侧，抵止于大腿内侧。（足太阴脉的循行径路描述与《灵枢》足太阴脾经循行路线基本一致。）

足太阴脉的主病：足大趾麻痹。小腿内侧痛，大腿内侧痛，腹痛，腹胀，复呕，不想吃东西，常常叹气，心烦，经常心动过速。

凡有以上各病时，都要灸足太阴脉治疗。

【原文六】

足厥陰脉：循大趾間[1]，以上出腨内廉，上踝八寸，交泰陰脉[2]，循股内[3]，上入脆間[4]。

其病：病脆搔，多溺，嗜飲，足跗腫[5]，疾痹[6]。

諸病此物者，皆灸厥陰脈。

皆有此五病者 [7]，又煩心，死。三陰之病亂 [8]，不過十日死 [9]。循脈如三人參舂 [10]，不過三日死。脈絶如食頃 [11]，不過三日死。煩心，又 [12] 腹脹，死。不得臥 [13]，又煩心，死。溏泄恒出 [14]，死。三陰病雜以陽病 [15]，可治。陽病背如流湯 [16]，死。陽病折骨，絶筋，而無陰病，不死 [17]。

【注释】

[1] 循大趾間：間，内侧、里面之义。"大趾間"，相当于现在的大敦穴。

[2] 上踝八寸，交泰陰脈：此处"上踝八寸，交泰陰脈"，即循内踝上八寸，与足太阴脉相交叉。

[3] 循股内：股内，大腿内侧。

[4] 胜間：原作"脞间"，大腿内部之义。

[5] 足跗腫：足跗，即足背。此处"足跗腫"，即足背水肿。

[6] 疾痹：疾，患也。此处"疾痹"，即患痹病。

[7] 此五病：指胜瘦、多溺、嗜饮、足跗肿、疾痹等五种病。

[8] 三陰之病亂：三陰，此处指足三阴脉。亂，《集韵·去·换》："亂，紊也。"上述三阴脉的病证杂乱出现。

[9] 不過十日死："不"字原缺。今据下文"不過三日死"文例补。

[10] 循脈如三人參舂：《汉书·李陵传》曰"数数自循其刀环"。《素问·离合真邪论》曰"其行于脉中，循循然"。循脈即切脉。舂（chōng），《说文·臼部》："舂，捣粟也……持杵临臼上。"此处"三人舂參"，谓像三个人乱舂捣，即形容脉象的杂乱无章。

[11] 脈絶如食頃：絶，断绝。"脈絶"，指切脉时无脉搏跳动。食頃，即指吃一顿饭的时间。此处"脈絶如食頃"，即指无动脉搏动应手的时间达吃一顿饭之久，反映了病情的严重性。

[12] 又：原作"有"。"又"与"有"上古音均匣母，之部韵，同音通假。下同。

[13] 不得臥：不能安卧，失眠。

[14] 溏泄恒出：溏，大便溏软；"泄"字原缺，今据《阴阳十一脉灸经》（足）太阴脉"溏泄死"文补。恒，常也。此处"溏泄恒出"，即病人反复大量溏泄。

[15] 三陰病雜以陽病：足三阴经脉的病状虽然混杂出现，但有足三阳经脉的病状。

[16] 背如流湯：背，原作"北"，假为背。背取义于北字，如《说文·北部》："北，乖也。从二人相背。"湯，热水。此处"背如流湯"，即形容背部热汗淋漓之状。

[17] 陽病折骨，絶筋，而無陰病，不死：折骨，骨折。絶筋，筋断。"折骨，絶筋"，即指躯体受到严重外伤，属三阳病则非死证，但如出现阴经病候，就有死的可能性。

【语释】

足厥阴脉的循行径路：在足大趾中部开始循行，向上到小腿内侧，在内踝上八寸处和足太阴脉相交叉，再沿着大腿内侧进入大腿内部。（足厥阴脉的循行径路描述与《灵枢》足厥阴肝经循行路线基本一致。）

足厥阴脉的主病：大腿部瘙痒，小便频数，口渴想喝水，足部肿胀，痹病。

凡有以上各病时，都要灸足厥阴脉治疗。

如果上述足厥阴脉的五种病证在一个病人身上同时并见，又兼有心烦的症状，就是死亡的征象。如果足部三个阴经（即足少阴、足太阴、足厥阴）的病证错综复杂地同时出现，则病人过不了十天就要死亡。如果病人脉搏的跳动非常急速并错乱无章，就像三个人一齐舂捣的忙乱状况，过不了三天就要死亡。如果病人脉搏停止跳动长达约一顿饭的时间，过不了三天就要死亡。病人心烦而兼有腹胀，是将死亡的征象。病人不能入睡，而又心烦意乱，是死亡的征象。病人反复大量溏泄，是死亡的征象。足三阴脉的病状虽然混杂出现，但有阳病症状的，可以治好。足三阳脉的症状兼见，并有大汗淋漓不止，背部汗珠像流水般地涌出时，是死亡的征象。足三阳脉的病症兼见，并有骨折、筋断等症状，但都没有阴病症状时，不是死亡的征兆。

第二节 臂

【原文一】

臂泰陰脈：循筋上廉，以走臑内，出腋内廉[1]，之心[2]。

其病：心痛[3]，心煩而噫。

諸病此物者，皆灸臂泰陰脈。

【注释】

[1] 腋内廉：指上肢内侧前缘。

[2] 之心：之，至也；心，心中，心胸部位。

[3] 心痛：心胸部疼痛。《黄帝内经》分五种厥心痛，本条当属肺心痛。《灵枢·厥病》篇云："厥心痛……心痛间，动作痛益甚，色不变，肺心痛也。取之鱼际、太渊。"

【语释】

臂太阴脉的循行径路：在臂部屈侧肌肉的拇指侧缘开始循行，抵达臑部内侧，再向上经腋窝内侧，进入心脏而止。（臂太阴脉的循行径路描述与《灵枢》手太阴肺经循行路线基本一致。）

臂太阴脉的主病：心痛，心烦和噫气。

凡有以上各病证时，都要灸臂太阴脉治疗。

【原文二】

臂少陰脈：循筋下廉，出臑內下廉 [1]，出腋，走脇 [2]。

其病：脇痛。

諸病此物者，皆灸臂少陰脈。

【注释】

[1] 臑内下廉：下廉，后廉，相当尺骨一侧。此处"臑内下廉"，即肱部内侧下缘。

[2] 出腋，走脇：即上出腋窝，走向胁下。

【语释】

臂少阴脉的循行径路：在臂部屈侧肌肉的小指侧缘开始循行，到达肱部内侧的小指侧缘，再向上到腋下，然后抵止于侧胸部。（臂少阴脉的循行径路描述与《灵枢》手少阴心经循行路线基本一致。）

臂少阴脉的主病：侧胸痛。

凡有以上病证时，都要灸臂少阴脉治疗。

【原文三】

臂泰陽脈：出小指，循骨下廉 [1]，出臑下廉，出肩外廉，出項，□□□目外眥 [2]。

其病：臂外廉痛。

諸病此物者，皆灸臂泰陽脈。

【注释】

[1] 循骨下廉：谓出小指循第五掌骨之外侧，今前谷、后溪、腕骨一线。

[2] 目外眥：指外眼角部位。

【语释】

臂太阳脉的循行径路：起于手小指，在臂部伸侧沿着小指侧缘走行于肱部的小指侧缘，上达肩部外侧，至项部，（此处缺三字，不详）止于外眼角。（臂太阳脉的循行径路描述与《灵枢》手太阳小肠经循行路线基本一致。）

臂太阳脉的主病：臂部伸侧疼痛。

凡有以上各病证时都要灸臂太阳脉治疗。

【原文四】

臂少陽脈：出中指，循臂上骨下廉 [1]，走耳 [2]。

其病：產聾 [3]，頰痛。

諸病此物者，皆灸臂少陽之脈。

【注释】

[1] 上骨下廉：上骨指桡骨，而下骨为尺骨。上行手臂伸侧桡骨之下边。

[2] 走耳：即走向耳部。

[3] 産聾：产生耳聋。

【语释】

臂少阳脉的循行径路：起于手中指，沿着臂部伸侧走行在桡骨的小指侧缘，向上经过肱部，直达耳部而止。（臂少阳脉的循行径路描述与《灵枢》手少阳三焦经循行路线基本一致。）

臂少阳脉的主病：耳聋，面颊痛。

凡有以上各病时，都要灸臂少阳脉治疗。

【原文五】

臂陽明脈：出中指間，循骨上廉 [1]，出臑外廉，上走枕 [2]，之口。

其病：病齒痛，口口口口 [3]。

諸病此物者，皆灸臂陽明脈。

上足脈六 [4]，手脈五 [5]。

【注释】

[1] 循骨上廉：谓出前臂的拇指侧。

[2] 上走枕：此处"上走枕"，即上趋于枕。

[3] 齒痛，口口口口：此处有四字缺文不详。

[4] 上足脉六：指上述足太阳、足少阳、足阳明、足少阴、足太阴、足厥阴等六条经脉。

[5] 手脉五：指上述臂太阴、臂少阴、臂太阳、臂少阳、臂阳明等五条经脉。

【语释】

臂阳明脉的循行径路：起于手中指中部，沿着臂部伸侧走行在桡骨的拇指侧缘，经过肱部的外方，向上抵达后头部，再向前绕过头顶，止于口部。（臂阳明脉的循行径路描述与《灵枢》手阳明大肠经循行路线基本一致。）

臂阳明脉的主病：牙痛，（此处缺四字，症状名称）。

凡有以上各病时，都要灸臂阳明脉治疗。

以上共计有足脉六条，手脉五条。

第四章 《阴阳十一脉灸经》论针灸

【考释概要】

《阴阳十一脉灸经》，经络专著，撰成于公元前 168 年以前，稍晚于《足臂十一脉灸经》，是 1973 年自湖南长沙马王堆汉墓出土之帛书。《阴阳十一脉灸经》记述十一脉循行路线及各脉之是动病、所生病。治疗均用灸法。其脉之循行方向较《足臂十一脉灸经》有所调整，出现了肩脉由头部起始，经上肢外侧而止于手部；足太阴脉由少腹起始，经下肢内侧而止于足部的远心方向。但脉与脉之间尚没有相互衔接之联系。

秦汉之际成书的《黄帝内经》是我国现存最早且比较完整地呈现经络学说的著作。因此，历代医家都把《黄帝内经》视为经络学说最早的源头。而随着马王堆四种经脉、诊断学著作的出土，证明了经络学说是源上有源。

《阴阳十一脉灸经》是 1973 年底于长沙马王堆三号汉墓出土的数十种公开医帛书籍之一，墓中发现的《阴阳十一脉灸经》有两种版本，其内容大致相同，但某些细节有些许差别，故又有甲本和乙本之分。

《阴阳十一脉灸经》甲本与乙本内容基本相同，甲本抄录在《足臂十一脉灸经》之后，共 37 行；乙本缺损较多，但首尾完整，共 18 行。全书未分篇目，将十一脉大致分为阴阳两类，即（足）钜（同"泰"或"太"字）阳脉、（足）少阳脉、（足）阳明脉、肩脉、耳脉、齿脉、足大（同"太"字）脉、（足）厥阴脉、（足）少阴脉（乙本足少阴脉在前，足厥阴脉在后）、（手）阴脉、（手）少阴脉。

《阴阳十一脉灸经》在（足）少阴脉的循行和病候之后，载有"少阴之眼（脉），久（灸）则强食产肉，缓带，皮（披）发，大丈（杖），重履而步，久（灸）几息而病已矣"。其他十脉均没有记载治法。

【学术价值】

（一）《阴阳十一脉灸经》按阴阳排列各脉

分甲乙两种文体，成书时间较《足臂十一脉灸经》稍晚，该书在《足臂十一脉灸经》的基础上对 11 条脉的循行及主病作了较大的调整和补充，以先阴脉后阳脉的原则，来确定各脉的排列次序。即全身 9 条经脉仍由四肢走向躯体中心，而"肩脉"与足少阴脉则与之相反，由头或少腹部走向四肢末端。

（二）《阴阳十一脉灸经》经脉的概念形成较早

《阴阳十一脉灸经》很原始、很简单，还没有形成上下纵横联络成网的经络系统的概念，但是这些记载与《灵枢·经脉》篇中十二经脉的理论有密切的渊源，为我们了解在《黄帝内经》成书以前的经络形态提供了非常宝贵的资料。

（三）《阴阳十一脉灸经》分布特点

所记载的11条经脉在循行分布上有如下几个共同特点：①经脉的起点多在腕踝部附近；②经脉循行路线的描述非常简单，有的脉甚至为只有起点与终点的两点连一线的最简单形式；③描述经脉循行时，使用频率最高也是最让今人难以理解的术语是"出"字；④经脉循行方向自下而上，各脉之间不相接续，而且与内脏不相联系。

（四）《阴阳十一脉灸经》主治疾病增多

《阴阳十一脉灸经》共记载了所主的147种疾病，并将各脉的病候按致病原因的不同，区分为"是动病"和"所产（生）病"。

（五）首次提出三阴、三阳的概念

《足臂十一脉灸经》与《阴阳十一脉灸经》都记载了6条足脉、5条手脉。足脉较长，病证记载较多；手脉较短，病证记载较少。足脉为偶数六，便于阴阳的分化；手脉为奇数五，不便于阴阳的分化。这种手五足六的情况，直到《黄帝内经》才加以改变，变成了对称性的手六足六。因此，三阴、三阳的概念，最早就是用于命名认识比较全面的足六脉。这在当时的医学界，似乎形成了一种共识。从《阴阳十一脉灸经》对每条手脉均分别冠以臂、肩、耳、齿的名称，而对6条足脉均不标记"足"的字样来看，三阴、三阳即足六脉，好像是医学界已约定俗成的。这种共识一直延续到《黄帝内经》，在《黄帝内经》载有三阴、三阳内容的60余篇中，凡单指手的6条经脉的，都标有手字；凡没有标以"手""足"字的三阴、三阳，多数指足的6条经脉，少数指手、足同名经脉，但没有一处是指手六经脉的。

《足臂十一脉灸经》与《阴阳十一脉灸经》中的足三阳脉，都分布于身体的外侧，不进入体内，直接上达于头部。症状表现多为局部或肢体的痛、肿、热、衄血，一般较轻，不危及生命。所以，原文说："凡三阳，天气也，其病唯折骨裂肤一死。"所谓天气，是一种取类比象的方法，因为三阳脉都在外、向上、至头部，类似于天。三阳脉不进入体内，病证也不涉及内脏，所以只有出现严重的开放性骨折"折骨裂肤"，才可能导致死亡。即使是闭合性骨折，尚不至于死，所以，《足臂十一脉灸经》的足厥阴脉之后，载有"阳病骨折绝筋而无阴病者不死"，正好说明了三阳脉的疾病几乎是没有死症的。

两种脉灸经中的足三阴脉，都分布于身体内侧，并进入体内，有的还与心、胃、肾等内脏相连。所主的病证有心烦、心痛、肝痛、胸痛、腕痛、腹痛、腹胀、不嗜食等严重的内脏疾病。所以，原文说"凡三阴，地气也，死脉也"，不仅以地气取类比象足三阴脉的分布于下、于内，而且对足三阴脉主病的严重性做了原则性的概括和提示。

这种结论，是从《足臂十一脉灸经》和《阴阳十一脉灸经》中总结、归纳出来的。这两部脉灸经，记载了大量死病证候，全部见于足三阴脉中。

《足臂十一脉灸经》足厥阴脉记载："三阴之病乱，不过十日死。循脉如三人参舂，不过三日死。脉绝如食顷，不过三日死。烦心，又腹胀，死。不得卧，又烦心，死。溏泄恒出，死。"

《阴阳十一脉灸经》足太阴脉记载："心烦，死；心痛与腹胀，死；不能食，不能卧，强欠（指呃逆），三者同则死；溏泄，死；水与闭同则死，为十病。"足厥阴脉记载："五病有而心烦，死，勿治也。"

第一节　阳

【原文一】

足鉅陽之脈[1]：繫於踵外踝婁中[2]，出郤中[3]，上穿跂[4]，出厭中[5]，挾脊，出於項，上頭角[6]，下顔[7]，挾頞[8]，繫目內廉。

是動則病：衝頭痛[9]，目似脫[10]，項似拔[11]，脊痛，腰似折，髀不可以運，膕如結[12]，腨如裂，此爲踝厥，是鉅陽之脈主治。

其所產病：頭痛，耳聾，項痛，枕強[13]，瘧，背痛，腰痛，尻痛[14]，痔，郄痛，腨痛，足小趾痹，爲十二病。

【注釋】

[1] 足鉅陽之脈：《素问》作"太阳"，亦作"巨阳"。

[2] 繫於踵外踝婁中：繫，原意为连接、联系，此处指起始之意。踵，指脚后跟。《释名·释形体》："足后曰跟，又谓之踵。"此处"踵外踝婁中"，即指足后跟和外踝之间的凹陷中。

[3] 郤中：即膝腘窝中。

[4] 上穿跂：跂，与"臀"字古通。

[5] 厭中：髀枢凹陷处，相当于现今的髀厌穴部位。

[6] 上頭角：此处"上"字原缺，依据《经脉》篇足太阳之脉"上额交巅，其支者，从巅至耳上角"，拟于此处补"上"字。

[7] 下顔：顔，此指额部。"下顔"，指经脉沿头部发际之处向下穿行于额部。

[8] 頞：为山根、鼻梁之义。《类经图翼》："頞，鼻梁，亦名下极，即山根也。"

[9] 衝頭痛：即逆气上冲所导致的头疼。

[10] 目似脱：脱，译为脱离之义。

[11] 項似拔：拔，译为拔除之义。《广雅·释诂三》："拔，除也。"

[12] 腘如結：此处帛书有缺损，原缺字。《马王堆古医书考释》依据《阴阳十一脉灸经》乙本和《灵枢·经脉》补全缺损字。腘，为膝腘窝之义。結，为收敛、联络之义。

[13] 枕強：即指头颈部肌肉痉挛所引起的颈项僵直的情况。与太阳病篇的"项背强直"症状基本相同。

[14] 尻痛：尻，此指臀部。

【语释】

足巨阳脉的循行径路：从足外踝后与足后跟之间的凹陷处起始，向上穿行至膝腘窝处，经股部后方向上穿过臀部，再由髀厌处（即大转子处）出来，走行在脊柱正中的两侧，直达后颈部。再向上行至前发际两侧的额角，然后向下到眉、目之间的颜部，走行于鼻柱的左右两侧，又向内上方联系到内眼角而终止。（足巨阳脉的循行径路描述与《灵枢》足太阳膀胱经循行路线基本一致。）

足巨阳脉的"是动病"症状：周身肿胀，逆气上冲而引起的头痛，眼球发胀好像要脱出来，项部肌肉强直像要被拔出来，脊背疼痛，腰痛好像被折断的感觉，髋关节不能随意屈伸活动，膝腘部好像被固定一样束缚着，小腿部痉挛好像要裂开，这就是踝厥病。以上各种症状均由足巨阳脉主治。

足巨阳脉的"所生病"症状：头痛，耳聋，后颈痛，头颈部肌肉强硬肿胀，疟病，脊背痛，腰痛，臀部痛，痔病，膝腘窝疼痛，小腿肚痛，足小趾麻痹，共十二种病。

【原文二】

足少陽之脈：繫於外踝之前廉，上出魚股[1]之外，出脇上[2]，出目前[3]。

是動則病：心與脇痛，不可以反側[4]，甚則無膏[5]，足外反[6]，此爲陽厥，是少陽脈主治。

其所產病：□□□，頭頸痛[7]，脇痛，瘧，汗出，節盡痛，髀外廉痛，□痛[8]，魚股痛，膝外廉痛，振寒，足中趾痹，爲十二病。及溫。

【注释】

[1] 魚股：即大腿前面的肌肉，屈膝时状如鱼形，故称鱼股。

[2] 出脇上：此处"脇"字原缺。

[3] 出目前：目前，指眼的下方。

[4] 反側：即转动身体。

[5] 甚則無膏：無膏，指皮肤粗糙干裂没有油脂。

[6] 足外反：即足部肌肉痉挛所致足外翻。

[7] □□□，頭頸痛："頭頸"二字，原已残缺，今补之。本句另有三字缺文，不详。

[8] □痛：此处有一字缺文，不详。

【语释】

足少阳脉的循行径路：起于外踝的前侧，向上到达大腿前面的外侧，经过（此处缺一字，系在股部以上，眼部以下的部位名称）向上直达眼的前下方。（足少阳脉的循行径路描述与《灵枢》足少阳胆经循行路线基本一致。）

足少阳脉的"是动病"症状：心痛，侧胸痛，躺着的时候身体不能转动，病重时身体皮肤粗糙失去润泽，足肌痉挛使足部向外翻转，这就是阳厥病。以上各种症状均由足少阳脉主治。

足少阳脉的"所生病"症状：（此处缺三字，据下方共十二病来看，此处当有一病名），头颈痛，侧胸痛，疟病，出汗，全身关节疼痛，大腿外侧痛，（此处缺一字，系部位名）痛，大腿前面痛，膝外侧痛，恶寒战栗，足中趾麻痹，共十二种病。和温病。

【原文三】

足阳明之脉：繫於骬骨 [1] 之外廉。循骬而上，穿臏 [2]，出魚股之外廉，上穿乳，穿頰，出目外廉，環顏。

是動則病：洒洒病寒 [3]，善伸 [4]，數欠，顏黑，病腫，病至則惡人與火 [5]，聞木音則惕然驚，心惕然，欲獨閉戶牖而處，病甚則欲乘高而歌，棄衣而走，此爲骬厥，是陽明脈主治。

其所產病：顏痛，鼻鼽 [6]，頷頸痛，乳痛，心與胠痛 [7]，腹外腫，腸痛，膝跳，跗上痹 [8]，爲十病。

【注释】

[1] 骬骨：即胫骨。

[2] 臏：同膑，即膝盖骨。

[3] 洒洒病寒：依据《黄帝内经太素》《灵枢》补为"洒洒"。《素问·脉解》："阳明所谓洒洒振寒者，阳明午也。五月盛阳之阴也。盛阳而阴加之，故洒洒振寒也。"

[4] 善伸：善，译为经常、多次之义。伸，译为舒展之义，"善伸"此处即舒展身躯。可理解为因外感风寒引起身体倦怠的症状表现。

[5] 病至则恶人与火：至，译为来之义，"病至"即指疾病发作。

[6] 鼻鼽：即指鼻塞。

[7] 胠痛：胠，译为胁也。胠痛即胁痛，侧胸胁痛。

[8] 膝跳，跗上痹：此处"跳"，即僵直之义。"膝跳"，即膝关节肿胀僵直。

【语释】

足阳明脉的循行径路：起于小腿部胫骨的外侧，沿着胫骨向上，穿过膝盖部，出于大腿部的外侧，再向上经过乳头（按此处当经过颈部，但原文无），上至面颊部，抵达外眼角，而环绕于额部正中。（足阳明脉的循行径路描述与《灵枢》足阳明胃经循行路线基本一致。）

足阳明脉的"是动病"症状：全身战栗怕冷，常常伸懒腰和打呵欠，额部色黑暗淡，体肤浮肿，疾病发作时喜欢静寂，不愿见到人和火光，听到敲击木器所发出的声音就会引起突然惊恐，心跳不安，喜欢独自一人关闭门窗留在屋里。疾病加重时出现精神狂躁不安现象，想要上到高处去呼喊唱歌，或脱掉衣服乱跑，这就是骭厥病。以上各种症状均由足阳明脉主治。

足阳明脉的"所生病"症状：额部痛，流鼻涕，额部和颈部疼痛，乳房疼痛，心痛和侧胸部痛，腹部肿胀，肚肠痛，膝关节强直，足背部以上麻木，共十种病。

【原文四】

肩脈：起於耳後，下肩，出臑外廉，出臂外，腕上，乘手背[1]。

是動則病：嗌痛，頷腫痛，不可以顧，肩似脫[2]，臑似折，是肩脈主治。

其所產病：頷痛，喉痹，臂痛，肘外痛，爲四病。

【注释】

[1] 乘手背：乘，原译为上升、向上之义，此处取进入之义。

[2] 肩似脱：脱，脱离、去掉之义。

【语释】

肩脉的循行径路：起于耳的后面，由此向下至肩部，经过臑部外侧，经过前臂部外侧，手腕部外侧，到达手背部。（肩脉从描述经脉循行路线与《灵枢》手少阳三焦经循行路线基本一致。）

肩脉的"是动病"症状：咽部疼痛，颌部肿胀而疼痛，以致颈部无法自由运转回顾，肩膀剧烈疼痛如脱掉的感觉，臑部的剧痛也像要折断一样。以上各种症状均由肩脉主治。

肩脉的"所生病"症状：额部疼痛，喉痹，前臂痛，肘外侧痛，共四种病。

【原文五】

耳脈：起於手背，出臂外兩骨之間，上骨下廉，出肘中，入耳中。

是動則病：耳聾煇煇焞焞[1]，嗌腫，是耳脈主治。

其所產病：目外眥痛，頰痛，耳聾，爲三病。

【注释】

[1] 煇煇焞焞：形容听觉混乱不清。

【语释】

耳脉的循行径路：在手背部起始，走行在前臂部伸侧的桡骨和尺骨中间而紧贴着桡骨的小指侧缘，向上经过肘部正中（按此处尚应有经过肱部，颈部等处，但原文均无），进入耳内。（耳脉的循行径路与《灵枢》手太阳小肠经循行路线基本一致。）

耳脉的"是动病"症状：耳聋听力减退，咽喉肿胀。以上各种症状由耳脉主治。

耳脉的"所生病"症状：外眼角痛，颊痛，耳聋，共三种病。

【原文六】

齒脈：起於次指與大指，上出臂上廉，入肘中，乘臑，穿頰，入齒中，挾鼻。

是動則病：齒痛，頃腫[1]，是齒脈主治。

其所產病：齒痛，頃腫，目黃，口乾，臑痛，爲五病及□□□□。

【注释】

[1] 頃腫：頃，即指眼眶下部。

【语释】

齿脉的循行径路：在手食指和拇指开始，向上到达前臂伸侧的拇指侧缘，经过肘部、肱部（按，此处应循经肩部、颈部等处，但原文均无），穿过颊部，进入牙齿，而终止于鼻部的左右两侧。（齿脉的循行径路与《灵枢》手阳明大肠经循行路线基本一致。）

齿脉的"是动病"症状：牙痛，眼眶下肿。以上各种症状均由齿脉主治。

齿脉的"所生病"症状：牙痛，眼眶下肿，眼珠呈黄色，口腔内干渴，肱部疼痛，共五种病。

第二节　阴

【原文一】

足泰陰之脈：是胃脈也，被胃[1]，下出魚股之陰下廉[2]，腨上廉，出內踝之上廉。

是動則病：上走心[3]，使腹脹，善噫，食則欲嘔，得後與氣則快然衰[4]，是泰陰之脈主治。

其所產病：□独，心煩，死；心痛與腹脹，死；不能食，不能臥，強欠[5]，三者同則死；溏泄，死；水與閉同，則死；爲十病。

【注释】

[1] 被胃：被，即被覆、覆盖之义，本条释文中"被"有脉的起始之义，即指从胃的部位开始。

[2] 魚股之陰下廉：魚股陰，即大腿内上部。

[3] 上走心：与逆气冲心大致相同，可称为奔豚气。

[4] 得後與氣則快然衰：後，即排便；氣，即矢气，放屁。衰，即衰减也。此处"得後

與氣則快然衰"，即谓上述诸症，在解大便或放屁之后，就快然而衰减了。

[5] 強欠：特指不由自主的呃逆或喘息气促症状。

【语释】

足太阴脉，也就是胃脉。它的循行径路：从胃的部位开始，向下经过大腿内侧的后方，再沿着小腿肚的前缘，到达足内踝的前面。（足太阴脉循行路线描述与《灵枢》足太阴脾经循行描述路线基本一致。）

足太阴脉的"是动病"症状：逆气冲心，腹内胀满，经常发出嗳气，每逢吃东西以后就要引起呕吐，只有在大便或出虚恭（放屁）后腹内才觉得轻快舒适。以上各种症状均由足太阴脉主治。

足太阴脉的"所生病"症状：(此处缺一字，病名不详) 并兼有心烦的，是死亡的征象。心痛并兼有腹胀的，是死亡的征象。病人吃不下东西又不能睡眠，同时兼有不由自主地喘气三种症状时，是死亡的征象。如果出现腹泻，是死亡的征象。如果同时出现全身水肿并兼有小便不通两种症状时，也是死亡的征象。以上共十种病。

【原文二】

足厥陰之脈：繫於足大指叢毛[1]之上，乘足附上廉，去內踝一寸，上踝五寸，而交出於泰陰之後，上出魚股內廉，穿少腹[2]，大眥旁[3]。

是動則病：丈夫則癲疝[4]，婦人則少腹腫，腰痛，不可以仰，甚則嗌乾，面驪[5]，是厥陰之脈主治。

其所產病：熱中，癃，癲，偏疝，□□，爲五病[6]。五病有而心煩，死，勿治也。有陽脈與之俱病，可治也。

【注释】

[1] 叢毛：大趾背部丛生的毛。

[2] 穿少腹：即穿行于少腹之义。

[3] 大眥旁：大眥，内眼角。

[4] 癲疝：指阴囊下疼痛。

[5] 面驪：驪，译为马的深黑色。面驪，译为面部呈现马的深黑色状态。

[6] □□，爲五病：依据"熱中，癃，癲，偏疝，□□"为五病，故此处两字缺文为病名。

【语释】

足厥阴脉的循行径路：起始于足大趾背侧生长汗毛处的上方，通过足背部的上方，在距离足内踝前方一寸的地方上行，在内踝上方五寸的地方和足太阴脉交叉而走行到足太阴的后方，向上经过股部内侧，进入小腹部（按此脉由此再向上的径路，包括经过胸部、颈部、面部等处本文中均未记），直达内眼角的旁边。（足厥脉的循行径路描述与《灵枢》足厥阴肝经循行路线基本一致。）

足厥阴脉的"是动病"症状：男子患癫疝，女子患小腹部肿胀，还有剧烈的腰痛，使人不能让腰部自由俯仰活动。病势重的呈现咽喉发干，面色憔悴灰暗没有光泽。以上各种症状均由足厥阴脉主治。

足厥阴脉的"所生病"症状：热中病，癃闭病，癫疝病，偏疝病和（不知病名）病，以上共五种病。如果这四症同时兼有，并且见心烦症状的，是死亡的征象，已经无法治疗。若是同时兼有阳脉症状的，还可以救治。

【原文三】

足少陰之脈：繫於内踝之外廉，穿腨，出郄中央，上穿脊之内廉，繫於腎，挾舌本。

是動則病，惕惕如亂[1]，坐而起則目脘如無見[2]，心如懸，病饑，氣不足，善怒，心惕惕恐人將捕之，不欲食，面黔若炧色[3]，欬則有血，此爲骨厥，是少陰之脈主治。

其所產病：口熱，舌坼，嗌乾，上氣，噎，嗌中痛，癉，嗜臥，欬，瘖，爲十病。

少陰之脈，灸則強食生肉，緩帶，被髮，大杖，重履而步，灸幾息則病已矣[4]。

【注释】

[1] 惕惕如亂：惕惕，为忧虑、忧郁之状。惕惕如亂，形容心中忧郁而情绪烦乱。

[2] 目脘如無見：形容眼花缭乱，视物不清。

[3] 面黔若炧色：黔，黑色。面黔若炧色，形容面色黝黑像烧焦的焦炭一样。

[4] 灸幾息則病已矣：已，取其病愈之义。

【语释】

足少阴的循行径路：起于内踝的后侧，进入小腿肚，再由膝腘窝里出来，向上穿行于脊柱的内侧。然后再和肾脏相连接，由此再上行到头部，终止于舌根部的左右两侧。（足少阴的循行径路描述与《灵枢》足少阴肾经循行路线基本一致。）

足少阴脉的"是动病"症状：心中忧郁而情绪烦乱，每当坐着刚站起来的时候就突然感觉得眼花缭乱，像什么也看不见一样，心脏像在空中被悬挂起来，常有饥饿感觉，全身衰弱无力，很容易生气，心里有恐惧感，害怕有人要捕捉他，不想吃东西，脸上的颜色黑而暗淡如蜡烛熄灭后的炭色，咳嗽带有血液，这就是骨厥病。以上各种症状均由足少阴脉主治。

足少阴脉的"所生病"症状：口中热，舌面燥裂，咽喉发干，喘逆上气，噎膈，咽喉疼痛，黄疸，精神倦怠喜欢睡觉，咳嗽，声哑难言，共十种病。

足少阴脉所呈现的各种疾病症状在用灸法治疗时，应当尽量吃一些生的肉食，还要松开身上的衣带，披散着头发，不要加以拘束，常常扶着大的手杖、穿着加重的鞋子去散步，按照这样的配合饮食起居的调摄方法，经过一段时间的灸疗，疾病就可以治愈。

【原文四】

臂鉅陰之脈：起於手掌中，出臂内陰兩骨之間，上骨下廉，筋之上，出臂内陰，入心中。

是動則病：心彭彭如痛 [1]，缺盆痛，甚則交兩手而戰 [2]，此爲臂厥，是臂鉅陰之脈主治。

其所產病：胸痛，脘痛，心痛，四末痛 [3]，瘕，爲五病。

【注释】

[1] 心彭彭如痛：彭，形容跳动有声、有力。即形容心跳剧烈而伴有跳动声。

[2] 戰：戰，形容因痛苦、恐惧或寒冷而引起的全身发抖。

[3] 四末痛：四末，即四肢。

【语释】

臂巨阴脉的循行径路：在手掌心开始，走行在前臂屈侧的尺骨和桡骨中间，其位置是在桡骨的尺侧缘和臂部屈肌群的桡侧缘之间，由此直上，经过上肢屈侧，而进入心脏。（臂巨阴脉的循行径路描述与《灵枢》手厥阴心包经循行路线基本一致。）

臂巨阴脉的"是动病"症状：心痛突然而剧烈地发作，锁骨上窝部疼痛，病重时可使病人疼痛得双手交互紧捏而全身战栗，这就是臂厥病。以上各种症状均由臂巨阴脉主治。

臂巨阴脉的"所生病"症状：胸痛，上腹（胃脘）部痛，心痛，四肢痛，腹内有积块癥瘕，共五种病。

【原文五】

臂少陰之脈：起於臂兩骨之間，下骨上廉 [1]，筋之下，出臑內陰，入心中。

是動則病：心痛，嗌乾，渴欲飲，此爲臂厥。是臂少陰之脈主治。

其所產病：脅痛，爲一病。

【注释】

[1] 下骨上廉：下骨，指尺骨。上廉，指桡骨侧缘。

【语释】

臂少阴脉的循行径路：起于前臂部屈侧的尺骨和桡骨中间，其位置在尺骨的桡侧缘和臂部屈肌群的尺侧缘，向上抵达肱部的屈侧，由此再循行到胸部的心脏中。（臂少阴脉的循行径路描述与《灵枢》手少阴经循行路线基本一致。）

臂少阴脉的"是动病"症状：心痛，咽喉干，口中干渴想喝水，这也是臂厥病。以上各种症状均由臂少阴脉主治。

臂少阴脉的"所生病"症状：侧胸部疼痛，一种病。

【原文六】

凡陽脈十二 [1]，陰脈十，大凡二十二脈，七十七病。

【注释】

[1] 凡阳脉十二：甲本、乙本自此句以下至全书结尾均无。

【语释】

概括上述人体内的阳脉左、右侧合计十二条。阴脉左、右侧合计十条。全部共有二十二条脉，其所生的疾病共有七十七种。

附：《足臂十一脉灸经》与《阴阳十一脉灸经》比较研究

《足臂十一脉灸经》《阴阳十一脉灸经》都不约而同地发现了人体存在着十一条经脉。经过考证、分析、归类、整理，只是当时没有心包和三焦概念，但经络已经发现，记载不同帛书中，发现其实是对十二经脉完整描述。

但在对脉的命名排列顺序、循行线路、主病候和分类等内容的记载上，存在着很多不同点。这很可能是不同学术流派中持不同学术观点者的著作帛书的拥有者，将这两种代表不同学术观点的著作同时抄录、保存下来，说明当时这两种书都产生过很大的影响，而且在医学界并行不悖。比较两种学术观点的差别，研究两者的最后归宿，对于探讨经络学说的形成过程，具有十分重要的意义。

（一）两种帛医书的命名

两种帛医书在出土时，均没有记载书名。

《足臂十一脉灸经》共 34 行，分足与臂两个篇目，足脉共 6 条，即足太阳脉、足少阳脉、足阳明脉、足少阴脉、足太阴脉、足希（通厥）阴脉。臂脉共有 5 条，即臂太阴脉、臂少阴脉、臂太阳脉、臂少阳脉、臂阳明脉。

《阴阳十一脉灸经》甲本与乙本内容基本相同，甲本抄录在《足臂十一脉灸经》之后，共 37 行；乙本缺损较多，但首尾完整，共 18 行。全书未分篇目，将十一脉大致分为阴阳两类，即（足）钜（同"泰"或"太"字）阳脉、（足）少阳脉、（足）阳明脉、肩脉、耳脉、齿脉、足大（同"太"字）脉、（足）厥阴脉、（足）少阴脉（乙本足少阴脉在前，足厥阴脉在后）、（手）阴脉、（手）少阴脉。

《阴阳十一脉灸经》在（足）少阴脉的循行和病候之后，载有"少阴之眼（脉），久（灸）则强食生肉，缓带，皮（披）发，大丈（杖），重履而步，久（灸）几息而病已矣"。其他十脉均没有记载治法。出土医书的整理者根据两部医书都记载了十一脉，都只提到了灸法，前者是按足、臂的顺序论述十一脉，后者是按阴、阳的顺序论述十一脉，这些医书本身的特点，又根据古代医学典籍中医书命名的旧例，如《隋书·经籍志》中有《曹氏灸经》等，暂将两种书定名为《足臂十一脉灸经》与《阴阳十一脉灸经》。

两种帛医书尽管论述都是十一脉，但有所不同，下肢足的脉描述基本一致，上肢臂的脉描述有所不同。《足臂十一脉灸经》三阳经分别叫臂太阳脉、臂少阳脉、臂阳明脉，而《阴阳十一脉灸经》称肩脉、耳脉、齿脉，名称不同，可能来自不同流派，但脉循行路径基本一样。上肢三阴经描述差距比较大，《足臂十一脉灸经》只有两条阴经，分别叫臂太阴脉、臂少阴脉，《阴阳十一脉灸经》也只有两条阴经，分别叫臂巨阴脉、臂少阴之脉，两本书从描述和命名上臂少阴脉基本一致；而臂太阴脉、臂巨阴脉名称不同，描述内容有一定区别，臂太阴脉描述与手太阴肺经循行路线基本一致，臂巨阴脉、臂少阴之脉描述与手厥阴心包经循行路线基本一致，应该在当时中医以实证为主，没有抽象的"心包"和"三焦"的概念，所以描述脉有一定差距。

从上述《足臂十一脉灸经》《阴阳十一脉灸经》比较可以看出，尽管都是十一经，但有区别，上肢臂的阴脉不是两条，仍然是三条，即臂太阴脉（手太阴肺经）、臂巨阴脉或臂少阴之脉（手厥阴心包经）、臂少阴脉（少阴心经），也就是说两种帛医书合起来记载了十二条经络。

（二）脉名及脉的排列顺序

《足臂十一脉灸经》与《阴阳十一脉灸经》在脉名与排列顺序上，都有各自的特点。《足臂十一脉灸经》在脉的命名上，既考虑了各脉的起点，又兼顾了脉的阴阳属性，除将脉写作"温"、太写作"泰"、厥写作"豢"、手写作"臂"，在文字上保留有较原始的痕迹外，十一种脉名均与《灵枢·经脉》篇相同。在脉的排列顺序上，也有规律地先记足脉，后记臂脉。足脉先记阳脉后记阴脉，臂脉先记阴脉后记阳脉。《阴阳十一脉灸经》则比较特殊，在脉的命名上，主要考虑阴阳的属性，而无手足的标志。还有三条脉既无阴阳属性，又无手足的标志，只是根据这三条脉经过的某个部位分别命名为肩脉、耳脉、齿脉，保留有原始的脉名，这显然是一种不确切的、过渡阶段的脉名，在《灵枢·经脉》篇中更名为手太阳脉、手少阳脉、手阳明脉。在脉的排列顺序上，则遵循先记阳脉后记阴脉。在阳脉、阴脉中，又分别先记足脉、后记手脉。

到《灵枢·经脉》篇时，除了将脉名规范化，并增添了一条手厥阴脉之外，在脉的排列顺序上有了彻底的变更，不再以先足后手或先阳后阴为原则，而是以脏腑表里相应、阴阳相贯如环无端的原则来进行排列，这是一个巨大的飞跃。两部帛医书中的脉，在《灵枢·经脉》篇中有了本质的变化。因此，《灵枢·经脉》篇中将脉改称经脉，赋予了脉以新的含义。《灵枢·经脉》篇对十二脉的排列顺序进行大幅度的调整，只是反映了这种变化的结果，而对《足臂十一脉灸经》与《阴阳十一脉灸经》各脉的走向进行合理的调整和改造，并与脏腑相配属，才是完成十二经脉系统最关键、最重要的环节。

（三）脉的循行方向及其与脏腑的关系

《足臂十一脉灸经》《阴阳十一脉灸经》与《灵枢·经脉》篇在记载脉的循行方向上有很大的不同。《足臂十一脉灸经》的全部脉都是向心性循行的，即起始于四肢，终止于胸腹或头部。《阴阳十一脉灸经》中有 9 条脉由四肢流向胸腹或头部，另外 2 条肩脉和（足）太阴脉，则分别由耳后循行至手背、胃循行至足内踝。两部脉书所记载的十一脉所循行的径路是各自独立、互无联系的。《阴阳十一脉灸经》所有的脉没有分支，《足臂十一脉灸经》中的足太阳脉和足少阳脉各出现了一条分支。《足臂十一脉灸经》有 2 条脉与脏腑有关联，即手太阴脉"之心"、少阴脉"出肝";《阴阳十一脉灸经》有 3 条脉与脏腑相关，即除臂巨阴脉（即手太阴脉）"入心中"之外，还记载了（足）太阴脉"是胃脉也"、（足）少阴脉"系于肾"。到《灵枢·经脉》篇时，脉的循行方向及与脏腑的联系有了根本性的改变。不仅在原有的十一脉基础上新增了一条手厥阴脉，使得手足都对称地构成 6 条脉，而且，将两部帛医书中几乎都是向心性循行的脉，改为 6 条脉向心性循行、6 条脉远心性循行，即按照手三阴脉从胸走手、手三阳脉从手走头、足三阳脉从头走足、足三阴脉从足走胸的方式循行。脉与脏腑的联系，由原来具有偶然性的两三种，变成每条脉都与一脏或一腑相连，而且这种联系是经过了谨慎考虑的，具有严格的规定性。手、足三阳脉与六腑形成固定的搭配，足三阴脉、手太阴脉、手少阴脉与五脏形成固定的搭配，新增的手厥阴脉则与心包相搭配。原来互不关联基本上无分支的十一脉，变成了相互衔接、各有分支的十二经脉。经过这些重大改造，一个内联脏腑、外络肢节、流行不止、循环无端的经脉体系才得以初步完成。

（四）脉病的病候和疾病分类

所谓病候，指的是疾病证候表现。《足臂十一脉灸经》记载有 78 种病候，《阴阳十一脉灸经》记载有 147 种病候，到《灵枢·经脉》篇时，病候的记载大为扩充，共计 217 种，接近前两者的总和。我们以手太阴脉为例，看看这 3 本书所记载的病候情况。《足臂十一脉灸经》的记载是"其病：心痛，心烦，而噫"，共三病。《阴阳十一脉灸经》的记载是本"是动则病：心滂滂如痛，缺盆痛，甚则交两手而战，此为臂厥，是臂钜阴脉主治。其所产病：胸痛，脘痛，心痛，四末痛，瘕，为五病"，共八病。《灵枢·经脉》篇的记载是"是动则病，肺胀满，膨膨而喘咳，缺盆中痛，甚则交两手而瞀，此为臂厥。是主肺所生病者，咳，上气，喘渴，烦心，胸满，臑臂内前廉痛厥，掌中热。气盛有余，则肩背痛，风寒，汗出中风，小便数而欠。气虚则肩背痛寒，少气不足以息，溺色变"，共十六病。其他各脉的病候记载与此相似。《足臂十一脉灸经》的记载比较简略，在"其病"之下进行介绍。《阴阳十一脉灸经》则记载较详，分"是动则病"与"所产病"两种情况介绍，《灵枢·经脉》篇与《阴阳十一脉灸经》的记载十分接近，也分"是动则病"与"所生（产）病"两种情况介绍，只是记载更详。什么是"是动则病"与"所生病"？从《难经·二十二难》首次提出这个问题以来，古人曾就《灵枢·经脉》十二经脉中的这个概念争执了近两千年，始终找不到正确的答案。《阴阳十一脉灸经》出土以后，仍然得不出结果，直到马王堆医书《脉法》中的"相脉之道"一段缺损文字，经湖北江陵张家山汉简《脉书》补齐之后，这个问题才得到最终解决。原来，当时的医家发现十一脉循行的径路上，都有能诊到动脉搏动的部位，这对于诊断经脉的疾病具有很大的意义。凡脉动失常，这条脉所出现的病候称作"是动"病；凡脉动正常，这条脉所出现的病候称作"所生（产）病"。中医的脉诊看来最早是用来诊断经脉疾病的一种手段。

（五）脉病的治疗

《足臂十一脉灸经》在叙述了每条脉的循行和病候之后，皆有"诸病此物者，皆久（灸）××温"，提到以灸法为脉病的主要治疗方法。《阴阳十一脉灸经》则仅在（足）少阴脉之后记载了灸法。而在《灵枢·经脉》篇中，每条脉之后都记有"为此诸病，盛则泻之，虚则补之，热则疾之，寒则留之，陷下则灸之，不盛不虚，以经取之"。很显然，《灵枢·经脉》篇对于治疗法则的记载比两部帛医书丰富得多，既论述了脉病的治疗原则，又包含了针刺的手法和灸法运用的范围。有些学者认为，当时对脉病的治疗只有灸法一种方法，而且对《阴阳十一脉灸经》基本上不记载治法感到迷惑不解。如果仅从两部帛医书本身来看，这些记载的确过于简单。但是，马王堆四种理论著作恰恰是紧密相关、前后呼应的。有关脉病的治疗原则，在《脉法》一书中有专门的介绍，这是一种略此详彼的写作手法，不了解这一点，当然无法理解两部帛医书记载简略的原因。《脉法》说"以脉法明教下，脉亦圣人之所贵也"，这里所指的脉，显然是指前面两种医书所介绍的"十一脉"，这是教导学生，要重视和掌握十一脉的分布和主病。"圣人寒头而煖足，治病取有余而益不足也"，这里提出了治疗脉病的一个重大原则，即"取有余而益不足"。《灵枢·经脉》篇中对脉病的治则"盛则泻之，虚则补之"就是从这里继承而来的。"气上而不下，则视有过之脉，当环而灸之""气出膝与肘之脉而砭之，用砭启脉必如式"。对病脉的治疗，不是着眼于疾病证候表现，而是体察脉气流动的异常，分别采用灸法和砭法治疗。这些重要的治疗法则，在《足臂十一脉灸经》和《阴阳十一脉灸经》中都是适用的。特别是《脉法》紧接在《阴阳十一脉灸经》之后，因此，在《阴阳十一脉灸经》之中基本上不提治法，是不足为怪的。实际上，当时已确立了以灸和砭为主要治疗手段的、以"取有余而益不足"为主要治疗原则的对脉病的治法。这些治法，在《灵枢·经脉》篇中得到了全面继承和发展，只是砭石这种较为原始的治疗工具为针所取代。

（六）三阳三阴命名

长沙马王堆汉墓先秦简帛医书《足臂十一脉灸经》、《阴阳十一脉灸经》（甲、乙本）三部灸经中已有了三阳三阴术语（三阳在前、三阴在后），即泰（钜）阳、少阳、阳明、泰（钜）阴、少阴、希（厥）阴，当是迄今为止三阳三阴最古老的记载。其中有足三阳三阴六脉、臂（手）三阳二阴五脉，两种帛医书记载都是两条阴经，但描述不一样，互相弥补，正是十二经。两种帛医书为何"阳脉六、阴脉五"呢？究其因，源于"天六地五，数之常也"（《国语·周语》）之推演。《汉书·律历志》说："天六地五，数之常也。天有六气，降生五味。夫五六者，天地之中合，而民所受以生也。故曰有六甲，辰有五子，十一而天地之道毕，言终而复始也。"于是人体必须阳脉六、阴脉五以应之。否则，不得天地之中合，则民无以生，即人之生命无所从来。天数六为阳，故人有阳脉六以应之；地数五为阴，故人有阴脉五以应之。脏五腑六（五脏六腑）之数，亦源于此"天六地五"数之推演。如此说来，老子《道德经》"三生万物"、《易传》"乾坤生六子"都是天地之道。

其后，在成都老官山汉墓中，又出土了西汉景武时期下葬的医学竹简《五色脉诊》《敝昔医论》等共九部医书。据考，此类竹简医书是战国神医秦越人扁鹊学派，扁鹊及其弟子之医籍。其中《经脉书》，则是后来《灵枢·经脉》手足三阴三阳十二正经之承袭者，所不同者手厥阴心包经在《经脉书》中唯称"心主之脉"，尚未冠以厥阴之名。

但成熟的三阳三阴或三阴三阳（手足十二经）之说，是当时（东汉时期）医家承袭了《阴阳十一脉灸经》《足臂十一脉灸经》等，两种帛医书一体，完善三阴三阳十二经脉，以三阳三阴或三阴三阳而言，黄帝学派之《黄帝内经》、扁鹊学派之《难经》及经方学派之《伤寒论》等皆可用之，以阐释发挥、附会推演人体之生理病理与临床辨证施治。

（七）《足臂十一脉灸经》与《阴阳十一脉灸经》的关系

《足臂十一脉灸经》与《阴阳十一脉灸经》这两种古老的医书究竟哪一种成书在前，哪一种成书在后？它们之间有着什么样的关系？

根据事物发展的一般规律，一种学说的建立，总是由简单到复杂、由粗略到细密逐步发展和接近完善的。用这个原则来比较《足臂十一脉灸经》《阴阳十一脉灸经》《灵枢·经脉》三种学术资料，《灵枢·经脉》显然在前两种之后，并且直接继承了前两者的学术成果，完成了十二经脉体系。

但是，用这个原则来比较《足臂十一脉灸经》与《阴阳十一脉灸经》结果如何呢？

从脉名和脉的排列顺序来看，《足臂十一脉灸经》各脉的手、足、阴、阳记载完整，排列也比较规范。而《阴阳十一脉灸经》则除足太阳脉标出"足"之外，其他各脉均未标明手足，特别是其中的手太阳脉、手少阳脉、手阳明脉，沿用了肩脉、耳脉、齿脉这种原始的、明显属于过渡性的命名法。这样来看《阴阳十一脉灸经》似乎应当早于《足臂十一脉灸经》。从脉的循行方向来看，《足臂十一脉灸经》的全部脉都是向心性循行的，《阴阳十一脉灸经》有9条脉向心、2条脉远心循行，与《灵枢·经脉》篇的六脉向心、六脉远心循行稍靠近。因此《足臂十一脉灸经》似乎应当早于《阴阳十一脉灸经》。从脉的分支来看，《足臂十一脉灸经》有两条脉出现了分支，《阴阳十一脉灸经》没有一条脉出现分支，而《灵枢·经脉》篇的十二脉皆有分支，这样《阴阳十一脉灸经》似乎又应当早于《足臂十一脉灸经》。

从疾病证候的多少和疾病分类的情况来看，《足臂十一脉灸经》对病候的记载简略，对疾病未分类。《阴阳十一脉灸经》对病候的记载较详，将疾病分为"是动"与"所产"病两大类，与《灵枢·经脉》篇的记载接近。这样，《足臂十一脉灸经》似乎又应当早于《阴阳十一脉灸经》。

总之，现存的资料无法判断这两种医书孰先孰后，它们很可能产生于差不多同一个历史时期，是不同学术流派中持不同观点者的作品。但是，从整体上看，《阴阳十一脉灸经》更接近《灵枢·经脉》，很可能是《灵枢·经脉》的祖本。虽然无法从《黄帝内经》中明显地看出某一篇是以《足臂十一脉灸经》为蓝本，但《足臂十一脉灸经》中的学术观点在《黄帝内经》的许多篇章中留下了深远影响。这两种帛医书都为《黄帝内经》中经络学说的完成奠定了坚实的基础。

第五章　《脉书》论针灸

【考释概要】

1983 年 12 月至 1984 年 1 月，湖北江陵清理了张家山 247 号汉墓。出土竹简内容为汉代典籍，有《历谱》《二年律令》《奏谳书》《脉书》《算数书》《盖庐》《引书》和遣策共 8 种，涉及汉代法律、军事、历法、医药、科技诸多方面，具有较高的学术价值。张家山汉墓竹简中的《算数书》，是早于《九章算术》的古代数学著作。

张家山汉简《脉书》被抄写在 65 枚竹简上，共 2 000 多字。《脉书》内容有关古代针灸方面，其本是《灵枢·经脉》的一种祖本，《脉书》中有部分内容可与《灵枢·经脉》对读互勘。同时与先前出土的马王堆帛书中的《五十二病方》《阴阳十一脉灸经》有诸多相同内容。

【学术价值】

《脉书》可分五个部分。第一部分主要论述病候症状，从头到脚依次叙述了 67 种疾病的名称及简要症状，涉及内、外、五官、妇、儿科病证，其中内科病约占 2/5，不同于马王堆医书《五十二病方》侧重于外科病。第二部分内容与马王堆医书《阴阳十一脉灸经》甲、乙两本完全相符，因此两者对读互相弥补，有望使马王堆帛书《阴阳十一脉灸经》得到最大程度复原。第三部分内容与马王堆医书《阴阳脉死候》基本相同。第四部分论述人体骨、筋、血、脉、肉、气等 6 种组织或生理功能及其发病为"痛"的证候特征。第五部分内容与马王堆帛书《脉法》基本相同，且多出 124 字，同样可以弥补帛书缺文。可见这五部分内容都与马王堆医书有密不可分的关系，对研究先秦秦汉的中医针灸文化有着非常重要的作用。由于两者可以互相对读，这对两者的整理与复原有非常大的帮助，比如张家山《脉书》没出土时，不少学者以为马王堆帛书的针灸文献有四种，即《足臂十一脉灸经》《阴阳十一脉灸经》《脉法》《阴阳脉死候》。但张家山汉简《脉书》出土以后，两者对照就会发现《阴阳十一脉灸经》《脉法》《阴阳脉死候》与张家山《脉书》的部分内容大体相同，并且可以互相校勘而补充缺文。据此可知马王堆出土的针灸书其实只是两种。

第一节　张家山汉墓简书《脉书一》

【原文一】

病在頭，農爲轊[1]，疕爲禿[2]，養爲聶[3]。

【注释】

[1] 農爲轊：纵观全文的结构，均是先讲明部位，再叙述其症状，最终命名疾病的名称。農，即指因化脓性炎症组织局部渗出的黄白色汁液。"轊"，指头皮疖肿一类疾病，表现为头皮生出疖肿，伴灼热、红肿疼痛，初起时漫肿无根脚，数日后脓成破溃而愈。

[2] 疕爲禿：疕，头疡也，为头上有疡含脓血者。禿，头顶无发，此处指秃疮。长在头部初起即结痂，瘙痒难忍，蔓延成片，久则发枯脱落，形成秃斑，但愈后毛发常可再生。

[3] 養爲聶：養，即为"痒"，同音通假。皮肤受刺激而瘙痒欲搔之义。聶，为"鬃"，有涩、阻之义，此处指由于头疡引起的头部毛发失于濡养而枯涩失养的病症。

【语释】

病位在头部，化脓形成的黄白色汁液为头皮疖肿病类，头上有疡含脓血者为秃疮病类，痒为头疡引起头皮、头发枯涩失养病类。

【原文二】

在目，泣出[1]爲浸，脈蔽童子爲脈浸[2]。

【注释】

[1] 泣出：泣，眼泪。泣出，此处指无故而流泪。

[2] 脈蔽童子爲脈浸：童，即为"瞳"，同音通假。童子，即瞳子，瞳孔。浸，一种眼病。脈蔽童子，即白膜侵袭白睛，今称为白内障，属肺经风热或肝火上攻所致。临床表现为黑睛边缘出现白色小点，并向中央蔓延，甚至融合成片横穿黑睛。此病表现为极度畏光，刺痛流泪。

【语释】

病位在目，无故流眼泪为目浸，白膜侵袭白睛称为脉浸。

【原文三】

在目際[1]，靡[2]，爲赧[3]。

【注释】

[1] 目際：際，交界或边缘处。目際，即眼眶、目眦。

[2] 靡：假借为糜。碎烂。

[3] 赧：红色，指糜烂后呈现的红色症状。

【语释】

病位在目眦，两眦部睑部皮肤红赤糜烂称为赧。

【原文四】

在鼻，爲肌[1]；其疕[2]，口痛，爲蟨食[3]。

【注释】

[1] 肌：读为鼽，鼻塞。是由于肺气虚亏，卫气失固，感受寒气所致的病证。其表现为时常鼻流清涕，易喷嚏，类似过敏性鼻炎。

[2] 疕：疮疡。此处指身疕，为身体的疮疡。

[3] 蟨食：蟨，鼻部生疮疡且疼痛。鼻内或鼻外因肺经壅热而出现小疖肿。局部发热红肿，成熟后出脓，可伴有唇颊部红肿和全身不适症状。

【语释】

病位在鼻部，经常鼻流清涕，容易打喷嚏，为鼻肌。鼻部疮疡，出现小疖肿，同时可出现唇颊部红肿和全身不适症状称为蟨食。

【原文五】

在耳，爲聋[1]；其脓出，爲浇[2]。

【注释】

[1] 聋：听觉不灵敏或迟钝。耳病与肾经、胆经及三焦经此三条经脉关系最为密切。

[2] 脓出，爲浇：脓，读为脓。浇，脓耳，表现为耳内红肿焮热、鼓膜溃破、耳道出脓等症状。依据致病因素的不同亦可进行区分，耳湿者，常出黄脓；耳风毒者，常出红脓；缠耳者，常出白脓；耳疳者，生疮臭秽；震耳者，耳内虚鸣，常出清脓。

【语释】

病位在耳部，会出现听觉失灵或迟钝的症状。凡耳内红肿焮热、鼓膜溃破、耳道出脓的称为脓耳。

【原文六】

在唇[1]，爲胗[2]。

【注释】

[1] 唇：嘴唇。《六书故·人四》："唇，口端也。"

[2] 爲胗："胗"字原脱，补之。嘴唇溃疡。唇胗，指口唇发生的干性疮疹。

【语释】

病位在唇部，会出现嘴唇干性疮疹。

【原文七】

在口中，靡[1]，爲篡[2]。

【注释】

[1] 麋：读为糜，溃烂。口麋，多因脾经积热，上熏口腔，致使口腔内出现白色形如苔藓之溃烂点，疼痛，甚者妨碍饮食。

[2] 纂：通纂，乃赤色系带，此处形容口麋初起时，口腔黏膜上出现的灼热红斑，继而糜烂溃散。

【语释】

病位在口部，口腔内出现白色形如苔藓之溃烂点，疼痛，甚者妨碍饮食病类。口麋初起时，口腔黏膜上出现灼热红斑继而糜烂溃散病类。

【原文八】

在齿，痛，爲蟲禹[1]；其癰[2]，爲血禹[3]。

【注释】

[1] 蟲禹：通虫龋，即龋齿，指牙齿发生腐蚀性病变，俗称蛀齿。

[2] 癰：疮化脓感染，疮疡。

[3] 血禹：通血龋，指因胃火亢盛或肾虚火旺而引起牙龈肿痛，甚而溃烂出脓血。又称齿衄。

【语释】

病位在齿部，牙齿疼痛，为虫龋类病证。齿部生疮疡，牙龈肿痛，甚而溃烂出脓血，为血龋类病证。

【原文九】

在齗[1]，癰，爲胒[2]。

【注释】

[1] 齗：指齿龈。

[2] 胒：古"孕"字。

【语释】

病位在齿龈部，齿龈化脓感染形成疮疡，为孕病类。

【原文十】

在胅[1]中，痛，胅蹲殹[2]。

【注释】

[1] 胅：通喉，咽喉。

[2] 胅蹲殹：蹲，通痹，闭塞不通之意。喉痹，即喉中闭塞不通或称喉闭。广义为咽喉肿痛病证的统称。本病由肝肺火旺，又感风寒，热毒陷于厥阴之分而成，伤寒、温病、热病、湿痰蕴火等常表现为咽喉肿痛，面赤腮肿，甚则项外漫肿，喉中有块如拳，吞咽不利，甚至吞咽难下。

【语释】

病位在喉咙部，咽喉部肿痛，吞咽不利，甚者腮肿，为膯蹄病类。

【原文十一】

在面，疙，爲包[1]。

【注释】

[1] 包：如今所说的疱疹。《诸病源候论·面疱候》："面疱者，谓面上有风热气生疱，头如米大，亦如谷大，白色者是。"

【语释】

病位在面部，面部出现如米或谷大小般的白色疙瘩，称为面疱疹。

【原文十二】

在颐下[1]，爲瘿[2]。

【注释】

[1] 颐下：颐，下颚、下颔。

[2] 瘿：颈瘤，俗称大脖子。属甲状腺肿大的一类病证。本病因情志内伤，饮食水土失宜，气滞、痰凝、血瘀壅结颈前。根据其形状和性质之不同，可分为石瘿、泥瘿、劳瘿、忧瘿、肉瘿、筋瘿、血瘿、气瘿等数种。

【语释】

病位在颐下部，颐下部出现肿胀膨大、皮宽不急症状，属瘿病病类。

【原文十三】

在颈，爲瘰[1]。

【注释】

[1] 瘰：瘰疬，即淋巴结核。瘰疬之病，多发于颈项及耳之前后，病变可限于一侧，也可两侧同时发生，其形状累累如珠历历可数，故名。因状态不同，而有"马刀疬""马挂铃"等名称。溃后常此愈彼起，脓稀薄如痰，或如豆汁，久不收口，可形成窦道或瘘管，故又名鼠瘘。

【语释】

病位在颈部，颈部出现肿大，形状累累如珠历历可数，溃后常此愈彼起，脓稀薄如痰，或如豆汁，久不收口，可形成窦道或瘘管，属瘘病病类。

【原文十四】

在肩，爲疽[1]。

【注释】

[1] 爲疽："疽"字原脱，补之。结成块状的恶疮，浮浅者为痈，深陷者为疽。疽为毒邪

阻滞而致的化脓性疾病。为局部皮肤肿胀坚硬而皮色不变的毒疮。

【语释】

病位在肩部，局部红肿热痛或肿势平塌，不红不热，坚硬难溃，属于肩疽病类。

【原文十五】

在夜[1]下，爲馬[2]。

【注释】

[1] 夜：读为腋，腋窝。

[2] 馬：生腋下坚而不溃的痈疽，即后世所称之"马刀""马刀挟瘿"。本症实即瘰疬，因其生于腋下，形如马刀，故名。

【语释】

病位在腋下部，生腋下坚而不溃的痈疽，属于马刀病类。

【原文十六】

在北[1]，癰，爲王身[2]。

【注释】

[1] 北：通背。本条所说痈疽生于背，即"发背"，古人视为难症、绝症。本病属督脉及足太阳膀胱经，系火毒内蕴所致，分阴证和阳证两类。阳证又叫"发背痈"或"背痈"，阴证又叫"发背疽"。两证临床症状各有不同，但均有红肿、疮头、疼痛，伴有口渴、高热。

[2] 王身：王，通往。往身，指由背痈恶化而导致的严重的全身症状。

【语释】

病位在背部，痈疽生于背，表现为红肿、疮头、疼痛并伴有口渴、高热等全身症状。

【原文十七】

在掌中，爲蠘[1]。

【注释】

[1]蠘：现存历代字书未收此字，蠘即谓掌藏虫而危肿也。此疮生于手指及掌中，起黄白脓包，痛痒无时，缠绵不已。

【语释】

病位在手掌部，痛痒抓搔成疮，黄汁出，浸淫生长，拆裂，时瘥时剧，变化生虫，为蠘症状。

【原文十八】

在身，䫐䫐然[1]，□之不智之人[2]，爲踦[3]。

【注释】

[1] 䫐䫐然：形容感觉迟钝或丧失。

[2] □之不智之人：智，知。不智之人，犹言麻木不仁者。

[3] 蹕: 读为躄。即痿躄, 是肢体痿弱废用的一类病症。初起多见下肢无力, 渐至手足软弱, 肌肉麻木不仁, 皮肤干枯失泽, 又称偏枯。

【语释】

病位在全身部, 感觉迟钝或丧失, 身体肌肉麻木不仁, 皮肤干枯失泽者, 属于蹕病病类。

【原文十九】

在身, 疕如疏[1], 養爲加[2]。

【注释】

[1] 疕如疏: 疏, 布陈、散列。本条描述疕布陈分散于身。"身疕"当指分布于体表的疥癣类皮肤病, 相当于后世所称"白疕"。多发于四肢伸侧, 次为头皮及躯干, 每每呈对称发病, 形如疹疥, 上覆银色鳞屑斑片, 剥脱后可露出潮红湿润面及点状出血, 痒或不痒, 病程缓慢, 常反复发作, 即现代医学所称银屑病。

[2] 養爲加: 養, 通痒。加, 读为痂, 疥疮, 疥癣类疾病。这句是说, 身疕急痒, 病情恶性发展, 将变为疥疮。

【语释】

病位在全身部, 身疕布陈分散于体表, 病情恶性发展, 将变为疥疮。

【原文二十】

在身, 炙痛以行身[1], 爲火疢, 赤氣殴[2]。

【注释】

[1] 炙痛以行身: 炙, 烧烤。行, 流动。本句意为如被烤炙, 灼热流走全身。

[2] 火疢: 疢, 热病。《说文·疒部》: "疢, 热病也。"

[3] 赤氣殴: 本条指赤游丹毒, 初起有红色云片, 往往游行无定, 或水肿成块, 灼热瘙痒, 伴有寒热头痛。轻者七日可消, 重者红肿向四周扩大, 并有胸闷呕吐, 或神昏谵语。

【语释】

病位在身部, 如被烤炙, 灼热流走全身, 初起有红色云片, 往往游行无定, 或水肿成块, 灼热瘙痒, 伴有寒热头痛。轻者七日可消, 重者红肿向四周扩大, 并有胸闷呕吐, 或神昏谵语, 为火疢病类。

【原文二十一】

在戒[1], 不能弱[2], 爲閉[3]; 其塞人鼻耳目, 爲馬蛕[4]。

【注释】

[1] 戒: 读为届, 指前阴、阴中。

[2] 弱: 通溺, 撒尿。《集韵·啸韵》: "尿, 亦作溺。"

[3] 閉: 小便不通症, 即小便闭或闭癃, 结合下文马蛕而言, 本文以为有虫在前阴, 故使小便不通。

[4] 馬蛕：蛕，腹中长虫。蛔虫科，形似蚯蚓，成虫长四至八寸，白色或米黄色。马蛕，即大蛔虫。《诸病源候论·蛔虫候》："蛔虫者，是九虫之一虫也。长一尺，亦有长五六寸。或因脏腑虚弱而动，或因食甘肥而动。其发动则腹中痛，发作肿聚，上来下去，痛有休息，亦攻心痛，口喜吐涎及吐清水，贯伤心则死。"

【语释】

病位在前阴、阴中部，不能撒尿，为小便不通症。若塞人耳目，为体内有蛔虫病类。

【原文二十二】

在胃管[1]，癰，爲鬲中[2]。

【注释】

[1] 胃管：管，通脘。《千金方》卷二十六："下管者。"敦煌卷子《亡名氏脉经》第二种："鍼上管，期门。"两处管均通脘，可证。胃管，即胃脘，指胃的内腔。

[2] 鬲中：鬲，古通隔，《素问·风论》："食饮不下，鬲塞不通。"《五常政大论》："心痛胃脘痛，厥逆鬲不通，其主暴速。"鬲，义为阻隔。中，胃腔中部，古称中脘。鬲中症，本文指胃脘痈。《医学入门》："胃脘痈因饮食七情火灼，复被外感寒气所隔，使热浊之气填塞胃脘。"初起中脘穴隐痛微肿，胃脉沉细，身热皮肤粗糙，局部逐渐坚硬，疼痛连心。《素问·病能论》："黄帝问曰：人病胃脘痈者，诊当何如？岐伯对曰：诊此当候胃脉，其脉当沉细，沉细者气逆……逆而盛，则热聚于胃口而不行，故胃脘为痈也。"《灵枢·四时气形篇》："饮食不下，膈塞不通，邪在胃脘。"

【语释】

病位在胃脘，中脘穴隐痛微肿，胃脉沉细，身热皮肤粗糙，局部逐渐坚硬，疼痛连心，属胃脘痈病类。

【原文二十三】

在肺，爲上氣欬[1]。

【注释】

[1] 上氣欬：上氣，肺部之气，以膈中为界，肺在人体上部，故心肺之气曰上气。欬，即咳。上气咳，咳嗽气上逆，《武威汉代医简》中又称咳逆。即今所谓咳嗽气喘。《素问》："邪在肺，则寒热上气，肺有余则喘咳上气。"本症系肺经受热，气道窒息所致。临床症状为呼多吸少，气息急促。敦煌卷子《辅行诀脏腑用药法要》："肺病者，必咳喘逆气，肩息，背痛，憎风。"同前佚名《杂疗方》有"疗人上气咳嗽方"。

【语释】

病位在肺部，呼多吸少，气息急促，咳嗽气上逆。

【原文二十四】

在心肤[1]下，堅痛[2]，爲□□烾□。

【注释】

[1] 胠：胁。《素问·欬论》："则两胠下满。"注："胠，亦胁也。"

[2] 坚痛：下文描述癥瘕症状时，亦云"坚痛"，故本条当为记述胁下癥瘕积聚之症。《素问·至真要大论》："岁厥阴在泉，风淫所胜，民病洒洒振寒，善伸数欠，心痛支满，两胁里急，饮食不下，鬲咽不通，食则呕，腹胀善噫。"《灵枢·邪气脏腑病形》："气上而不下，积于胁下，则伤肝。"肝脉微急为肥气，在胁下若覆杯。华佗撰《中藏经》："肝虚冷则胁下坚痛，目盲臂痛，发寒如疟状，不欲食。"另《难经·五十六难》亦可与《灵枢》所云互证。

【语释】

病位在胸胁下部，心痛支满，两胁里急，饮食不下，鬲咽不通，食则呕，腹胀善噫，为胁下癥瘕积聚病类。

【原文二十五】

在肠中，小者如马侯[1]，大者如盃而坚痛，摇[2]，爲牡叚[3]。

【注释】

[1] 馬侯：馬，训为大。侯，读为瘊，又可借为疣，两字同为匣纽，其韵则之，侯旁转，故得通借。《玉篇·疒部》："瘊，疣病也。"《广读·侯韵》："瘊，疣瘿。"疣，肉瘤。《玉篇·疒部》："疣，结病也，今疣赘之肿也。"马瘊，生在体表的较大的瘿瘤。一说，侯借为喉，意为如马喉结一般大小。

[2] 摇：摇动。《说文·木部》："摇，树动也。"段玉裁注："摇之言摇也，今俗语谓煽惑人为抬摇。当用此从木二字，谓能抬致摇动也。"《睡虎地秦墓竹简·为吏之道》："令数□环，百姓摇贰乃难请。"

[3] 牡叚：叚，读为瘕，腹内积块。《玉篇·疒部》："瘕，腹中病。"《诸病源候论·瘕病候》："瘕病者，由寒温不适，饮食不消，与脏气相搏，积在腹内，结块瘕痛，随气移动是也。言其虚假不牢，故谓之瘕也。"殆牡瘕即虑瘕，牡、虑上古音同为明纽，声之转也。《素问·气厥论》："小肠移热于大肠，为虑瘕，为沉。"王冰注："小肠热已，移入大肠，两热相搏，则血溢而为伏瘕也。血涩不利，则月事沉滞而不利，故云为虑瘕为沉也。虑与伏同。"

【语释】

病位在肠中，较小的如马瘊般大小，较大的如盃般坚硬而疼痛，固定不移，属腹内积块病类。

【原文二十六】

在肠中，痛，爲血叚[1]。肘[2]，其從脊胸起，使腹張[3]，得氣而少可[4]，氣叚殹[5]。其腹胗胗如膚張狀[6]，鳴如鼃音[7]，膏叚殹[8]。

【注释】

[1] 血叚：即血瘕。《素问·大奇论》云：“肾脉小急，肝脉小急，不鼓皆为瘕。”王冰注：“小急为寒甚，不鼓则血不流，血不流而寒薄，故血内凝而为瘕也。”又云“三阳急为瘕，三阴急为疝”。王冰注：“太阳受寒，血凝为瘕。太阴受寒，气聚为疝。”《中藏经》有“癥者系于气，而瘕者系于血”之说，其所列“八瘕”中有“血瘕”，本条所述，殆为妇癥瘕一类疾病，多因月经期间或产后，邪气与血结聚，阻于经络而成。主要症状，少腹内有积气包块，急痛，阴道内有冷感，或见背脊痛，腰痛不能俯仰等。宋人陈自明《妇人良方》所述“血瘕”：“产后瘀血，与气和搏，名曰瘕，谓其痛无定处，此因夙有风冷而成，轻则痞塞，重则不通。”

[2] 肘：读为疛，腹病。《说文·疒部》：“疛，小腹病。”《吕氏春秋·尽数》：“精不流则气郁，郁处头则为肿为风……处腹则为张为疛。”

[3] 張：鼓胀。《左传·成公十年》：“（晋侯）将食，张，如厕，陷而卒。”杜预注：“张，腹满也。”

[4] 得氣：打屁。《灵枢·经脉》“脾太阴之脉”条云：“得后与气则快然如衰。”杨上善曰：“谷入胃已，其气上为营卫及膻中气，后有下行，与糟粕俱下者，名曰余气。”

[5] 氣叚：气瘕。《素问·五藏生成篇》：“黄脉之至也，大而虚，有积气在腹中，有厥气，名曰厥疝。”张志聪注：“腹中乃脾土之郛郭，脾属四支，土灌四末，四支汗出当风，则风湿内乘于脾，而为积气。”本条描述症状，与之相类。

[6] 腹胗胗如膚張壯：胗，肿。《一切经音义》引《三苍》：“肿也。”胗胗，肿貌。張，读为胀。《灵枢·水胀》：“肤胀者，寒气容于皮肤之间，空空然不坚，腹大，身尽肿，皮厚，按其腹，皆而不起，腹色不变，此其候也。”本条所述为严重的腹水症状。

[7] 鳴如鼃音：鼃，古蛙字。《庄子·秋水》：“子独不闻夫埳井之鼃乎？”《释文》：“本又作蛙。……鼃，水虫，形似蝦蟆。”《素问·藏气法时论》云：“脾病者，虚则腹满肠鸣。”

[8] 膏叚：即膏瘕，膏，润泽，发亮。《广雅·释言》：“膏，泽也。”《太玄经·驯》：“孍其膏。”注：“膏，润泽也。”腹水患者肿胀严重，以致患处皮肤肿得发亮，如有光泽，故云膏瘕。

【语释】

病位在肠中，少腹内有积气包块，急痛，阴道内有冷感，或见背脊痛，腰痛不能俯仰，属血瘕病类。为腹病，从脊背胸部处发作，腹部胀满，打屁后稍减轻，属气瘕病类。腹大，身尽肿，皮厚，按其腹，皆而不起，腹色不变，腹满肠鸣如蛙声，属膏瘕病类。

【原文二十七】

其衷約隋[1]，上下不通[2]，秩叚殹[3]。

【注释】

[1] 其衷约隋：其，代词，指大肠。衷，通中。约，缠缚。《诗·小雅·斯干》"约之阁阁"疏："约，谓以绳缠缚束之。"隋，《广韵·果韵》："隋，裂肉也。"这句意为肠道因缠束而出现裂断。

[2] 上下：腹部上下。

[3] 柣叚：柣瘕。疑柣读为楂，《尔雅·释言》："楂，柱也。"郭璞注："相楂柱。"《说文》："楂，柱氐也。古用木，今用石。从木，者声。"《易》曰："楂，恒凶。"本条楂谓楂梧，与枝梧同，意为抵触，症见上下不通，故云楂瘕，类似今所言肠梗阻。

【语释】

肠道因缠束而出现裂断，腹部上下不通畅，属柣瘕病类。

【原文二十八】

在肠中，左右不化[1]，泄[2]，为唐叚[3]。

【注释】

[1] 左右不化：指阴阳之气所行道路。《素问·阴阳应象论》："左右者，阴阳之道路也。"杨上善曰："阴气右行，阳气左行。"此句意为阴阳失调，脏腑不能运化。

[2] 泄：水泻。

[3] 唐叚：唐，通溏。溏瘕，当为腹胀、大便溏泄、小便不利并见的一种瘕症。《素问·至真要大论》："民病胃脘当心而痛，上支两胁，膈咽不通，饮食不下，舌本强，食则呕，冷泄，腹胀，溏泄，瘕水闭，蛰虫不去，病本于脾。"（据《针灸甲乙经》《类经》，"蛰虫不去"乃误植于此，当别移。）

【语释】

病位在肠中，阴阳失调，脏腑不能运化，便溏水泻，属溏瘕病类。

【原文二十九】

在肠，左右不化，为塞中[1]。

【注释】

[1] 塞中：塞，壅塞。《篇海类编·地理类·土部》："塞，壅也。"《吕氏春秋·权动》："欲锺之心胜，则安风虄之说塞矣。"高诱注："塞，不行也。"中，腹中，腹在人体中部。塞中，大便秘结，简称便秘。指大便在肠道内滞留过久，闭塞数日不通。《伤寒论》中称"大便难""不大便""脾约"等均指此症。《诸病源候论·大便不通候》："大便不通者，由三焦五脏不和，冷热之气不调，热气偏入肠胃，津液竭燥，故令糟粕否结，壅塞不通也。"

【语释】

病位在肠中，阴阳失调，脏腑不能运化，大便在肠道内滞留过久，闭塞数日不通，为塞中病类。

【原文三十】

在肠，有农血[1]，篡、脾、尻、少腹痛、爲肠辟[2]。

【注释】

[1] 农血：即脓血，指大便下脓血。此为痢疾的显著症状之一。《诸病源候论·脓血痢候》："夫春阳气在表，人运动劳役，腠理则开，血气虚者，伤于风，至夏又热气乘之，血性得热则流散，其遇大肠虚，血渗入焉，与肠间津液相搏，积热蕴结，血化为脓，肠虚则泄，故成脓血痢也。"

[2] 篡、脾、尻、少腹痛、爲肠辟：篡，中医学上的人体部位名，与会阴相当。《素问·骨空论》："（督脉）其络循阴器合篡间，绕篡后。"王冰注："督脉别络，自溺孔之端，分而各行，下循阴器，乃合篡间也。所谓间者谓在前阴，后阴之两间也。"《医宗金鉴·刺灸心法周身名位骨度》："篡者，横骨之下，两股之前，相合共结之凹也。"脾，脾脏，内分泌腺之一，在胃之左右侧，有制造、更替红细胞，调节脂肪、蛋白质、碳水化合物等作用。《释名·释形体》："脾，裨也。在胃下，裨助胃气，主代谷也。"尻，臀部。《说文·尸部》："尻，脽也。"段玉裁注："尻今俗云溝子是也。脽，今俗云屁股是也。"少腹，小腹。肠辟，即肠辟。亦见于《居延汉简甲编》1945 简："四月丙寅，病肠辟，庚辰治口。"《武威汉代医简》牍 82 甲："治久泄肠辟臥血口口里口口口口医不能治皆射去方。"肠辟即痢疾。《医宗金鉴》云："肠辟，滞下古痢名。"于豪亮《居延汉简甲编补释》云：肠辟即是痢疾。《素问·通评虚实论》中总结为"肠辟便血""肠辟下白沫""肠辟下农血"三种病候，本条当为后者。

【语释】

病位在肠中，大便下脓血，伴会阴、脾脏、臀部、小腹疼痛，属痢疾之类。

【原文三十一】

食即出[1]，爲泄[2]。

【注释】

[1] 食即出：进食后未经消化很快就排泄出。

[2] 泄：腹泻。《诸病源候论·冷痢候》："冷痢者，由肠胃虚弱，受于寒气，肠虚则泄，故为冷痢。凡痢色青色白色黑，并皆为冷痢，色黄色赤，并是热也。故痢色白，色不消，谓之寒中。"是此症殆为冷痢，即今所云寒湿腹泻或脾虚腹泻，《伤寒论》及《金匮要略》二书中，将腹泻称作"利"或"下利"，腹泻完谷不化者称"下利清谷"。腹泻与痢疾有别。《类证治裁·泄泻门》云："泻由水谷不分，病在中焦，痢以血脂伤败，病在下焦，在中焦者分利脾胃之湿，在下焦者调肝肾之伤。"

【语释】

进食后未经消化很快就排泄出，属腹泻病类。

【原文三十二】

左右血先出，爲脈[1]。

【注释】

[1] 脈：脉痔。肛旁生疮，颗颗发痒，既痒且痛，便时出清血。《诸病源候论·脉痔候》："肛旁生疮，痒而复痛出血者，脉痔也。"马王堆汉墓帛书《五十二病方》有"脉者"，整理小组注："脉，当即脉痔。"《外台秘要》卷二十六引《集验方》及《医心方》卷七引《龙门方》五痔中均有脉痔。

【语释】

阴阳失调，肛旁生疮，颗颗发痒，既痒且痛，便时出清血，属脉痔病类。

【原文三十三】

腸熱而渴，爲塞中[1]。

【注释】

[1] 塞中：大便秘结。（注见前）本条亦即今所云胃肠实热便秘。其常见症状为大便干结，数日不通，腹中胀满，疼痛拒按，面赤身热，日晡热盛，多汗，尿赤，时欲冷饮，口舌生疮，口臭，舌干等。《灵枢·师传》："肠中热，则出黄如糜。"《诸病源候论·热病大便不通候》："夫经发汗，汗出多则津液少，津液少则胃干结，热在胃，所以大便不通。"胃，指肠胃。热病可导致口渴，《诸病源候论·热病口干候》："此由五脏有虚热，脾胃不和，津液渴少，故口干也。"

【语释】

胃肠实热，大便干结，数日不通，腹中胀满，疼痛拒按，面赤身热，日晡热盛，多汗，尿赤，口干渴，时欲冷饮，口舌生疮，口臭，舌干，属塞中病类。

【原文三十四】

□□□□非時而血出[1]，瀟[2]，爲庙[3]，其潰，爲浚[4]。

【注释】

[1] □□□□非时而血出：脱损字内容疑指妇女子宫和阴道，前者为月经产生处，后者为月经流出所经处。非时而血出，月经不按周期流出，即月经不调。临床上常见经行先期，经行后期，先后无定期，过多、过少等。正常人的月经通常一个月来潮一次，经期3～5天，月经是否正常，可以从相隔的日期、经量的多少、色泽的深淡、经血的厚薄等几个方面来判断，如果在月经的期、量、色、质方面有所改变，即属病态。《诸病源候论》有"月水不调候"，另《医宗金鉴·妇科心法要诀·调经门》《景岳全书·妇人规》《济阴纲目·调经门》《女科经论·月经门》等都有关于月经不调病症的论述。

[2] 瀟：读为滴，淋漓，意为液体一点一点地落下。《说文·水部》："滴，水注也。"《玉篇》："潺，滴潺，水下。"

[3] 廇：读为庚，意为月水淋沥不止，阴道像水槽仓，水多而不干枯。《说文·广部》："庚，水槽仓也，从广、臾声。"一说，通"逾"，《玉篇·广部》："古文逾。"意为月经过期不停。本病即"漏下"，指不在行经期间，阴道内出血量少，但持续不断。《诸病源候论·漏下候》："漏下者，由劳伤血气，冲任之脉虚损故也……妇人经脉调适，则月下以时，若劳伤者，以冲任之气虚损，不能制其经脉，故非时而下，淋漓不断，谓之漏下也。"

[4] 其渍，爲浚：渍，浸，泡。《说文·水部》："渍，沤也。"段玉裁注："谓浸渍也。"《玉篇·水部》："渍，浸也。"浚，抒，洩。《说文·水部》："浚，抒也。"《汉书·王豪传》："虽然，敢不略陈愚而抒情素！"颜师古注："抒犹洩也。据症状及病名之文义分析，本病殆为血崩，又称崩中。"《济生方》云："崩漏之疾，本乎一证，轻者谓之漏下，甚者谓之崩中。"《诸病源候论·崩中候》："崩中者，腑脏伤损，冲脉任脉血气俱虚故也……若劳动过度，致腑脏俱伤，而冲任之气虚，不能制其经血，故忽然暴下，谓之崩中。"

【语释】

妇女子宫和阴道内月经不按周期流出，月水淋漓不止，阴道像水槽仓，水多而不干枯，属廇类病症。月水出血多而来势急，形成血崩或崩中者，属浚类病症。

【原文三十五】

弱出白如沐[1]，爲白叚[2]。

【注释】

[1] 弱出白如沐：弱，读为溺，本为小便，此指阴道分泌物。沐，读为沫，液体形成的细泡，浮沫。《玉篇·水部》："沫，水浮沫也。"《广韵·末韵》："沫，水沫。"

[2] 白叚：叚即瘕。《说文·广部》："瘕，女病也。"白瘕，白带。正常情况下，婚女阴道内有少量白色黏液，亦无局部刺激症状，起润滑和保护阴道表面作用。若流出黏液增多，绵绵如带，并有临床其他症状者，称为白带。《素问·痿论》称"白淫"，王冰注："谓白物淫衍如精之状……女子阴器中绵绵而下也。"《诸病源候论》中称"漏下白候"和"白崩"，如"白崩候"，云："白崩者，是劳伤胞络，而气极所为，肺主气，气极则肺虚冷也。腑脏之色白，虚冷劳损极，其色与胞络之间秽液相挟，崩伤而下，为白崩也。"后世称白带。《女科经论·带下门》引缪仲淳语："白带多是脾虚，肝气郁则脾受伤，脾伤则湿土之气下陷，是脾经不守，不能输为荣血，而下白滑之物，皆由肝木郁于地中使然。"

【语释】

阴道分泌物白色浮沫，为白瘕病类。

【原文三十六】

前[1] 出如拳，爲暴[2]。

【注释】

[1] 前：指前阴。《医宗金鉴·妇科心法要诀》有"前阴诸证"。

[2] 暴：意为显露。《孟子·万章上》："暴之于民而民受之。"此处指妇女阴挺病。今统称为子宫脱垂，是指子宫位置低于正常，下垂或出于阴道口外的症状。《诸病源候论》称"阴挺出下脱"，《千金方》称"阴脱""阴癫""阴菌""阴痔"，《叶天士女科》称"子宫脱垂"等，均指此症。因其多发于产后，故又有"产肠不收"之称，《诸病源候论·阴挺出下脱候》："胞络伤损子脏，虚冷气下冲则令阴挺出，谓之下脱，亦有因产而用力偃气而阴下脱者。"《医宗金鉴·妇科心法要诀·前阴诸证》："妇人阴挺，或因胞络损伤，或因分娩用力太过，或因气虚下陷，湿热下注，阴中脱出一物如蛇，或如菌如鸡冠者，即古之颓疝类也。"

【语释】

前阴部子宫位置低于正常，下垂或脱出于阴道口外，属子宫脱垂病类。

【原文三十七】

乳癖，爲醉[1]。

【注释】

[1] 醉：溃。《说文·酉部》："醉，一曰溃也，从酉，从卒。"乳痈亦名妳，《释名·释疾病》："乳痈曰妳。妳，褚也，气积褚不通至肿溃也。"发于乳房部位的痈，今亦称乳痈，即急性乳腺炎，多见于妇女产后。其病或因肝气郁结，胃热壅滞；或因乳汁积滞；或乳儿吸乳时损伤乳头，感染热毒；或产后血虚，感受外邪，以致湿热蕴结、气血凝滞而成。多发于乳房外上方。其症初起硬结胀痛，焮热，伴有恶寒壮热，一周成形，十日左右成脓，若不切开能向外自溃，脓尽收口，少数会形成化脓性瘘管，称为乳漏。《诸病源候论·乳痈候》："肿结皮薄以泽，是痈也。是阳明之经脉，有从缺盆下于乳者，劳伤血气，其脉虚，腠理虚，寒客于经络，寒搏于血，则血涩不通，其血又归之，气积不散，故积成痈，痈气不宣，与血相搏，则生热，热盛乘于血，血化成脓，亦有因乳汁蓄积，与血相搏，蕴积生热，结聚而成乳痈者。"

【语释】

初起硬结胀痛，焮热，伴有恶寒壮热，一周成形，十日左右成脓，若不切开能向外自溃，脓尽收口，属醉病类。

【原文三十八】

字而肠痛[1]，弱[2]而痛，爲血□[3]，□□□□□□□□□□□不能□右爲□[4]。

【注释】

[1] 字而肠痛：字，生育。《说文·子部》："字，乳也。"《广雅·释诂一》："字，生也。"《山海经·中山经》："其上有本，名曰黄棘，黄华而员叶，其广何兰，服之不字。"郭璞注："字，生也。"字而肠痛，即产妇分娩后出现的腹痛和小腹痛症，又名儿枕痛。本症大多由于血瘀、气血虚或感受风寒所致。小腹部可摸到硬块，有明显压痛。常见恶露不畅或不下，

胸腹胀满。《诸病源候论·产后小腹痛候》："此由产后恶露下少，胞络之间有余血者，与气相击搏，令小腹痛也，因重遇冷则血结，变成血瘕，亦令月水不利也。"《校注妇人良方·产后门》："产后腹痛，或因外感五邪，内伤六淫，或瘀血壅滞所致，当审其因而治之。"

[2] 弱：通溺。

[3] 爲血□：脱损字疑为"叚"即"瘕"，血瘕，见本条注[1]所引《诸病源候论·产后小腹痛候》。

[4] 此处缺损过多，不知症状及病名。以前后文义推之，大抵亦属产后病证。

【语释】

产妇分娩后出现的腹痛和小腹痛症，小便即痛，出现血瘕病症，属产后病类。

【原文三十九】

囊癃[1]，爲血積[2]；其癃上下鳴，爲腸積[3]。

【注释】

[1] 囊癃：囊，《说文·橐部》，"囊，车上大橐"。段玉裁注，"云车上大橐者，谓可藏任器于车也……引申之义，凡韬于外者为橐"。此指阴囊。囊癃，即阴囊瘀血肿痛。

[2] 血積：積，即癓。癓，通隤，崩颓，坠下。《说文·阜部》："隤，下坠也。"《释名·释疾病》："阴肿曰隤，气下隤也。又曰疝，亦言诜也，诜引小腹急痛也。"血積，即血疝，亦称疝瘕。指阴囊部位的瘀血肿痛，痛如锥刺，痛处不移，多平素有瘀血，因劳累过度或受寒而诱发。《诸病源候论·五疝候》有"血疝"而无症状描述，本条正可补缺。

[3] 腸積：疑为狐疝，或称"狐疝风"。小肠坠入阴囊，时上时下，平卧或用手推时肿物可缩入腹腔，站立时又坠入于阴囊，如狐之出入无常，故名。类于腹股沟疝。《灵枢·经脉》"狐疝遗溺闭癃"，郭蔼春校注引张子和曰："狐疝，卧则入腹，行立则出腹入囊中，出入上下，与狐相类。"《灵枢·五色》："男子色在于面上，为小腹痛，下为卵痛，其圜直为茎痛，高为本，下为首，狐疝癀阴之属也。"腹痛的表现症状有"腹痛而肠鸣"。参见《诸病源候论·腹痛候》。

【语释】

阴囊瘀血肿痛，属血積病类。小肠坠入阴囊，时上时下，属腸積病类。

【原文四十】

在篡[1]，癃如棗，爲牡痔[2]；其癃有空，汁出，爲牝痔[3]。

【注释】

[1] 篡：人体部位名，即会阴。此处指篡后，即肛门周围。

[2] 癃如棗，爲牝痔：痔，肛门病。《说文·疒部》："痔，后病也。"《素问·生气通天论》："因而饱食，筋脉横解，肠澼为痔。"王冰注："甚饱，则肠胃横满，肠胃满则筋脉解而不属，故肠澼为痔也。"古人认为，"痔"是虫食所致。故《释名·释疾病》云："痔，食

也，虫食之也。"牝痔，马王堆漠墓帛书《五十二病方》云："（牝）痔，有赢肉出，或如鼠乳状，末大本小，有空（孔）其中。"又云："牝痔居窍旁，大者如枣，小者如枣窍者方。"与本条所述症状一致。牝痔即今所谓外痔，生于肛门齿线之外，如皮瓣状，渐渐增大，质地较硬，外表光滑，多不疼痛，无出血，只有异物感。或因感染，肿胀始感疼痛，肿消后如旧。《诸病源候论·牝痔候》："肛边生鼠乳出在外者，时时出脓血者是也。"

[3] 其癃有空，汁出，爲牝痔：空，读为孔，汁，含有某种物质的液体。《说文·水部》："汁，液也。"此处指脓血。牝痔，马王堆汉墓帛书《五十二病方》有"（牝）痔之入窍中寸""牝痔有空（而）乐""牝痔之有数窍，蜕白徒道出者"等症状描述，亦与本条相合，牝痔即内痔，生于肛门齿线以上，为紫红色块状物突出。初期痔核较小，大便时滴出鲜血，不感疼痛，痔核不脱出肛外，中期痔核较大，大便后痔核脱出于肛外，便后入肛内，一般便血较少。后期大便后痔核脱出，甚则咳嗽，远行、久立等情况也会脱出，不易复位。若痔核不能回缩，发生肿痛，甚至因绞窄而肿痛溃烂，以致坏死，或因化脓而续发肛瘘。《诸病源候论·牝痔候》："肛边肿痛而出血者，牝痔也。"《圣济总录》述"牝痔"云："肛边生疮而出者也。"

【语释】

在肛门周围，痔核如枣般大小，皮瓣状，渐渐增大，质地较硬，外表光滑，多不疼痛，无出血，只有异物感，是牝痔。痔核有孔，流出脓血，是牝痔。

【原文四十一】

在胕[1]，疕，赤𡈽[2]，爲𦜏[3]，其疕就就然[4]，爲潞[5]。

【注释】

[1] 胕：胫骨上部。《说文·肉部》："胕，胫尚也。"桂馥《义证》："谓股下胫上也。"

[2] 赤𡈽：𡈽，古同泥，待考。赤𡈽，当指烧伤处赤烂疼痛。

[3] 𦜏：即马王堆汉墓帛书《五十二病方》中之胕𦜏，整理小组曰："𦜏，即燎，炙也。"《一切经音义》卷七："今江北谓炙手为炙燎。"胕𦜏，即小腿烧伤。《广韵·校韵》："𦜏，炙也。"是以胕𦜏即小腿炙疮。《诸病源候论·炎疮急痛候》："夫炙疮脓溃以后，更掀肿急痛者，此中风故也。"一说，疑即臁疮，生于小腿臁骨（今称胫骨）部位的溃疡。患处初起痒痛红肿，搔破则流水成脓，甚则腐烂，严重者也累及骨质，久不收口。

[4] 就就然：即蹵蹵然，惊悚不安貌。《庄子·天述》：子贡蹵蹵然立不安。此处形容臁疮或胕𦜏顽恶不易治，令患者惊悚不安。

[5] 潞：疑读为露，败坏。《方言》卷三："露，败也。"

【语释】

在胫骨上部，创伤烧伤处赤烂疼痛，为臁疮。臁疮或胕𦜏顽恶不易治，令患者惊悚不安，为潞。

【原文四十二】

在踝下，癃，爲瘻[1]。

【注释】

[1] 瘻：有浸淫、漫延之义。《灵枢·痈疽论》中有称"走缓"或"四淫"者："发于内踝名曰走缓，其状痈也，色不变，数石其输而止其寒热，不死。发于足上下，名曰四淫，其状大痈。"古时痈、疽区分不严。《诸病源候论·疽候》："又，肿一寸至二寸，疖也，二寸至五寸，痈也，五寸至一尺，痈疽也。"故疑本症即今所云"足踝疽"，因疽发于踝关节，故名。以先起于内踝者为多见，常初病即有寒热往来，踝部红肿热痛，疼痛程度逐渐加重，关节线上有明显压痛，常可见由内侧踝关节向外侧穿破，或由外侧踝关节向内侧穿破。约一个月左右化脓，溃后较难收口，收口后也往往因关节组织破坏，严重影响踝关节功能。

【语释】

在踝关节下部，发为痈，常初病即有寒热往来，踝部红肿热痛，疼痛程度逐渐加重，关节线上有明显压痛，常可见由内侧踝关节向外侧穿破，或由外侧踝关节向内侧穿破。属于瘻病类。

【原文四十三】

在足下，爲殿[1]。

【注释】

[1] 殿：末后。《广雅·释诂四》："殿，后也。"《汉书·宣帝纪》："丞相御史课殿最以闻。"颜师古注："殿，后也。"从患病部位分析，本症殆即跰𪓟，足病。《庄子·大宗师》："其心闲而无事，跰𪓟而鉴于井。"疏注："跰𪓟，曳疾貌，言曳疾力行。"跰，同胼。跰𪓟，疑为胼胝，指手足皮肤肌肉变形，每与劳动摩擦有关。《诸病源候论·手足发胝候》："人手足忽然皮厚涩而圆短如茧者，谓之胼胝。此由血气沉行，不荣其表，故皮涩厚而成胼胝。"一说或即脚跟颓，同前书"脚跟秃候"："腿跟颓者，足跟忽痛，不得着地，世呼为脚跟颓。"

【语释】

在足部，足皮肤肌肉变形，属殿病类。

【原文四十四】

内瘅[1]，身痛，艮蚤黄[2]，爲黄瘅[3]。

【注释】

[1] 内瘅：瘅，通疸。朱骏声《说文通训定声·干部》："瘅，假借为疸。"《素问·玉机真藏论》："发瘅，腹中热，烦心出黄。"王冰注："脾之为病，善发黄瘅，故发瘅也。"《山海经·西山经》："有兽焉，其状如狸……服之已瘅。"郭璞注："瘅，黄瘅病也。"内瘅即内黄，亦称阳黄，因脾胃积热、湿热之毒炽盛、灼伤津液、内陷营血、邪入心包所致。多属

急性，其症状，初起有寒热，面目及皮肤黄色鲜明，伴有口苦口干、胸闷便秘、小便浓赤、舌质红、苔黄腻等症。《诸病源候论·内黄候》："热毒气在脾胃，与谷气相搏，热蒸在内不得宣散，先心腹胀满，气急，然后身面悉黄，名为内黄。"

[2]艮蚤黄：艮，同眼。《说文·匕部》："艮，很也，从匕，目。"眼，同眼。《玉篇·目部》："眼，《字书》眼字。"《集韵·产韵》："眼，《说文》'目也'。古作'眼'。"蚤，通爪。此处指指甲和趾甲。《集韵·巧韵》："叉，或作蚤，通作爪。"眼爪黄，意为眼珠，指（趾）甲发黄。

[3]黄瘅：即黄疸，以身黄、目黄、小便黄为主要症状。由于脾胃湿邪内蕴，肠胃失调，胆液外溢而引起。临床上分阳黄和阴黄两大类。内瘅疑即病阳黄。《诸病源候论·黄病候》云："黄病者，一身尽痛……"又云："黄疸之病，此由酒食过度，腑脏不和，水谷相并，积于脾胃。复为风湿所搏，瘀积不散，热气郁蒸，故食已如饥，令身体面目及爪甲小便尽黄，而欲安卧。"《医宗金鉴·幼科杂病心法要诀·黄疸门》："黄疸，湿热郁蒸成，遍身皆黄，及目睛。"

【语释】

内黄，身痛，眼珠、指（趾）甲发黄，属黄疸病类。

【原文四十五】

身、面、足、胕尽盈[1]，爲廬張[2]。

【注释】

[1]盈：充满。《广雅·释诂四》"盈，充也"，此处意为肿大。

[2]廬張：通"肤张"，参借前文原文二十六中"廬張"注。《灵枢·水肿》："黄帝曰，肤张何以候之？岐伯曰，肤张者，寒气客于皮肤之间，空空然不坚，腹大尽肿，皮厚，按其腹，皆然而不起，腹色不变。此其候也。"此乃脾肾阳虚，不能运化水湿所致。亦即《金匮要略》中之"水气"。《诸病源候论·水通身肿候》："水病者，由肾脾俱虚故也。肾虚不能宣通水气，脾虚又不能制水，故水气盈溢，渗入皮肤，流遍四支，所以通身水肿也。"

【语释】

身、面、足、胫骨上部等通身水肿，属于肤张病类。

【原文四十六】

腹盈，身、面、足、胕尽肖[1]，爲水[2]。

【注释】

[1]肖：细微，衰微。《方言》卷十二："肖，小也。"《庄子·列御寇》："达生之情者傀，达于知者肖。"王念孙《杂志》："肖与傀正相反，言任天则大，任智则小也。"

[2]水，即单腹胀大。腹部肿大，而躯体四肢背消瘦，称为单腹胀大。《素问·腹中论》

称为鼓胀。此外，尚有水胀、单鼓、大腹水肿等名。本症与肤张之区别在于：肤张周身肿满，本症肿胀在腹，四肢不肿，严重时才见四肢尽肿。《诸病源候论·大腹水肿候》："夫水肿病者，皆由荣卫否涩，肾脾虚弱所为。而大腹水肿者，或因大病之后，或积虚劳损，或新热食竟，入于水自渍其浴，令水气不散流溢肠外，三焦闭塞，小便不通，水气结于内，乃腹大而肿，故四肢小，阴下湿，手足逆冷，腰痛上气，咳嗽烦疼，故云大腹水肿。"

【语释】

腹部盈满水肿，身、面、足、胫骨上部微肿，属水病类。

【原文四十七】

身痛[1]，面盈[2]，爲風[3]。

【注释】

[1] 身痛：指周身疼痛。《伤寒论》中亦有"身疼""身体痛"等名称记载。属"风邪中人"的显著症状之一。

[2] 面盈：头面部肿大。《吕氏春秋·尽数》："处头则为肿为风。"《素问·平人气象论》："面肿曰风。"《医学心悟》："凡面上浮肿而身痛者，风也。"

[3] 风：中医理论列为六淫之一，常与其他病邪结合而致病。《素问·风论》："风者，百病之长也，至其变化，乃为他病也，无常方，然致有风气也。""风者善行而数变，腠理开，则洒然寒，闭则热而闷。其寒也，则衰饮食；其热也，则消肌肉。"本条所述当为"风水"，为水肿证候类型之一。主要表现为发病急骤，脉浮，骨节疼痛，发热恶风，水肿以头面为甚；多由风邪侵袭，脾肾气虚，肺气失于肃降，通调水道的功能受阻，水气不行所致。

【语释】

身痛，头面部肿大，属风病类。

【原文四十八】

頭身痛，汗不出而渴，爲温[1]。

【注释】

[1] 温：温病是对感受四时不同的温邪所引起的多种急性热病的总称。古代对于热病，多用温病一语以概括；后人有认为热轻者为温，重者为热，但实质上是一致的，故温与热往往互称，又统称为温热病。其临床特点是发病较急，初起多见热偏盛，而且容易化燥伤阴。《素问·热论篇》："凡病伤寒而成温者，先夏至日者为病温。"《诸病源候论·伤寒候》："冬时严寒，万类深藏，君子固密，则不伤于寒。触冒之者，乃名伤寒耳。其伤于四时之气者，皆能为病，而伤于寒为毒者，以其最为杀厉之气也，即病者伤寒，不即病者，其寒毒藏于肌骨中，至春变为温病。"

【语释】

头身痛，未出汗而口渴者，为温病病类。

【原文四十九】

身寒热，渴，四節[1]痛，爲瘧[2]。

【注释】

[1] 四節：四肢。

[2] 瘧：古代统称疟疾，以寒战、壮热、定期发作为特点，古人从实践中观察到本病发于夏秋季节及山林地带，蚊虫容易滋生繁殖的时候和环境，认为病因是夏季感受暑邪或接触山岚瘴气，或因受寒湿之邪而引起。《诸病源候论·疟疾候》："夫疟疾者，夏伤于暑也……以疟之始发，先起于毫毛，伸欠乃作，寒栗鼓颔，腰脊俱痛，寒去则外内皆热，头痛而渴欲饮。"

【语释】

身体寒战，壮热，定期发作，口渴，腰脊痛，为疟疾病类。

【原文五十】

身病養[1]，農出[2]，爲騷[3]。

【注释】

[1] 養：读为痒。

[2] 農：读为脓。

[3] 騷：读为瘙，疥疮。玄应《一切经音义》卷十五引《仓颉篇》："瘙，疥也。"《玉篇·疒部》："瘙，疥瘙。"《急就篇》第四章："疥疠痴聋盲。"颜师古注："小虫攻皮肤，灌错如鳞介也。"《广韵·怪韵》："疥，疥疮。"疥疮多生于手指，尤以指缝为最，刺痒难忍。其发病是由于疥虫潜入皮肤，辗转攻行，引致患部发痒钻刺，甚则传遍肢体。有因抓挠破皮而继发感染者，多成脓窝疥。《诸病源候论·疥候》："疥者，有数种，有大疥，有马疥，有水疥，有干疥，有湿疥。多生手足，乃至遍体……"

【语释】

身体瘙痒，有脓排出，属疥疮病类。

【原文五十一】

四節疕如牛目[1]，麋突[2]，爲属[3]。

【注释】

[1] 四節疕如目：本条所述为身疕症状恶化，四肢白疕变为脓疮，大如目。马王堆汉墓帛书《五十二病方》"身疕"条："行山中而疕出其身，如牛目，是谓曰口。"

[2] 麋突：麋，烂，溃烂。《素问·气厥论》："上为口麋。"王冰注："麋，谓烂也。"突，穿，穿孔。《玉篇·穴部》："突，穿也。"《左传·襄公二年》："宵突陈城，遂入之。"杜预

注："突，穿也。"这里指脓溃烂。

[3] 厲：通疠，恶疮。《山海经·西山经》："有鸟焉……其名曰肥遗，食之已疠。"郭璞注："疠，或曰恶创。"身疕即银屑病恶化溃烂后，经久难愈，故云疠。一说：麋突即眉突，疠，指疠风，即今所称麻风。参见《睡虎地秦墓竹简·封诊式》"厉"条注。

【语释】

身疕症状恶化，四肢白疕变为脓疮，大如目，溃烂穿孔，属疠病病类。

【原文五十二】

身时僨[1]，沫出，羊鸣[2]，□□□□見[3]，不能息，爲瘛[4]；反折[5]，爲間[6]。

【注释】

[1] 身时僨：僨，仆倒。《尔雅·释言》："僨，僵也。"郭璞注："却偃。"邢昺疏："僨谓之僵，皆仰偃也。"《左传·昭公十三年》："牛虽瘠，僨于豚上，其畏不死？"杜预注："僨，仆也。"

[2] 沫出，羊鸣：口吐涎沫，发出如羊的叫声。此为癫痫发作时的特点。

[3] □□□□見："見"前脱损数字，从前后文义推之，当指眼珠上翻一类症状。马王堆汉墓帛书《五十二病方》"婴儿瘛"条："婴儿者瘛，目繲繲然。"整理小组："目繲，疑即目系。目繲繲然，当指眼珠上翻。"亦即后世描述癫痫时所云之戴眼。

[4] 瘛：小孩瘛疭病，即小儿急惊风。《说文·疒部》："瘛，小儿瘛疭病也。"段玉裁注："今小儿惊病言，瘛之言掣也，疭之言纵也。"《急就篇》卷四说："痈疽瘛疭痿痹寝。"颜师古注："瘛疭，小儿之疾，即今痫病也。"《素问·玉机真藏论》："病筋脉相引而急，病名曰瘛。"余岩《古代疾病名候疏义》："瘛疭者，痉挛牵引之谓……小儿最易发痉挛痫惊，遂谓之小儿病也。"

[5] 反折：即身反向后，称角弓反张，可见于惊风、破伤风。《灵枢·终始第九》："太阳之脉，其绝也，戴眼，反折，瘛疭。"汪昂曰："反折，谓身向后翻。"

[6] 間：读为痫，癫痫，又称举痫风。本症是一种发作性神志异常的疾病。其特征为发作时突然昏倒，口吐涎沫，两目上视，四肢抽搐或发出猪羊的叫声，醒后除感觉疲乏外，一如常人，往往不定时地反复发作。《诸病源候论·痫候》："痫者，小儿病也。十岁以上为癫，十岁以下为痫。其发之状，或口眼相引，而目睛上摇，或手足掣纵，或背脊强直，或颈项反折。"

【语释】

突然昏倒，口吐涎沫，发出猪羊的叫声，两目上视，不能停止，为小儿急惊风；角弓反折，为癫痫。

第二节　张家山汉墓简书《脉书二》

【原文一】

鉅陽之脉[1]，毃於踵外踝中[2]，出胳衷[3]，上穿臀，出厓中[4]，夾脊，出於項，上頭角[5]，下顏，夾頯[6]，毃目内廉[7]。

是動則病[8]，沖頭[9]，目以脫，項以伐[10]，胸痛，要以折[11]，脾不可以運[12]，肱如結[13]，腨如裂[14]，此爲踵蹷[15]，是鉅陽之脈主治。

其所之病，頭痛，耳聾，項痛，瀟强[16]，瘧[17]，北痛[18]，要痛，尻痛[19]，痔[20]，肱痛[21]，腨痛，足小指蹕[22]，爲十二病。

【注释】

[1] 鉅陽之脉：《阴阳十一脉灸经》甲本作"鉅陽脈"，《灵枢·经脉》《针灸甲乙经》卷二作"膀胱足太陽之脈"，《脉经》卷六作"足太陽之脈"。鉅，同巨，大。鉅陽脈，即太陽脉，此指足太阳脉。

[2] 毃於踵外踝中：《灵枢·经脉》《脉经》卷六、《针灸甲乙经》卷二均作"出外踝之後"。毃，通"系"，系结。踵，足底最后处，即足后跟。外踝，即腓骨端外高骨。这句意为系结在足跟外踝之中。

[3] 出胳衷：《足臂十一脉灸经》作"出於胳"。《甲本》作"出郄中"。《灵枢·经脉》《脉经》卷六、《针灸甲乙经》卷二均作"入膕中"。胳，即郄，后世常写作郄。郄中，即胭窝中部。

[4] 出厓中：《灵枢·经脉》《脉经》卷六、《针灸甲乙经》卷二均作"過髀樞"。厓，通厌。厌中，即股骨大转子处，即现今的环跳穴处。

[5] 上頭角：《灵枢·经脉》《针灸甲乙经》卷二均作"上額交巔"。《脉经》卷六作"上額交巔上"。頭角，即额角，额前发际向左右下方曲折的部位。

[6] 夾頯：《足臂十一脉灸经》作"之鼻"。頯，鼻茎，即鼻上端凹陷处，又名鼻山根。

[7] 毃目内廉：《足臂十一脉灸经》作"貫目内漬"。《灵枢·经脉》《脉经》卷六、《针灸甲乙经》卷二均作"起于目内眦"。廉，即侧或面的意思。

[8] 是動則病：指外邪影响经脉发生的病症，后文"其所生病"，指本经脉自生出现的病变。

[9] 沖頭：《甲本》作"潼，頭痛"。《灵枢·经脉》《脉经》卷六、《针灸甲乙经》卷二均作"病沖头痛"。冲，借为肿，肿头，太阳脉病症。

[10] 目以脫，項以伐：《灵枢·经脉》《脉经》卷六、《针灸甲乙经》卷二均作"目似

脱，项似拔"。以，通似。

[11] 要以折：《灵枢·经脉》、《脉经》卷六均作"腰似折"。《针灸甲乙经》卷二作"脊腰似折"。要，通腰。

[12] 脾不可以運：《灵枢·经脉》、《脉经》卷六均作"髀不可以曲"。《针灸甲乙经》卷二作"不可以曲"。脾，同髀。大腿，此指髋关节。脾不可以運，意为髋关节不能转动。

[13] 胧如结：本经所述是动病从头至足，脾下不当有胁，当依《阴阳十一脉灸经》甲本改作"腘"。膝盖后面的脚弯。

[14] 腨如裂：腨，《灵枢·经脉》作"踹"，指小腿肚子。

[15] 此爲踵蹶：踵，《阴阳十一脉灸经》甲本作"踝"。《灵枢·经脉》、《脉经》卷六均作"是为踝厥"。蹶通厥，常见四肢寒冷，实为气衰于下，逆行于上所致。踵蹶，由外踝逆行而上导致的厥症。

[16] 潇强：此处疑为项脊强。

[17] 瘧：疟疾。

[18] 北痛：通背。

[19] 尻痛：指从骶骨以下到尾骶骨部分的通称。

[20] 痔：《说文·疒部》云"痔，后病也"。肛门病，通称痔疮。

[21] 胘痛：通郄，膝关节。

[22] 足小指踺：通痹。指因风寒湿侵犯肌体引起关节或肌肉肿大和麻木的症状。

【语释】

太阳脉，系结在足跟外踝之中，上行，直入腘窝中部，穿过臀部，到达股骨大转子处，挟着脊柱两旁，一直穿过颈部，到达额角，从额角折入前额，沿鼻骨下行，连缀在内眼角。该脉被外邪侵扰，会出现如下症状：头肿，眼珠像要脱落一样疼痛，颈项像被砍掉一样疼痛，脊柱痛，腰痛似被折断，髋关节不能扭动，膝腘关节后部像被绳索拴住，小腿肚像被撕裂开。这是本脉由外踝逆上而行的厥证，凡此都要以太阳脉为主治疗。本脉自生的病变有头痛，耳聋，颈项痛，项脊强直，疟疾，背痛，腰痛，骶骨到尾椎骨痛，痔疮，膝关节痛，小腿肚痛，足小趾不能动弹，共十二种病症。

【原文二】

少陽之脈，骹於外踝之前廉 [1]，上出魚股之外 [2]，出脅上，出耳前。

是動則病，心與脅痛 [3]，不可以反瘷 [4]，甚則無膏 [5]，足外反 [6]，此爲陽厥 [7]，（是）少陽脈（主治）。

（其）所產病，□□（痛），□痛，項痛 [8]，脅痛，瘧，汗出 [9]，節盡痛 [10]，脾廉 [11] 痛，魚股痛，郄 [12] 外廉痛，晨塞（寒）[13]，足中指踺 [14]，爲十二病，及溫 [15]。

【注释】

[1] 前廉：前侧。

[2] 魚股：应指股部前面的股四头肌，屈膝时状如鱼形。

[3] 心與脅痛：为少阳经脉邪气盛所致。《素问·缪刺论》："邪客于足少阳之络，令人胁痛。"《素问·脉解篇》："九月阳气尽而阴气盛，故心胁痛也。"

[4] 反瘛：反，翻转。《说文·又部》："反，覆也。"瘛，从疒，与稷音近相通。稷，借为侧，偏卧。反侧，即翻身。

[5] 甚則無膏：膏，《说文》曰"膏，肥也"。无膏，指全身皮肤失去润泽。

[6] 足外反：足外翻。

[7] 陽厥：足少阳脉气厥逆所致病候。太阳脉踵厥多为寒厥。少阳脉厥多为热厥。《灵枢·寒热病》："热厥取足太阴、少阳。"《素问·厥论》："阴气衰于下，则为热厥。"张介宾曰："热厥者，阳邪有余，阴气不足也，故当取足太阴而补之，足少阳而泻之。"

[8] 据《灵枢》《脉经》《针灸甲乙经》诸书，缺字当指头、面部病证。

[9] 汗出：《素问·评热病论》云"阴虚者，阳必凑之，故少气时热而汗出也"。是以知汗出为三阳病。

[10] 節盡痛：本经脉所经过的关节都要疼痛。

[11] 髀廉：髋部边缘。

[12] 骹外廉：骹，同膝。指股胫相接之处，膝外廉，膝外侧。

[13] 晨塞（寒）：当从《阴阳十一脉灸经》甲本改作"振塞"。恶寒战栗。

[14] 蹛：通"痹"，见前注。

[15] 及温：疑指与温病有关。

【语释】

少阳脉，系结在外踝前缘，上行，穿过大腿外侧，从胁部出来，止于耳前。该脉被外邪侵扰，会出现下列症状：心和胁痛，不能翻身，更为严重的会全身皮肤失去润泽，足向外翻。这是本脉逆行而上的厥证，要以少阳脉为主来治疗。该脉自生的症状有：（缺字，不详）痛，（缺字，不详）痛，颈项疼痛，胸侧疼痛，疟疾，汗出，本脉经过的关节都疼痛，髋关节外侧痛，大腿外侧痛，膝部外侧痛，恶寒颤抖，足中指不能动弹，共十二种病，或温病。

【原文三】

陽明之脈，毄於骭骨[1]之外廉，循[2]骭而上，穿臏[3]，出魚股之廉，上穿乳[4]，穿頰[5]，出目外廉，環顏[6]。

是動則病，灑灑病塞（寒）[7]，喜信[8]，數吹[9]，顏墨[10]，病種[11]，至則惡人與火[12]，聞木音則狄然驚[13]，心惕然，欲獨閉戶牖[14]而處，病甚則欲乘高而歌[15]，棄衣而走[16]，此爲骭蹷[17]，是陽明脈主治。

其所產病，顏痛，鼻肌[18]，領疢[19]，乳痛，膺痛[20]，心與肤[21]痛，腹外種，腸痛，菽□[22]，柎[23]上踝，爲十二病[24]。

【注释】

[1] 骭骨：胫骨。《尔雅·释训》："骭疡为微。"注："骭，脚胫也。"

[2] 循：顺着、沿着。《说文·彳部》："循，行顺也。"

[3] 膑：同髌。指髌骨，亦即膝盖。《集韵·准韵》："髌或从肉。"

[4] 上穿乳：乳房中有乳中穴和乳根穴，均属足阳明胃经。此处殆指乳根，在乳中下一寸处，仰而取之主胸痛、乳痛、臂痛，与后所产病同。

[5] 頰：脸颊。位于耳前颧骨外的部位。《说文》："颊，面旁也。"《释名·释形体》："颊，夹也，面部称也。"

[6] 環顏：颜，额部。《广雅·释亲》："颜，额也。"環顏，环绕额部。

[7] 灑灑病塞（寒）：塞，当据《甲本》改作"寒"。灑灑，发冷的样子。《素问·诊要经终论》："令人灑灑时寒。"王冰注："灑灑，寒貌。"洒洒病寒，同洒洒振寒，形容病人阵阵发冷的样子。

[8] 喜信：信，当从《脉经》卷六、《针灸甲乙经》卷二改作"伸"。喜伸，好伸展腰肢。

[9] 數吹：吹，通欠，张口打呵欠。《说文·欠部》："欠，张口气悟也。"杨上善注："凡欠及多伸，或为阳上阴下，人之将卧，阴阳上下相引，故数欠。"数欠，接连打呵欠。

[10] 顏墨：颜，额部中央部分。墨，黑。《尔雅·释器》："墨，黑也。"黑为水色，阳明病，水气侮之，故见颜黑。

[11] 種：通腫。肌肉浮胀，如水肿。《释名·释疾病》："腫，锺也，寒热气所锺聚也。"

[12] 至則惡人與火：恶人與火，讨厌见到人和火光。《素问·阳明脉解》："阳明厥则喘而惋，惋则恶人。"

[13] 聞木音則狄然驚：木音，树木发出的声音。狄，读为惕。惕然，惊恐的样子。《素问·阳明脉解》："阳明者胃脉也，胃者土也，故闻木音而惊者，土恶木也。"

[14] 牖：牖，窗户。

[15] 病甚則欲乘高而歌：乘，登，上。《素问·阳明脉解》："四肢者，诸阳之本也，阳盛则四肢实，实则能登高也。"

[16] 棄衣而走：热盛于身的表现。

[17] 骭蹷：阳明脉之气自胫上逆而引发的病证。

[18] 鼻肌：肌，通衄。鼻衄，鼻流清涕。《诸病源候论·鼻涕候》："夫津液涕唾得热即干燥，得冷则流溢不能自收，肺气通于鼻，其臟有冷，冷随气入，乘于鼻，故使津涕不能自收。"

[19] 领疚：领，颈项。疚，热病。段玉裁注："其字从火，故知为热病。"领疚，疑指颈痛一类病证，多发于颈两侧。多由风热温毒或风湿挟痰等壅结少阳，阳明经络，其症初起发热恶寒，颈项强痛，逐渐红肿高起、肿痛加剧。

[20] 脊痛：脊，通脘，胃脘。

[21] 肤：胸侧，指腋下胁上空软部分。

[22] 郄□：《足臂十一脉灸经》作"膝中種"。《阴阳十一脉灸经》甲本作"膝跳"。《针灸甲乙经》卷二作"膝腫種痛"。跳，训蹶，意为僵直。

[23] 柎：通跗，足背。《玉篇·足部》："蹶，僵也。"

[24] 爲十二病："二"字为衍文。为十病，包括颜痛、鼻鼽、领疚、乳痛、脊痛、心与肤痛、腹外肿、肠痛、郄跳、柎上蹶。

【语释】阳明脉，系结在胫骨外侧，顺着胫骨向上，穿过膝盖骨，从大腿外侧出来，向上穿过乳根，经过颧骨，从外眼角出来，环绕前额外缘。该脉被外邪侵扰，会出现下列症状：冷得发抖，喜欢伸展腰肢，不断打呵欠，前额呈黑色，肿胀，病发时讨厌见到人和火光，听到树木发出的响声就惊恐不安，心中咚咚直跳，想关窗闭户一人独自居处，病情严重时想登上高处放声高歌，脱弃衣服而奔跑不停，这就是本脉沿着胫骨逆行而上的厥证。凡此都要以阳明脉为主来治疗。本脉自生的病变有额痛、鼻流清涕、乳房痛、胃脘痛、心和胸侧痛、腹外肿大、肠痛、膝盖僵直、足背不能动弹，共十种病证。

【原文四】

肩脉，起於耳後，下肩[1]，出肘[2]内廉，出臂外館上[3]，乘手北[4]。

是動則病，領種不可以顧[5]，肩以脱，臑以折，是肩脈主治。

其所產病，領痛，腆蹶[6]，肩痛，肘外痛，爲四病。

【注释】

[1] 肩：人颈下与两臂相连的部分。

[2] 肘：上臂与下臂交接处可以弯曲的部分。《说文·肉部》："肘，臂节也。"

[3] 出臂外館上：臂，胳膊，自腕至肩的部分。館，通腕，指手腕。《说文·肉部》："臂，手上也。"

[4] 手北：即手背。

[5] 領種不可以顧：種，读为肿。顧，回头看。《说文》："顾，还视也。"

[6] 腆蹶：即喉痹，喉闭。喉中因红肿而闭塞不通一类病证。

【语释】

肩脉，从耳后起始，下行，经肩部，进臑部内侧，从臂外手腕上出来，登上手背。本脉被外邪侵扰，会出现下列症状：颈项肿痛不能回头看视，肩如同脱落一样疼痛，臑骨像被折断，这要以肩脉为主来治疗。该脉自生的病变有头项疼痛、喉咙闭塞不通、肩痛、肘外侧痛，共四种病症。

【原文五】

耳脉，起手北，出臂外廉兩骨之間[1]，上骨[2]下廉，出肘中[3]，入耳中。

是動則病，耳煇煇焞焞[4]，益種[5]，是耳脉主治。

其所產病，目外際痛[6]，頰痛，耳聾，爲三病。

【注释】

[1] 兩骨之間：此处指从腕至肘的尺骨和桡骨之间。

[2] 上骨：尺骨在下，桡骨在下，故当指桡骨。

[3] 出肘中：从肘部的肱骨出来。

[4] 煇煇焞焞：义同《阴阳十一脉灸经》甲本之"煇煇腪腪"、《阴阳十一脉灸经》乙本"煇煇諄諄"、《灵枢·经脉》之"渾渾焞焞"。形容听觉混沌不清。

[5] 益種：即嗌腫。嗌，吞咽。嗌腫，即咽喉肿痛不能纳唾与食。

[6] 目外際：指上下眼睑在颞侧联结的部位，即外眼角。

【语释】

耳脉，从手背起始，上行，由臂外侧尺骨、桡骨之间出来，沿着肱骨下缘，从肱骨出来后，进入耳内。该脉被外邪侵扰，会出现下列症状：耳聋，听不清楚，咽喉肿，这要以耳脉为主来治疗。该脉自生的病变有外眼角痛、颧骨外侧痛、耳聋，共三种病证。

【原文六】

齒脉，起於次指與大指上[1]，出臂上廉[2]，入肘中，乘臑[3]，穿頰，入齒中，夾鼻。

是動則病，齒痛，朏種，是齒脉主治。

其所產病，齒痛，朏種，目黃[4]，口乾，臑痛，爲五病，及□□。

【注释】

[1] 次指與大指上：大指与次指间的虎口穴。

[2] 出臂上廉：臂，据后有"入肘中，乘臑"，这里的"臂"当指手腕至肘之间的桡骨和尺骨。

[3] 臑：肱部。

[4] 目黃：目内白睛呈黄色，因风气与阳明入胃，循脉而上至目内眦所致。

【语释】

齿脉，起始于食指和大指之上，上行，沿着上肢外侧前缘，进入肘部，登上肱部，穿过颧骨，进入牙齿中，挟着鼻部。

该脉被外邪侵扰，会出现下列症状：牙齿痛，眼眶下缘肿大，这都要以齿脉为主来治疗。

该脉自生的病变有牙齿痛，眼眶下缘肿，眼黄，口干，肱部痛，共五种病症，及（缺字，不详）。

【原文七】

泰陰之脈[1]，是胃脈殹，被胃下[2]出魚股之陰下廉，膇上廉，出內踝[3]之上廉。

是動則病，上走心[4]，使腹張[5]，善噫，食欲歐，得後與氣則（快然衰）[6]，是泰陰之脈主治。

其所產病，獨[7]心煩死，心痛與腹張死，不能食，者臥，強吹[8]，此三者同則死；唐泄死[9]，水與閉同[10]則死，爲十病[11]。

【注释】

[1] 泰陰之脈：即太阴之脉。

[2] 被胃下：覆盖在胃的下面。

[3] 内踝：踝，胫骨下端两侧隆起的高骨曰踝，内踝，踝之位于足内侧者。

[4] 上走心：指胃气上注入心中，使心下急迫，欲噫。

[5] 腹張：張，读为胀，即腹胀。

[6] 善噫，食欲歐，得後與氣則（快然衰）：噫，噫气，又称"嗳气"，胃里的气体从嘴里并发出的声音。即俗云打饱嗝。歐，同呕，呕吐。後，本指肛门，此处指大便。氣，矢气，俗称屁。得後與氣，意为解了大便和放屁以后。快，乐。衰，病情有所减退，病情好转。

[7] 獨：只，仅仅。

[8] 强吹：吹，借为欠，即呵欠。强欠，想打呵欠而不能。

[9] 唐泄死：唐，读为溏。溏泄，即腹泻，其症状为泄下黏垢秽。

[10] 水與閉同：水，水肿。閉，小便不通。

[11] 十病：包括一独心烦死，二心痛，三腹胀，四不能食，五不能卧，六强欠，七不能食、不能卧、强欠同时出现，八溏泄，九水肿，十小便不通。

【语释】

太阴脉，即胃脉，覆盖在胃下，下行，从大腿鱼股背后下侧出来，行进到小腿肚上缘，止于内踝上侧。该脉被外邪侵扰，会出现下列症状：胃气往上涌，直冲于心，腹内发胀，常常嗳气，一进食就想呕吐，只有在解了大便和打屁后，才会产生舒服感，同时觉得病情已好转，这都要以太阴脉为主来治疗。该脉自生的病变有心烦而死；心痛和腹胀而死；吃不下食物，不能安睡，想打呵欠而打不出，这三种症状同时出现则为死症；大便溏而死，水肿与尿闭同时出现则为死症；共十种病证。

【原文八】

厥陰之脈，殼於足大指叢毛之上[1]，乘足枓上廉[2]，（去內踝一寸，上踝五寸而出太陰之後，出魚股內廉，）（《陰陽十一脈灸經》甲本），觸少腹[3]，夾紝旁。

是動則病，丈夫則瀆山[4]，婦人則少腹種[5]，要痛，不可以卬[6]，則嗌乾，面驪[7]，是蹶陰之脉主治。

其所产病，热中^[8]，癃^[9]，癀，扁山^[10]，爲五病。五病有而心煩死，勿治殹；有陽（脈）與之俱病，可治也。

【注释】

[1] 叢毛之上：足大趾爪甲后的汗毛丛生处。

[2] 乘足柎上廉：柎，同跗，足背。足跗上廉，即指足胫。《玉篇·足部》："跗，足上也。"

[3] 觸少腹：觸，接触。少腹，小腹。

[4] 癀山：癀，通颓。山，通疝。颓疝，疝气之一种，其症状为阴囊肿大、疼痛或肿结坚硬。

[5] 少腹穜：即小腹肿。妇女疝病。

[6] 不可以印：印，读为仰，俯仰，不可以印，形容呼吸不畅、憋气难受、坐卧不安的样子，为妇科病。

[7] 面驪：驪，深黑色。面驪，面部变黑，失去健康人应有的光泽。为一种病态。

[8] 熱中：中，人体中部，五脏所在之位置。

[9]癃：读为癃，小便不畅，即淋漓点滴而出。

[10] 扁山：扁，读为偏，指阴囊偏坠。山，读为疝。偏疝，即气疝，该症因急哭气郁于内所致，其症状上连肾俞，下及阴囊，偏坠而肿痛，遇怒则发病，气平则如常人。

【语释】

厥阴脉，系结在足大趾背汗毛丛之处上面，登上足背上缘，（在距内踝前一寸处，上行至离内踝五寸处，交叉到太阴脉后面，往上，从大腿鱼股内侧出来），抵达小腹，挟着肺部，到达内眼角。该脉被外邪侵扰，会出现下列症状：男子阴囊肿大，妇人小腹肿胀，腰痛而不能前俯后仰，严重的会出现咽喉干渴、面色深黑，这都要以厥阴脉为主来治疗。该脉自生的病变有热邪滞留于肠胃而不得散发、小便不通畅、阴囊肿大、阴囊偏坠气疝等共五种病证。五种病证同时出现而又心烦不安者，为死症，不必再治疗；若是有阳脉与它们同时出现，则可以治疗。

【原文九】

少陰之脉，觳於内踝之外廉，穿腨，出膕中央，上穿賈之内廉，觳於臀，夾舌本。

是動則病，愲愲如亂^[1]，坐而起，則目盳如無見^[2]，心如縣^[3]，病飢，氣不足^[4]，善怒，心狄狄恐人將捕之^[5]，不欲食，面黯如炰色^[6]，欬則有血，此爲骨蹶，是少陰之脈主治。

其所产病，口熱^[7]，舌柝^[8]。嗌乾^[9]，上氣^[10]，饐^[11]，嗌中痛，癉^[12]，耆卧^[13]，欬^[14]，音^[15]，为十病。

【注释】

[1]愲愲如亂：愲愲，通喝喝，形容哮喘声。

[2] 目䀮如无見：䀮，蒙昧不明。此句指两眼蒙昧好像什么都看不见。

[3] 心如縣：心像被悬吊着。张介宾曰："心肾不交，则精神离散，故心如悬。"

[4] 氣不足：氣，指上气。

[5] 善怒，心狄狄恐人將捕之：善怒、容易发怒。狄狄，读为惕惕，惊恐不安貌。

[6] 面黯如炲色：炲，灯烛余烬。形容面色暗黑如烛灭后的焦炭。

[7] 口熱：口中发热。

[8] 舌柝：柝，读为坼，裂。舌柝，舌干裂，燥裂。《说文·土部》："坼，裂也。"

[9] 嗌乾：咽喉干燥。

[10] 上氣：气往上涌，呼多而吸少。

[11] 饐：同噎，阴气不得下降者噎，即饮食入咽阻碍不下。

[12] 癉：中医指湿热。王冰注："癉，谓湿热病也。"

[13] 耆卧：耆，读为嗜，喜爱，爱好。嗜卧，喜欢躺卧。

[14] 欬：咳嗽气上逆。《素问》："邪在肺则寒热上氣，肺有余则喘咳上氣。"

[15] 音：读为瘖，失音病，即哑。《说文·疒部》："瘖，不能言也。"王冰注："邪内搏于阴则脉不流，故令瘖不能言。"

【语释】

少阴脉，系结在内踝外缘。上行，穿过小腿肚，进入膝腘窝中央，向上穿过脊柱内侧，连缀在肾上，归结于舌根。该经脉受外邪侵扰，会出现下列症状：频频哮喘，坐下后起来时，两眼昏花好像什么都看不见。心像被悬吊着，有饥饿感，上气不足，容易发怒，心中惊恐不安，与害怕被捕的人心情相似，不想吃东西，面色灰暗得像灯烛灰烬，咳唾中有血，这是该脉逆厥而上形成的骨厥，应以少阴脉为主来治疗。该脉自生的病变有口热、舌头干燥开裂、咽喉干燥、气往上涌呼多吸少、进展困难、咽喉痛、湿热、喜欢躺卧、咳嗽、说不出话，共十种病证。

【原文十】

少陰之脈，久则强食産肉 [1]，緩帶被髮 [2]，大丈 [3]，重履 [4] 而步，久幾息则病已矣。

【注释】

[1] 久则强食産肉：久，读为灸，中医疗法之一。以艾绒所制艾炷或艾条，烧灼或熏熨人体穴位表面。强，强迫。産肉，生肉，即生猪肉。

[2] 緩帶被髮：松缓衣带，披散头发。

[3] 大丈：丈，读为杖。大丈，手扶的大拐杖。

[4] 重履：履，古代的鞋。重履，沉重的鞋子，即磁石鞋。

【语释】

少阴脉，如果用灸法治疗，就应该强迫患者吃些生猪肉，松缓衣带，散开头发，扶着大拐杖，穿上沉重的靴子，缓步而行，灸治疗程，接近结束时，患者的病也快治愈了。

【原文十一】

臂鉅陰之脈，在於手掌中，出臂內陰兩骨之間[1]，上骨下廉，筋之上，出臂內陰[2]，入心中。

是動則病，心彭彭如痛[3]，缺盆痛，甚則交兩手而戰，此为臂蹶，是臂巨（陰之脈主）治[4]。

其所產病，胸痛，脊痛[5]，心痛，四末[6]痛，段[7]，爲五病。

【注释】

[1] 内陰兩骨之間：上肢内侧的尺骨、桡骨之间。

[2] 上骨下廉，筋之上，出臂内阴：上骨下廉，肱骨近桡骨，尺骨一侧。筋之上，臂筋之上。出臂内阴，肱部上方内侧。

[3] 心彭彭如痛：彭彭，读为膨膨，形容胸内胀满的样子。

[4] 缺盆痛，甚则交两手而战，此为臂蹶，是臂巨（陰之脈主）治：缺盆，位于两侧前胸壁的上方，锁骨上缘的凹陷处。臂蹶，臂部经脉之气蹶逆上行。缺盆痛、两手交而战等症状，就是臂部经脉气逆蹶上行所致。

[5] 脊痛：脊，借为脘。脊痛即胃脘痛。

[6] 四末；即四肢。

[7] 段：读为瘕，腹中结块（肿瘤），或胀或痛，无固定形状，聚散无常，痛无定处。

【语释】

臂太阴脉，起始于手掌心，上行到臂内侧尺骨和桡骨之间，沿着肱骨下侧，顺着臂筋内侧前缘，行进到上肢内侧，注入心中。该脉被外邪侵扰，会出现下列症状：胸部胀痛，锁骨上窝痛，严重的会两手交叉抱于胸前而战抖不已，这就是臂厥，这都要以太阴脉为主来治疗，该脉自生的病变有胸痛、胃脘痛、心痛、四肢痛、腹部出现胀痛而游移不定的积块，共五种病证。

【原文十二】

臂少陰之脈，起於臂兩骨之間[1]，下骨上廉[2]，筋之下[3]，出臑內陰[4]，入心中。

是動則病，心痛，嗌渴欲飲，此为臂鬺，是臂少陰之脈主治。

其所產病，脅痛，爲一病。

【注释】

[1] 臂兩骨之間：臂部的尺骨、桡骨之间。

[2] 下骨上廉：尺骨上侧。

[3] 筋之下：臂筋之下。

[4] 臑内陰：肱部内侧。

【语释】

臂少阴脉，起始于臂部尺骨、桡骨之间，沿着尺骨上侧，顺着臂筋下侧，从肱部内侧出来，注入心中。该脉被外邪侵扰，会出现下列症状：心痛，咽喉干渴而想喝水，这就是臂厥，这要以臂少阴脉为主来治疗。该脉自生的病变有胸侧痛，共只有一种病。

【原文十三】

凡陽脈十二，陰脈十，泰凡[1] 廿二脈，共七十七病[2]。

【注释】

[1] 泰凡：即太凡，总计。

[2] 七十七病：巨阳脉十二病，少阳脉十二病，阳明脉十病，肩脉四病，耳脉三病，齿脉五病，太阴脉十病，厥阴脉五病（夺一病），少阴脉十病，臂巨阴脉五病，臂少阴脉一病，合计七十七病。

【语释】

计有十二条阳脉，十条阴脉，总计二十二条脉，七十七种病。

第三节　张家山汉墓简书《脉书三》

【原文一】

凡三陽[1]，天氣[2] 殹，其病唯折骨裂□[3]，一死。

【注释】

[1] 三陽：指巨阳、少阳、阳明三条脉。

[2] 天氣：《灵枢·经水》："天为阳。"《灵枢·九针论》："天者，阳也。"《素问·太阴阳明论》："阳者，天气也，主外。"

[3] 折骨裂□：脱损字，《阴阳》"折骨列肤一死"，应据《阴阳》补作"肤"。折骨裂肤，骨头折断，皮肉撕裂。

【语释】

凡是三阳脉，都行天气，三阳脉所生病变，只有在骨头折断、皮肉撕裂的情况下，才会导致死亡。

【原文二】

凡三陰[1]，地氣[2] 殹，死脈[3] 殹，腐臓闌腸而主殺[4]。陰病而亂[5]，则不过十日而死。

【注释】

[1] 三陰：太阴、厥阴、少阴三条脉。

[2] 地氣：《灵枢·经水》："地为阴。"《素问·太阴阳明论》："阴者地气也，主内。"地

气主生长，马王堆汉墓帛书《十六经·观》："待地气之发也，乃萌者萌而孳者孳。"三阴脉同病，好像地气绝断，则为死脉。

[3] 死脉：指三阴脉受邪，是无法医治、危及生病的重病。敦煌卷子佚名唐抄本《平脉略例·甲本》亦云："阳病易治，阴病难治。"

[4] 腐臧阑肠而主杀：臧，读为脏。阑，读为烂。此句比喻三阴患病都是会令五脏腐烂、危及生命的重病。

[5] 陰病而亂：亂，混杂。《荀子·解蔽》："故学乱术足以为先王者也。"注："乱，杂也。"阴病而乱，指三阴之病混杂出现。

【语释】

凡是三阴脉，都行地气，属死脉，三阴脉所生病变，会使人五脏腐烂，关系到生命的死亡。如果三阴脉病同时出现混杂现象，那么，不出十天以内，病人就会死亡。

【原文三】

凡視死徵[1]，唇反人盈[2]，則肉先死。齓齊齒長[3]，則骨先死。面墨目圜視雕[4]，則血先死。汗出如絲，榑而不流[5]，則氣先死。舌捆囊拳[6]，則筋先死。

【注释】

[1] 凡視死徵：徵，征兆，迹象。《左传·昭公十七年》："往年吾见之，是其征也。"杜预注："征，始有形象而征也。"死征，指前面三阴病而言。

[2] 唇反人盈：反，即翻。参见前"足外反"注。唇反，唇缘外翻。盈，肿满。《广雅·释诂四》："盈，充也。"人盈，人中肿满。类似句子，亦见于《难经·二十四难》："肌肉不滑泽，则人中满，人中满则唇反，唇反则肉先死。"

[3] 齓齊齒長：与《灵枢·经脉》"肉软却故齿长"义同，指因牙龈肌肉软缩，齿根外露，致使牙齿外露部分增多变长。

[4] 面墨目圜視雕：圜，读为瞏，整理小组，"瞏"，《说文》"目惊视也"，《素问·诊要经络论》"目瞏绝矣"。王冰注："瞏，谓直视如惊貌。"雕，比喻如雕眼一样直视。

[5] 汗出如絲，榑而不流：榑，读为傅。傅，通附，附着。朱骏声《说文通训定声·豫部》："傅，假借为附。"《礼记·祭统》："傅着于钟鼎也。"

[6] 舌捆囊拳：捆，缠束。《说文》作"捆，缠束也。"囊，阴囊。《说文》："囊，囊也，从橐省石声。"拳，卷，曲。舌捆囊拳，义同《灵枢·经脉》之"舌卷卵缩"，指舌体卷曲不伸，睾丸上缩。皆为足厥阴肝经气绝证候。肝主筋，肝脉经外阴，上循咽喉，当火热燔灼肝经，病情发展到危重时，则其筋脉挛缩，故舌卷曲不伸，睾丸上缩，常见于急性热病的衰竭期或严重脑血管病变。

【语释】

判断死症的征兆：口唇外翻，人中肿满，是肌肉先死的征兆。牙龈软缩，牙齿变长，是骨先死的征兆。颜面黯黑，眼珠发直，目光歪斜，是血先死的征兆。汗出细如丝线，附着在皮肤表面而不流动，是气先死的征兆。舌头捆卷，睾丸卷缩，是筋先死的征兆。

【原文四】

凡徵五，一徵見，先活人，夫留水不腐，戶貙不橐，以其動[1]。動則實四肢而虛五臟[2]，五臟虛則玉體[3]利矣。夫乘車食肉者[4]，春秋必洶[5]，不洶則脈闌而死。脈盈而溢之[6]，虛而實之，諍則侍之[7]。

本段文字不见于它本，校从略。

【注释】

[1] 留水不腐，戶貙不橐，以其動：留，通流。朱骏声《说文通训定声·孚部》："留，假借为流。"《庄子·天地》："留动而生物，物成生理，谓之形。"陆德明《释文》："留，或作流。"马王堆汉墓帛书《十六经·本伐》："是以方行不留。"《淮南子·主术训》作"方行而不流"。貙，读为枢，旧式门的转轴或承轴曰。《说文·木部》："枢，户枢也。"《汉书·五行志》："视门枢下，当有白发。"注："枢，门扇所由关闭者也。"橐，读为蠹。動，活动，运动。类似语句也见于《吕氏春秋·尽数》："流水不腐，户枢不漏，动也。"

[2] 動則實四肢而虛五臟：虛，空虚。与实相对。《广雅·释诂三》："虚，空也。"此处引申为舒畅、自如。臟，即脏虚五臟，五脏血脉通畅，功能正常。引申为排除杂念，精神专一。《三国志·魏志·吴普传》："动摇则骨气得消，血脉流通，病不得生，避户枢不朽也。"

[3] 玉體：犹言尊贵之体。对别人身体的敬称。《战国策·赵策四》："恐太后玉体之有所郄也。"《汉书·王吉传》："以软脆之玉体，犯勤劳之烦毒。"

[4] 乘車食肉者：乘車，古代贵族才有资格和条件乘车。《国语》即云"大夫有车，士有陪乘"。食肉者，即肉食者。《左传·庄公十年》："肉食者谋之。"杜预注："肉食，在位者。"此句代指富贵淫逸、生活侈靡者。

[5] 春秋必洶：洶，疑为泗字之别样。泗读为泻，一声之转。《养性延命录》云："重衣厚褥，体不劳苦，以致风寒之疾，厚味脯腊，醉饱厌饮，以致聚结之病。"特别指出那些违背"流水不腐，户枢不朽"这一养生之道的人，易患"积聚不消之疾，及手足瘫痪，面目黧干"，本书后所说的君子，亦即"乘车食肉者""其气乃多，其血乃淫，气血腐阑，百节皆沉"，与陶弘景所述情状可以互证，根据中医"审有余不足，盛则泻之"的治则，故云"春秋必泻"。《素问·八正神明论》："泻必用方，方者，以气方盛也，以月方满也，以日方温也。"春秋即日方温之时，故得泻之。又《灵枢·通天》云"太阴之人，贪而不仁，下齐湛湛，好内而恶出，心和而不发，不务于时，动而后之""太阴之人，多阴而无阳，其阴血浊，其卫气涩，阴阳不和，缓筋厚皮，不之疾泻，不能移之"。本书"乘车食肉者"与此"太阴之人"甚为相似，治法亦同。

[6] 脈盈而溢之：盈，满。溢，虚。《管子·小称》："是以长者断之，短者续之，满者

洫之，虚者实之。"尹知章注："洫，虚也。"与后文"虚而实之"对文。一说，本书下文云"脉者渎也"，谓脉如沟渎，则务使通畅。《左传·襄公三十年》注："洫，沟也。"这里用作动词，沟通、排放。

[7] 靜則侍之：靜，通静。《礼记·儒引》："静而正之。"本句所述当为阴阳和平之人，气血调和，经脉通畅，盈虚合度，故当以静处之。保持这种健康状态。《素问·五常政大论》："夫经络以通，血气以从，复其不足，与众齐同，养之和之，静以待时，谨守其气，无使倾移，其形乃彰，生气以长，命曰圣王。"

【语释】

以上共有五种征兆，如果只出现一种征兆，首先要设法救活病人。流动的水不会腐臭，转动的门轴不会被蛀蚀，这是因为它们经常运动的缘故。一运动就会使四肢充实，内脏血脉通畅，内脏通畅对身体必定大有益处。那些成天坐车乘马、吃膏粱之肉的人，春秋季一定要用泻法治疗。不"泻"就会血脉腐烂而死去。当脉象过于充实时应使其泻泄。脉象空虚时，应使其坚实。脉象应时常保持在平静的状态。

【原文五】

夫骨者柱殹，筋者束[1]殹，血者濡[2]殹，脈者瀆[3]殹，肉者附[4]殹，氣者朐[5]殹。故骨痛如殹，筋痛如束[6]，血痛如泜[7]，脈痛如流，肉痛如浮[8]，氣動則憂[9]。夫六痛皆存於身而莫之智治，故君子肥而失其度[10]，是胃筋骨不勝其任。其氣乃多，其血乃淫[11]，氣血腐爛，百節皆沉[12]，款甘末[13]，反而走心。不此豫治，且聞哭音。夫脉者，聖人之所貴殹，氣者，利上而害下[14]，從煖而去清[15]（四），故聖人寒頭而煖足。治病者取有餘[16]而益不足，故氣上而不下，則視有過之脈[17]，當環而久之[18]。病甚而上於環二寸益爲一久[19]。氣一上一下，當胳與胕之脈而砭之[20]。用砭啓脈必如式[21]。癰腫有膿，稱其大小而爲之砭[22]。砭有四害：一曰膿深而砭淺，胃之不還[23]；二曰膿淺而砭深，胃之泰過；三曰膿大而砭小，胃之潋[24]，潋者惡不畢；四曰膿小而砭大，胃之泛[25]，泛者傷良肉殹[26]。

【注释】

[1] 束：束，名词，捆缚。《说文·束部》："束，缚也。从口、木。"徐锴《系传》："束，口音围，象缠。"引申为捆扎的绳子。

[2] 濡：濡，液汁，液体。《素问·五常政大论》："其实络濡。"王冰注："濡，有汁也。"《说文·水部》："汁，液也。"

[3] 瀆：瀆，沟渠。《说文·水部》："渎，沟也。"《史记·屈原贾生列传》："彼寻常之污渎兮，岂能容吞舟之鱼。"司马贞索隐："渎，小渠也。"

[4] 附：附，附着。《小尔雅·广诂》："附，因也。"《广雅·释诂四》："附，依也。"《易·剥》："象曰：山附于地，剥；上以厚下安宅。"

[5] 朐：朐，读为句，曲、弯曲、屈曲。《说文·口部》："句，曲也。从口勹声，凡句

之属者皆从句。"《礼记·月令》曰："句生者毕出。"注："句，屈生者。"一说，胸读为呴，《难经·二十二难》："气主呴之，血主濡之。"

[6] 束：束，作动词。捆缚，约束。

[7] 浞：浞，沾湿，浸渍。《说文·水部》："浞，濡也。"《广雅·释诂》："浞，渍也。"

[8] 浮：浮，漂浮，不牢固。《说文·水部》："浮，氾也。"《广雅·释言》："浮，飘也。"这里指浮动，如将脱落。

[9] 慢：慢，疾，疾病。《礼记·曲礼下》："某有负薪之忧。"注："忧，或为疾。"《素问·至真要大论》："气之相守司也，如权衡之不得相失也。夫阴阳之气，清静则生化治，动则苛疾起，此之谓也。"《难经·二十二难》："邪在气，是为动；邪在血，血为所生病。"一说，乱，扰乱。《左传·襄公四年》："德用不扰。"《释文》："扰，乱也。"此句言阴阳之气运化失度而被扰乱，即出现了《素问·六元正纪大论》所说的"乱天地之经，接阴阳之纪"的情形。

[10] 君子肥而失其度：度，限度、限制。《左传·桓公二年》："尊卑各有度。"疏："度，谓限制。"又《左传·昭公二十年》："征敛无度，宫室日更。"注："度，限度。"失其度，超过限度。

[11] 淫：淫，过。《诗·关雎》："不淫其色"。疏："淫者，过也。过其度量则谓之淫。"

[12] 百節皆沉：百節，指全身关节。《道德指归论》云："导引翔步，动握百节，吐故纳新吹呴呼吸，被服五星，饮食日月。"沉，沉重。此指风湿痹痛之症。《左传·成公六年》："于是有沉溺重腿之疾。"杜预注："沉，沉溺，湿疾。"

[13] 款廿末：款，同款。《玉篇·穴部》："款，塞也。"廿末，殆指手指十，足趾十，共二十，末谓末端。人体的经脉大多起止于手足，故"款廿末"为经脉阻塞、气血不畅的严重症状，故下文云气血"反而走心"，且闻哭音。

[14] 氣者，利下而害上：阳气向下运行，对人体有益，向上运行，对人体却有害。

[15] 從煖而去清：從，跟随。《说文·从部》："从，随行也。"煖，同暖，温。《说文·火部》："煖，温也。"朱骏声《通训定声》："煖，字亦作暖。"去，除，去掉。《广韵·语韵》："去，除也。"清，寒凉、冷。《素问·五藏生成论》："腰痛，足清，头痛。"王冰注："清，亦冷也。"

[16] 餘：应据《脉法》改作"余"。

[17] 有过之脈：脉搏超过正常的位置。《脉经卷一·辨尺寸阴阳荣卫度数第四》："脉有太过，有不及，有阴阳相乘，有覆，有溢，有关，有格，何谓也？然：关之前者，阳之动也，脉当见九分而浮，过者，法曰太过；减者，法曰不及。遂上鱼为溢，为外关内格，此阴乘之脉也。关之后者，阴之动也，脉当见一寸而沉，过者，法曰太过，减者，法曰不及。遂入尺为覆，为内关外格，此阳乘之脉，故曰覆溢，是真脏之脉也，人不病

自死。"

[18] 當環而久之：當，应当。杨树达《词诠》卷二："当，助动词，直也，应也。今言'该当''应当'。"環，环绕，围绕。《玉篇·玉部》："环，绕也。"久，读为灸。本句意为应当围绕病脉处实行灸疗。

[19] 病甚而上於環二寸益爲一久：益，增加。《广雅·释诂》："益，加也。"《广韵·昔韵》："益，增也。"久，读为灸。

[20] 當胻與跗之脈而砭之：跗，同胕。《集韵·虞韵》："胕。足也，或作跗。"胻与跗之脉，指足太阳脉和足少阳脉。

[21] 用砭啓脈者必如式：砭，通砭。古代治病用的石针。《玉篇·石部》："砭，刺也。以石刺病也。"《素问·异法方宜论》："其病皆为痈疡，其治宜砭石。"王冰注："砭石，谓以石为针也。"啓，打开。《广雅·释诂》："啓，开也。"啓脉，指打开脉的孔穴而泻泄之。

[22] 癰腫有農，稱其大小而爲之砭：痈，肿脓疮。《素问·五常政大论》："分溃痈肿。"王冰注："痈肿脓疮也。"農，读为脓，称，衡量，揣度。《广雅·释诂一》："称，度也。"《晏子春秋·问下》："称财多寡而节用之。"张纯一校注："称，量也。"稱其大小而爲之砭，意为根据痈的大小、脓的深浅，使用大小与之相适宜的砭石来治疗。砭石适宜疗痈，也见于《素问·异法方宜论》："东方之域……鱼盐之地……鱼者使人热中，盐者胜血，故其民皆黑色疏理，其病皆为痈疡，其治宜砭石。"

[23] 不遝：遝，及。《广雅·释言》："还，及也。"不还，不及。

[24] 潃：不足。《广雅·释话三》："潃，少也。"

[25] 泛：普遍，广泛。《庄子·秋水》："泛泛乎其若四方之无穷，其无所畛域。"成玄英疏："泛泛，普遍之貌也。"

[26] 从"砭有四害"至"傷良肉殹"，是谈砭石之大小若与痈脓不相称，会造成四种害处。类似语句亦见于《灵枢·官针》："疾浅针深，内伤良肉，皮肤为痈；病深针浅，病气不泻，支为大脓；病小针大，气泻太甚，疾必为害；病大针小，气不得泻，亦复为败。"又，《针灸甲乙经》卷五亦云："疾浅针深，内伤良肉，皮肤为痈；疾深针浅，病气不泻，反为大脓；病小针大，气泻大盛，病后必为害；病大针小，大气不分泻，亦为后败。夫针之宜，大者大泻，小者不移。"不过《脉书》仅局限于论脓的大小与砭石大小的关系，而《灵枢》和《针灸甲乙经》已扩大到论病与针的关系。

【语释】

骨头如同支撑人体的柱子，筋如同捆缚人体的绳子，血如同人体内的汁液，脉如同人身上的小渠，肉是附着在人体上的，气如同弯曲的东西，因此，骨头疼痛时，好像柱子被折断，筋痛时，好像被捆缚起来一样，血液疼痛时，像被搅痛一样，脉痛就像水在流淌。肉痛时，像飘动一样，气被扰动就会生病。以上六种痛症都集于一身，就无法治疗了。所以，当君子的肥胖超过限度，这就叫作筋骨不能胜任。这样的人阳气会太多，血液大大超过身体的需求。多余的气血会腐烂，全身的骨节都会沉重，气血阻塞手指、足趾后，反而会使疾病攻入心中，到这时还不快治疗，那么，用不了多长的时间，就会听到哭丧的声音。因此，脉是圣明的人十分重视的。三阳之气的向下运行对人体有益，向上运行，则对人体有害，它的本性就喜欢追逐温暖，远离清寒，故圣人都采取使头部清凉、足下温暖的方法。治病的时候，要掌握减少多余、补足不足的原则，因此，当阳气上行而不循归于下，就要仔细诊视那超过正常运行的脉，围绕病脉处实行灸疗。病情严重时，应围绕病脉处二寸，增加一次灸疗。气一上一下时，应当在经过郄和跗的足太阳脉和足少阳脉上用砭石治疗。用砭石开启脉气一定要符合规则。痈肿形成后，常常有脓汁，应根据脓肿的大小而选择合适的砭石，如果不合标准，用砭石治疗也容易产生四种害处：第一，脓肿深但砭石进入浅，这种情况叫作不及。第二，脓肿浅但砭石进入深，这种情况叫作太过。第三，脓肿大但砭石小，这种情况叫作不够，不够就不能将脓血烂肉排除干净。第四，脓肿小但砭石大，这种情况叫作广泛，广泛则会使好的肌肤受到伤害。

【原文六】

農[1] 多而深者，上黑而大；農少而深者，上黑而小；農多而淺者，上白而大；農少而淺者，上白而小，此不可以察殹。有農者不可久[2] 殹。

【注释】

[1] 農：读为脓。后同。

[2] 久：读为灸。

【语释】

脓多而且深的，表层黑，面积大；脓少而且深的，表层黑，面积小；脓多而且浅的，表层白，面积大；脓少而且浅的，表层白，面积小，这些情状都不能不仔细观察。有脓的不能用灸法治疗。

【原文七】

相脈之道[1]，左□□□□□□案之，右手直踝而簟之[2]。它脈盈，此獨虛[3]，則主病。它脈滑，此獨衛[4]，則主病。它脈靜，此獨動[5]，則生病[6]。夫脈固有動者，骭之少陰，臂之鉅陰、少陰，是主動，疾則病[7]。此所以論有過之脈[8] 殹，其餘謹視當過之脈。

【注释】

[1] 相脈之道：相，省视，察看。《说文·目部》："相，省视也。"相脉，即诊脉，亦称切脉。《素问·脉要精微论》："察五色，观五脏有余不足，六府强弱，形之盛衰，以此参伍，决死生之变。"

[2] 左□□□□□□案之，右手直踝而簟之："案"前据《脉法》可补上"走而"二字。走，读为奏，簟，读为弹，皆为一声之转。这句话颇费解。《素问·三部九候论》云："以

左手足上，上去踝五寸按之，庶右手当踝而弹之。"似可补此处缺文，如是，则两句意为，用左手凑近病人内踝上按着，用右手指在踝上叩弹，医生以左右感受脉的搏动情况。晋以前诊脉用遍身诊法，晋以后才独取寸口。

[3] 它脉盈，此独虚：此脉当指足少阴肾脉。前引"右手当踝而弹之"。全元起注云："内踝之上，阴交之出，通于膀胱，系于肾，肾为命门，是以取之，以明吉凶。"《素问·三部九候论》："下部地，足少阴也。"王冰注："谓肾脉也，在足内踝后骨上陷中，大太之分，应动手。"《灵枢·邪气脏腑病形》："肾脉，甚为折脊，微缓为洞，洞者食不化，下嗌而出。"

[4] 它脉滑，此独衞：滑，滑脉。《素问·脉要精微论》所述脉象中有滑脉。衞，读为涩，上古两字均为生字母，其韵部"物""缉"旁转，故得通借。

[5] 它脉静，此独動：《灵枢·邪气脏腑病形》："肾脉急甚为胃癫疾，微急为沉厥奔豚，足不收，不得前后。"张志聪注："肾为阴脏而主骨，阴寒太甚，故为骨癫疾，肾为生气之原，正气虚寒，则为沉厥，虚气反逆，故为奔豚，阴寒在下，故足不收。肾开窍于二阴，气虚不化，故不得前后也。"

[6] 则生病：生，当据《脉法》及本段前相同句式改为"主"。

[7] 是主動，疾则病：主，守。《广雅·释诂三》："主，守也。"疾，急速。《尔雅·释言》："疾，壮也。"郭璞注："壮，壮事，谓速也。"本句意为骭少阴（肾）脉、臂太阴（肺）脉、臂少阴（心）脉宜动，即阴中有阳之义，然而脉气太过，变为迅疾，则会生病。《灵枢·动论》亦有"三经独动"之说。谓"经脉十二，而手太阴，足少阴，阳明独动不休"，与本书有所差异。

[8] 有過之脈：超过正常范围的脉搏。《素问·脉要精微论》："诊法常以平旦，阴气未动，阳气未散，饮食未进，经脉未盛，络脉调匀，气血未乱，故乃可诊有过之脉。"王冰注："过，谓异于常候也。"

【语释】

诊脉的方法，即用左手（缺字，不详）按着内踝，用右手指在踝上轻轻叩弹，其他脉皆充实，只有这条脉空虚，就标志着生病。其他脉皆流畅，只有这条脉迟缓，就标志着生病。其他脉皆平静，只有这条脉在躁动，就标志着生病。脉象中本来就有以动为常的，譬如足少阴脉、手太阴脉、手少阴脉，这些脉本来就宜动，但如果它们的搏动过于迅速，就患病。以上举这些例子，主要用来论证超过正常范围的脉搏，至于其他情况，则应仔细观察有关经脉所经过之处。

【原文八】

治病之法，視先發者而治之，數脈俱發病，則擇其甚者而先治之。

（本段文字，不见于他本。）

【语释】

治病的方法，要观察了解首先发病的脉并且要首先治疗该病。当数条脉共同发病时，则应找出其中病情最严重的那条脉，并首先治疗这条脉上的病。

第六章 《伤寒杂病论》论针灸

【传承概要】

　　张仲景，名机，字仲景。东汉末年著名医学家，后世尊称为医圣。他将理法方药融合在一起，以六经分证为基础，创立了六经辨证的理论体系和方法，撰著了不朽的传世巨作《伤寒杂病论》。他确立的辨证论治理论体系，1 700 多年以来，一直有效地指导着中国中医理论研究和临床实践，是中医学的灵魂所在。《伤寒杂病论》为中医学的发展做出了巨大贡献，书中创造了诸多证型，记载了大量有效方剂，是中国第一部从理论到实践并确立治证法则的医学专著，是中国医学史上影响最大的著作之一，是后学者研习中医必备的经典著作，广泛受到医学生和临床医生的重视。《伤寒杂病论》主要以腹部诊断、中药、针灸、火针、按摩治疗、方药治疗为主。张仲景不仅擅长外感杂病，还是一位具有相当造诣的针灸专家。整部《伤寒杂病论》关于针灸的条文共有 69 条，其中《伤寒论》43 条，《金匮要略》26 条，是仲景方书精髓的组成部分之一，历经临床验证，功效卓著，被后世医家誉为"针灸之宗本"。张仲景针灸法直接继承了《黄帝内经》的思想方法，开创并指引了后代针灸学的发展道路。他的针灸法和他的整部著作一样，实用性强，言简意赅，内容丰富。张仲景的针灸特色，主要表现在下列四个方面：学术思想上，强调"治未病""针灸必脉诊""辨证论治""针药并用"；治疗法则上，指出"泻实用针、温补用灸"；取穴方法上，倡导"循经取穴""局部取穴""选取特定穴"；针灸禁忌上，提出"表实证、阴虚证禁用火灸"。《伤寒杂病论》不仅丰富和发展了东汉以前的针灸理论，而且对后世针灸学的发展也产生了深远的影响。

【学术特色】

（一）重视治未病，截断病情

　　《素问·四气调神大论》云："是故圣人不治已病，治未病，不治已乱，治未乱……"《难经·七十七难》云："所谓治未病者，见肝之病，则知肝当传之于脾，故先实其脾气，无令得受肝之邪。故曰治未病焉。"仲景在《伤寒论》中从针灸的角度阐发了这一学术思想。如第 8 条指出："太阳病，头痛至七日以上自愈者，以行其经尽故也。若欲作再经者，针足阳明，使经不传则愈。"太阳病不解，邪气有向阳明经传变的趋势，可先针足阳明经穴，使气血流畅，则邪不再传而病解。针灸的作用之一是预防保健。《金匮要略·脏腑经络先后病脉证》开宗明义指出"上工治未病"。所谓治未病，有未病先防和已病防变两层意思。经络是气血运行的通道，内属于脏腑，外络于肢节，抗御外邪，保卫机体，在正虚邪盛的情况下，经络又是传注病邪的途径。卫气健旺而运行于经络、穴道，发挥卫外的生理功能。若是卫外功能失调，则邪气乘虚而入，首先客于经络，针刺即可疏通经络，使卫外功能正常，以预防疾病、抗御外邪。张仲景对经络的作用颇为重视，认为如果人能养生防病，邪气就不得侵犯经络，如果一时不慎，外邪侵犯了经络，应及时治疗，以冀邪气不得入里。"若人能养慎，不令邪风干忤经络，适中经络，未流传脏腑，即医治之"，比如说"四肢才觉重滞，即导引、吐纳、针灸、膏摩之，勿令九窍闭塞"。所谓"四肢才觉重滞"，就是外邪已侵入人体经络，经络之气阻滞不通，这时如及时使用以上诸法，以疏通经络之气血，祛邪外出，疾病便不得深入了。

《伤寒杂病论》中，针灸还用于防止疾病的转化，即利用针灸截断疾病的发展方向，使病情停止传变，而趋向痊愈，如"太阳病……若欲作再经者，针足阳明，使经不传则愈"。对于经久不愈、有可能传向阳明经的太阳病证，使用针刺调动阳明经的经气，阻断其传，就可以防止变化发生了。后人常灸足三里以作保健、预防之用，后世盛行的保健灸，如膏肓灸、神阙灸、气海灸等，无不受仲景之针灸可防病保健观点的启发，这一观点是当今预防医学和老年病学的起源之一。

（二）针灸必诊脉

《灵枢·九针十二原》云："凡将用针，必先诊脉。"仲景也非常重视诊脉识证在针灸治疗上的重要性。《伤寒论》108条："伤寒，腹满，谵语，寸口脉浮而紧，此肝乘脾也，名曰纵，刺期门。"脉浮紧，为邪实，可刺期门。《伤寒论》292条："少阴病，吐利……脉不主者，灸少阴七壮。"脉不主为阳虚，气血无力鼓动，用灸法以温经回阳复脉。《伤寒论》116条："微数之脉，慎不可灸。"脉微数为阴血不足，或内热郁伏，故应禁灸。书中许多条文均包含了这一思想，脉象是针灸施术的重要辨证依据。

（三）辨证论治

《伤寒论》首创辨证论治，不仅适用于外感热病和内科杂病，而且也是针灸临床的指导原则。

1."三阳宜针、三阴宜灸"的原则

整部《伤寒杂病论》，应用针刺的绝大多数为"三阳经疾病"，应用灸法的（包括烧针、熏、熨等）绝大多数为"三阴经疾病"。我们知道，针法和灸法虽然各有其补泻手法的不同，但总的来说，就针法和灸法各自的偏重来看，针法用于实证居多，而灸法大多用于虚证。《灵枢·官能》篇曰："针所不为，灸之所宜。"既说明了针和灸在治疗上可以相互补充，也含有针和灸的作用各有所宜的意思。《伤寒论》中有关针灸的条文，除误治致变外，用针的有 9 条，8 条用于三阳经，施灸的有 7 条，6 条用于三阴经。《伤寒论》倡六经辨证，首辨阴阳。

三阳经统摄六腑，三阴经统摄五脏，阳经受病，大多属实、热；阴经受病，大多属虚、寒。针偏于泻，灸偏于补，故确立了"病在三阳宜针，病在三阴宜灸"的针灸治则，使针灸辨证论治理论得到了进一步的发展。

张仲景被后人尊为"医圣"，故而他的热证忌灸之说被后世一些医家奉为圭臬，而拘泥执守，一定程度上限制了针灸学的进一步发展提高。然而此种境况并非张仲景所愿，故其咎不在仲景也。

2. 重视辨证论治的灵活性

仲景在指出针灸一般规律的同时，又提示对特殊情况应辨证论治。如《伤寒论》308 条："少阴病，下利，便脓血者，可刺。"少阴便脓血，乃阴伤血滞，瘀腐成脓，故刺之可疏通血脉。这体现了张仲景在遵循"三阴病宜灸"的一般规律外，还根据实际病情在辨证基础上运用不同治法的思想。《伤寒论》16 条："太阳病三日，已发汗，若吐，若下，若温针，仍不解者，此为坏病，桂枝不中与之也。观其脉证，知犯何逆，随证治之。"在病证治疗过程中，可能会病情不解，反而恶化，甚至发生变证，这需要随时审察病情，注意病势的发展，根据实际情况，采取恰当的治法。这为针灸辨证论治提供了理论依据，既要遵循一定的法则，又不可拘泥，临床应灵活施治。

3. 根据病情，针、灸、药先后并举

（1）疏通经络，先针后药。《伤寒论》24 条："太阳病，初服桂枝汤，反烦不解者，先刺风池、风府，却与桂枝汤则愈。"

（2）表里俱寒，灸药并投。《伤寒论》117 条："烧针令其汗，针处被寒，核起而赤者，必发奔豚，气从少腹上冲心者，负其核上各一壮，与桂枝加桂汤，更加桂二两也。"

（3）阴寒直中，先灸后药。《伤寒论》304 条："少阴病，得之一二日，口中和，其背恶寒者，当灸之，附子汤主之。"《黄帝内经》云："人身之阴阳者，背为阳，腹为阴。"少阴直中，阳虚不布，当灸之以助阳消阴，同时予附子汤以温经散寒。后世大量实践证明，在辨证基础上针灸与药配合使用，极大提高了临床疗效。

（四）针灸是急救之先导

张仲景善用针灸治疗疑难重证，在生命垂危之际，除发挥中药的作用外，每多选用针灸疗法出奇制胜，救人性命于俄顷之间，如《伤寒论》292 条："少阴病，吐利，手足不逆冷，反发热者，不死。脉不至者，灸少阴七壮。"本证是由于吐利暴作，阳气乍虚，脉一时不能接续，灸少阴七壮（医家多主张太溪、涌泉二穴）急温通阳气，阳气通则脉必自至。故程郊倩说："不知脉之术至，由吐利而阴阳不相接续，非脉绝之比，灸少阴七壮，治从急

也。"又如《伤寒论》325条:"少阴病,下利,脉微涩,呕而汗出,必数更衣,反少者,当温其上,灸之。""必数更衣,反少者"乃是少阴下利,致使气血阴阳俱伤,阳虚气陷之危候。急用灸法以温其上(百会穴)可阳升利止,以达急救之目的。综上可知,仲景在急救重危之疾时,多施灸法以补汤药之不足,为中医急救学奠定了论治基础,堪称匠心独运,急救之先导。

(五)针药并用,提高疗效

针灸与药治并举,为仲景治病的一大特色。《灵枢·官能》云:"针所不为,灸之所宜。"仲景继承发扬了这一理论,针灸与药各有所长,两者合用,相得益彰。张仲景对此做出了较大的贡献,在针灸的操作上,使用了针刺、温针、烧针(火针)、灸、熏、熨等方法。纵观整部《伤寒杂病论》,更为突出的是,论及针灸者,大多是为提高疗效,把汤药与针、灸等疗法结合起来使用。《金匮要略·妇人杂病脉证并治》有言:"妇人之病……审脉阴阳,虚实紧弦。行其针药,治危得安。"明确强调了针灸与方药不可偏废的思想。针、灸、药各有所长,针、灸、药并用,其效果往往比单一方法佳。如"太阳病,初服桂枝汤,反烦不解者,先刺风池、风府,却与桂枝汤则愈"。风邪太甚,阻于经络,药不胜之,通过针刺风池、风府二穴,以疏通其经络之气,然后再以桂枝汤解其肌表,祛风外出,即获痊愈。在太、少两经并病中,仲景列出柴胡桂枝汤等方为其主治方,同时又另列二条专用针灸治疗的方法,针药合施,相得益彰。

(六)火针

《伤寒杂病论》第一次把《黄帝内经》记载的火针、燔针应用于临床,并且对症操作,为临床治疗指明了方向。如《伤寒论》29条"伤寒……若重发汗,复加烧针者,四逆汤主之"。有医者误用火针或火针应用不当导致变证,应该结合汤剂治疗。如《伤寒论》117条"烧针令其汗,针处被寒,核起而赤者,必发奔豚,气从少腹上冲心者,灸其核上各一壮,与桂枝加桂汤,更加桂二两也"。《伤寒论》153条"太阳病,医发汗,遂发热恶寒,因复下之,心下痞,表里俱虚。阴阳气并竭,无阳则阴独,复加烧针,因胸烦,面色青黄。肤𥆧者,难治。今色微黄,手足温者易愈"。《伤寒论》118条"火逆下之,因烧针烦躁者,桂枝甘草龙骨牡蛎汤主之"。

(七)针灸治疗原则

1.泻实用针,宣通清热

(1)宣通气血法。《伤寒论》24条:"太阳病,初服桂枝汤,反烦不解者,先刺风池、风府,却与桂枝汤则愈。"此为表邪太甚,郁阻经络,凝滞不通,病重药轻,针刺风池、风府,一则疏通经络,宣通气机,二则两穴为祛风主穴,针刺可奏疏风解表之功。《伤寒论》308条:"少阴病,下利,便脓血者,可刺。"此为阴伤血滞,瘀腐成脓,故刺之以疏通血脉，调畅气机。

（2）清泻热邪法。《伤寒论》142 条："太阳与少阳并病，头项强痛，或眩冒，时如结胸，心下痞硬，当刺大椎第一间、肺俞、肝俞。"此为病邪由表入里，太、少两经受邪，已有化热之势，刺督脉之大椎，以清热祛表邪，配肺俞、肝俞，通调气机。《伤寒论》142 条："脉弦，五六日，谵语不止，当刺期门。"此为病邪已入少阳经而化热，少阳肝胆之火扰动心神，故谵语不止，刺期门，可清泄肝胆之火。

2. 温补用灸，各有所异

《伤寒论》根据六经辨证，三阴病多危急，性虚寒，注重灸的温补作用，并辨证施治，具体用法，各有不同。

（1）助阳抑阴法。《伤寒论》304 条："少阴病，得之一二日，口中和，其背恶寒者，当灸之，附子汤主之。"少阴阳虚阴盛，内服附子汤温经散寒，外用灸法以助阳抑阴。

（2）温补肾阳法。《伤寒论》292 条："少阴病，吐利，手足不逆冷，反发热者，不死。脉不至者，灸少阴七壮。"虚寒吐利，肾阳式微，心气衰竭，而脉不至，急灸足少阴经，温补肾阳以壮心气。

（3）回阳救逆法。《伤寒论》362 条："下利，手足厥冷无脉者，灸之。"此为厥阴下利，亡阳之证，急用灸法，回阳救逆，后世多灸关元、气海以培补元气。

（4）升阳举陷法。《伤寒论》325 条："少阴病，下利，脉微，呕而汗出，必数更衣，反少者，当温其上，灸之。"少阴病下利，阳虚气陷，灸其上。方有执曰："上、谓顶，百会穴是也。"

（5）通阳达外法。《伤寒论》349 条："伤寒脉促，手足厥逆，可灸之。"手足厥逆而脉促，非阳虚，而是阳郁之热厥，灸之以引阳外出。

（八）针灸取穴方法

《伤寒论》中明确取穴只有 6 穴，而施灸只提示了经脉或部位，但这些针灸取穴示范，给后人在针灸取穴方法上不少有益的启示。

1. 循经取穴

在辨证基础上循经取穴，是《伤寒论》针灸取穴的基本方法。循经取穴，是根据病证所属脏腑、经络，选取经脉上的穴位。《伤寒论》108 条"伤寒，腹满，谵语，寸口脉浮而紧，此肝乘脾也，名曰纵，刺期门"乃肝木乘脾之证。《伤寒论》109 条"伤寒发热，啬啬恶寒，大渴欲饮水，其腹必满，自汗出，小便利，其病欲解，此肝乘肺也，名曰横，刺期门"实为肝木侮金之证。两者皆属肝强为病，病本在肝，故取肝经募穴期门，泄肝邪。

在《伤寒论》有些条文中，未指出具体穴位，仅记载了针灸的经脉名称，如"针足阳明""灸少阴""灸厥阴"等。这种强调经脉辨证、重经胜于重穴的学术思想，启发并形成了后世倡导的"宁失其穴，勿失其经"的取穴原则。

2. 特定穴的选取

《伤寒论》选用的 6 个穴位：风池是手足少阳、阳维之会；风府是足太阳、督脉、阳维之会；大椎是手足三阳、督脉之会；期门是足太阴、厥阴、阴维之会，肝之募穴；肺俞、肝俞为背俞穴。有 4 个交会穴，2 个背俞穴，1 个既属交会穴，又是募穴，全部是特定穴。这充分体现了仲景重视特定穴选取的特点。

3. 善于局部取穴

人体的任何一个局部都是整个机体的一部分。局部取穴也是在辨证论治的前提下进行的。《伤寒论》117 条："烧针令其汗，针处被寒，核起而赤者，必发奔豚，气从少腹上冲心者，灸其核上各一壮……"误用烧针发汗，针处被寒气侵袭，引起红肿色赤如核，应在核上施用灸法，以祛寒邪，这是直接在病变部位施灸的范例。

（九）重视"灸禁"，谨防误治

张仲景对针灸的禁忌比较重视，特别是在灸法的禁忌方面发展了《黄帝内经》的思想。《伤寒杂病论》中谈到针灸禁忌或违禁而产生不良后果的条文有 26 条之多，值得注意的是，其中绝大多数是对于灸法的，常可见到"可火""不可火""不可以火攻之"等字眼。书中有关误用温针、火针、艾灸、熨等火法所致"火逆证"的条文达 17 条之多，归纳起来，就是实热证、阴虚证禁用火灸。张仲景的所谓"灸禁"（包括温针、烧针、熨等的禁忌）的范围有太阳病初起，表里俱虚，阴阳气并竭，中暍，脉浮热甚，微数之脉等证。"夫灸法当用火，用之不当，则因火为邪恶。"所以后人称为"火逆"。太阳篇中有："太阳病，以火熏之，不得汗，其人必躁，到经不解，必清血，名为火邪。"太阳病用火熏之法以取汗，纵令汗出，亦由火力劫迫所致，于治为逆，不得汗，则热无从出。火热灼津，令病人躁扰不安，火入里则伤其阴络，必致便血。此证由误火引起。仲景还提到挽救的办法：便血时，但清其热，不必止血，火清邪上，其血自止，治病必求其本也。太阳病篇又云："微数之脉，慎不可灸。因火为邪，则为烦逆，追虚逐实，血散脉中，火气虽微，内攻有力，焦骨伤筋，血难复也。"本条是论述阴虚之证误用灸法的。以上两条条文从两个方面阐明了违反"灸禁"的后果和病理机制，与前述三阳宜针、三阴宜灸的思想是一致的。

特别值得一提的是：虽有刺禁、灸禁一类的戒律，然而仲景并不拘泥于此。如关元穴，古人认为此穴为孕妇禁刺。然《金匮要略·妇人妊娠病脉证并治》云："病人伤胎，怀身腹满，不得小便，从腰以下重，如有水气状。怀身七月，太阴当养不养，此心气实。当刺泻劳宫及关元，小便微利则愈。"从所列症状来看，本病为妊娠水肿，关元穴对妊娠者，本为禁穴，然《黄帝内经》论及孕妇使用峻猛药物及有毒药物时说"有故无殒，亦无殒也"。用药如此，用针亦当如此，且关元穴为治小便不利之特效穴，故仲景敢于打破禁忌，于妊娠水肿用之，所谓"有病则病当之"。实际上，仲景在方药中亦有如此大胆的用法，如半夏、附子、甘草、甘遂等反药同用，仲景医术之精，亦可由此窥见一斑。

总之，仲景首创六经辨证，不但使外感热病有据可循，并且是针灸施治之准绳。六经以脏腑经络气化作为物质基础，其病证是脏腑经络气化病理变化的反映，故六经可作为定位定性的标志。《伤寒论》对针灸学的贡献颇巨，示人以规矩、开人以思路，然而其中尚有许多精髓未被发现，有待于我们进一步挖掘与研究以发挥其更大的作用。

第一节 《伤寒论》针灸荟萃

一、辨太阳病脉证并治

【原文】

太阳病，发热而渴，不恶寒者，为温病。若发汗已，身灼热者，名风温。风温为病，脉阴阳俱浮，自汗出、身重、多眠睡、鼻息必鼾、语言难出；若被下者，小便不利，直视失溲；若被火者，微发黄色，剧则如惊痫，时瘛疭。若火熏之，一逆尚引日，再逆促命期。（原文六）

太阳病，头痛至七日以上自愈者，以行其经尽故也。若欲作再经者，针足阳明，使经不传则愈。（原文八）

太阳病三日，已发汗，若吐、若下、若温针，仍不解者，此为坏病，桂枝不中与之也。观其脉证，知犯何逆，随证治之。桂枝本为解肌，若其人脉浮紧、发热、汗不出者，不可与之也。常须识此，勿令误也。（原文十六）

太阳病，初服桂枝汤，反烦不解者，先刺风池、风府，却与桂枝汤则愈。（原文二十四）

伤寒脉浮、自汗出、小便数、心烦、微恶寒、脚挛急。反与桂枝汤，欲攻其表，此误也。得之便厥，咽中干，烦躁，吐逆者，作甘草干姜汤与之，以复其阳。若厥愈、足温者，更作芍药甘草汤与之，其脚即伸。若胃气不和谵语者，少与调胃承气汤；若重发汗，复加烧针者，四逆汤主之。（原文二十九）

伤寒腹满谵语，寸口脉浮而紧，此肝乘脾也，名曰纵，刺期门。（原文一百零八）

伤寒发热，啬啬恶寒，大渴欲饮水，其腹必满，自汗出，小便利，其病欲解，此肝乘肺也，名曰横，刺期门。（原文一百零九）

太阳病二日，反躁，反（凡）熨其背而大汗出，大热入胃，胃中水竭，躁烦必发谵语。十余日，振栗自下利者，此为欲解也。故其汗从腰以下不得汗，欲小便不得，反呕欲失溲、足下恶风、大便硬、小便当数而反不数及不多；大便已，头卓然而痛，其人足心必热，谷气下流故也。（原文一百一十）

太阳病中风，以火劫发汗。邪风被火热，血气流溢，失其常度。两阳相熏灼，其身发黄。阳盛则欲衄，阴虚则小便难，阴阳俱虚竭，身体则枯燥，但头汗出，剂颈而还，腹满微喘，口干咽烂，或不大便，久则谵语，甚者至哕，手足躁扰，捻衣摸床。小便利者，其

人可治。（原文一百一十一）

伤寒脉浮，医者以火迫劫之，亡阳，必惊狂、卧起不安者，桂枝去芍药加蜀漆牡蛎龙骨救逆汤主之。（原文一百一十二）

形作伤寒，其脉不弦紧而弱。弱者必渴，被火必谵语，弱者发热、脉浮，解之当汗出，愈。（原文一百一十三）

太阳病，以火熏之，不得汗，其人必躁；到经不解，必清血，名为火邪。（原文一百一十四）

脉浮热甚，反灸之，此为实。实以虚治，因火而动，必咽燥吐血。（原文一百一十五）

微数之脉，慎不可灸。因火为邪，则为烦逆，追虚逐实，血散脉中，火气虽微，内攻有力，焦骨伤筋，血难复也。脉浮，宜以汗解，用火灸之，邪无从出，因火而盛，病从腰以下必重而痹，名火逆也。欲自解者，必当先烦，烦乃有汗而解，何以知之？脉浮，故知汗出解也。（原文一百一十六）

烧针令其汗，针处被寒，核起而赤者，必发奔豚。气从少腹上冲心者，灸其核上各一壮，与桂枝加桂汤，更加桂二两也。（原文一百一十七）

火逆下之，因烧针烦躁者，桂枝甘草龙骨牡蛎汤主之。（原文一百一十八）

太阳伤寒者，加温针，必惊也。（原文一百一十九）

太阳与少阳并病，头项强痛，或眩冒，时如结胸，心下痞硬者，当刺大椎第一间、肺俞、肝俞，慎不可发汗；发汗则谵语。脉弦，五六日，谵语不止，当刺期门。（原文一百四十二）

妇人中风，发热恶寒，经水适来，得之七八日，热除而脉迟身凉，胸胁下满如结胸状，谵语者，此为热入血室也。当刺期门，随其实而取之。（原文一百四十三）

太阳病，医发汗，遂发热恶寒，因复下之，心下痞。表里俱虚，阴阳气并竭，无阳则阴独，复加烧针，因胸烦，面色青黄，肤𥆞者，难治。今色微黄，手足温者，易愈。（原文一百五十三）

太阳少阳并病，心下硬，颈项强而眩者，当刺大椎、肺俞、肝俞。慎勿下之。（原文一百七十一）

二、辨阳明病脉证并治

【原文】

阳明病，被火，额上微汗出而小便不利者，必发黄。（原文二百）

阳明病，下血谵语者，此为热入血室。但头汗出者，刺期门，随其实而泻之，濈然汗出则愈。（原文二百一十六）

阳明病，脉浮而紧，咽燥口苦，腹满而喘，发热汗出，不恶寒，反恶热，身重。若发汗则躁，心愦愦反谵语，若加温针，必怵惕，烦躁不得眠，若下之，则胃中空虚，客气动膈，心中懊憹，舌上苔者，栀子豉汤主之。（原文二百二十一）

阳明中风，脉弦浮大而短气，腹都满，胁下及心痛，久按之气不通，鼻干，不得汗，嗜卧，一身及面目悉黄，小便难，有潮热，时时哕，耳前后肿。刺之小差，外不解。病过十日，脉续浮者，与小柴胡汤。（原文二百三十一）

三、辨少阳病脉证并治

【原文】

若已吐、下、发汗、温针，谵语，柴胡汤证罢，此为坏病。知犯何逆，以法治之。（原文二百六十七）

四、辨少阴病脉证并治

【原文】

少阴病，咳而下利谵语者，被火气劫故也；小便必难，以强责少阴汗也。（原文二百八十四）

少阴病，吐利，手足不逆冷，反发热者，不死。脉不至者，灸少阴七壮。（原文二百九十二）

少阴病，得之一二日，口中和，其背恶寒者，当灸之，附子汤主之。（原文三百零四）

少阴病，下痢，便脓血者，可刺。（原文三百零八）

少阴病，下利，脉微涩，呕而汗出，必数更衣，反少者，当温其上，灸之。（原文三百二十五）

五、辨厥阴病脉证并治

【原文】

伤寒六七日，脉微，手足厥冷，烦躁，灸厥阴。厥不还者，死。（原文三百四十三）

伤寒脉促，手足厥逆者，可灸之。（原文三百四十九）

下利，手足厥冷无脉者，灸之不温，若脉不还，反微喘者，死；少阴负趺阳者，为顺也。（原文三百六十二）

第二节 《金匮要略》针灸荟萃

一、《金匮要略》卷上

（一）脏腑经络先后病脉证第一

【原文】

夫人禀五常，因风气而生长，风气虽能生万物，亦能害万物，如水能浮舟，亦能覆舟。

若五藏元真通畅，人即安和。客气邪风，中人多死。千般疢难，不越三条：一者，经络受邪，入脏腑，为内所因也；二者，四肢九窍，血脉相传，壅塞不通，为外皮肤所中也；三者，房室、金刃、虫兽所伤。以此详之，病由都尽。

若人能养慎，不令邪风干忤经络，适中经络，未流传脏腑，即医治之，四肢才觉重滞，即导引、吐纳、针灸、膏摩，勿令九窍闭塞；更能无犯王法、禽兽灾伤，房室勿令竭乏，服食节其冷、热、苦、酸、辛、甘，不遗形体有衰，病则无由入其腠理。腠者，是三焦通会元真之处，为血气所注；理者，是皮肤脏腑之纹理也。

清邪居上，浊邪居下，大邪中表，小邪中里，馨饪之邪，从口入者，宿食也。五邪中人，各有法度，风中于前，寒中于暮，湿伤于下，雾伤于上，风令脉浮，寒令脉急，雾伤皮肤，湿流关节，食伤脾胃，极寒伤经，极热伤络。

（二）痉湿暍病脉证第二

【原文】

病者，身热足寒，颈项强急，恶寒，时头热，面赤，目赤，独头动摇，卒口噤，背反张者，痉病也。若发其汗者，寒湿相得，其表益虚，即恶寒甚。发其汗已，其脉如蛇（一云其脉浛）。暴腹胀大者，为欲解，脉如故，反伏弦者，痉。夫痉脉，按之紧如弦，直上下行（一作筑筑而弦，《脉经》云：痉家其脉伏坚，直上下）。痉病有灸疮，难治。

湿家身烦疼，可与麻黄加术汤，发其汗为宜，慎不可以火攻之。

太阳中暍，发热恶寒，身重而疼痛，其脉弦细芤迟。小便已，洒洒然毛耸，手足逆冷，小有劳，身即热，口前开板齿燥。若发其汗，则其恶寒甚；加温针，则发热甚；数下之，则淋甚。

（三）疟病脉证并治第四

【原文】

师曰：疟脉自弦，弦数者多热，弦迟者多寒。弦小紧者下之瘥，弦迟者可温之，弦紧者可发汗、针灸也，浮大者可吐之，弦数者风发也，以饮食消息止之。

（四）中风历节病脉证并治第五

【原文】

寸口脉浮而紧，紧则为寒，浮则为虚，寒虚相搏，邪在皮肤。浮者血虚，络脉空虚，贼邪不泻，或左或右，邪气反缓，正气即急，正气引邪，喎僻不遂。

邪在于络，肌肤不仁；邪在于经，即重不胜；邪入于府，即不识人；邪入于藏，舌即难言，口吐涎。

寸口脉迟而缓，迟则为寒，缓则为虚；营缓则为亡血，卫缓则为中风。邪气中经，则身痒而瘾疹。心气不足，邪气入中，则胸满而短气。

（五）血痹虚劳病脉证并治第六

【原文】

问曰：血痹病从何得之？师曰：夫尊荣人，骨弱肌肤盛，重因疲劳汗出，卧不时动摇，加被微风，遂得之。但以脉自微涩，在寸口、关上小紧，宜针引阳气，令脉和紧去则愈。

五劳虚极羸瘦，腹满不能饮食，食伤、忧伤、饮伤、房室伤、饥伤、劳伤、经络营卫气伤，内有干血，肌肤甲错，两目黯黑。缓中补虚，大黄䗪虫丸主之。

（六）奔豚气病脉证治第八

【原文】

发汗后，烧针令其汗，针处被寒，核起而赤者，必发奔豚，气从少腹上至心，灸其核上各一壮，与桂枝加桂汤主之。

（七）腹满寒疝宿食病脉证治第十

【原文】

寒疝腹中痛，逆冷，手足不仁，若身疼痛，灸刺诸药不能治，抵当乌头桂枝汤主之。

二、《金匮要略》卷中

（一）水气病脉证并治第十四

【原文】

寸口脉浮而迟，浮脉则热，迟脉则潜，热潜相搏，名曰沉；趺阳脉浮而数，浮脉即热，数脉即止，热止相搏，名曰伏；沉伏相搏，名曰水。沉则脉络虚，伏则小便难，虚难相搏，水走皮肤，即为水矣。

（二）黄疸病脉证并治第十五

【原文】

师曰：病黄疸，发热烦喘，胸满口燥者，以病发时火劫其汗，两热相得。然黄家所得，从湿得之。一身尽发热而黄，肚热，热在里，当下之。

（三）呕吐哕下利病脉证治第十七

【原文】

下利手足厥冷，无脉者，灸之不温，若脉不还，反微喘者，死。少阴负趺阳者，为顺也。

（四）趺蹶手指臂肿转筋阴狐疝蛔虫病脉证治第十九

【原文】

师曰：病趺蹶，其人但能前，不能却，刺腨入二寸，此太阳经伤也。

三、《金匮要略》卷下

（一）妇人妊娠病脉证并治第二十

【原文】

妇人伤胎，怀身腹满，不得小便，从腰以下重，如有水气状，怀身七月，太阴当养不养，此心气实，当刺泻劳宫及关元，小便微利则愈。

（二）妇人杂病脉证并治第二十二

【原文】

妇人中风，发热恶寒，经水适来，得七八日，热除脉迟，身凉和，胸胁满，如结胸状，谵语者，此为热入血室也，当刺期门，随其实而取之。

阳明病，下血谵语者，此为热入血室，但头汗出，当刺期门，随其实而泻之，濈然汗出者愈。

妇人之病，因虚、积冷、结气，为诸经水断绝。至有历年，血寒积结胞门，寒伤经络。凝坚在上，呕吐涎唾，久成肺痈，形体损分；在中盘结，绕脐寒疝，或两胁疼痛，与藏相连；或结热中，痛在关元，脉数无疮，肌若鱼鳞，时着男子，非止女身；在下未多，经候不匀。冷阴掣痛，少腹恶寒，或引腰脊，下根气街，气冲急痛，膝胫疼烦，奄忽眩冒，状如厥癫，或有忧惨，悲伤多嗔，此皆带下，非有鬼神。久则羸瘦，脉虚多寒，三十六病，千变万端；审脉阴阳，虚实紧弦；行其针药，治危得安，其虽同病，脉各异源。子当辨记，勿谓不然。

（三）杂疗方第二十三

【原文】

救卒死而张口反折者方：灸手足两爪后十四壮了，饮以五毒诸膏散（有巴豆者）。救卒死而四肢不收，失便者方：马屎一升，水三斗，煮取二斗以洗之，又取牛洞（稀粪也）一升，温酒灌口中。灸心下一寸、脐上三寸、脐下四寸，各一百壮，瘥。

（四）果实菜谷禁忌并治第二十五

【原文】

饮酒大忌灸腹背，令人肠结。

附表：《伤寒杂病论》论奇经八脉

病种	督脉	任脉	冲脉	带脉	阳跷脉	阴跷脉	阳维脉	阴维脉
外病脉治	督脉为病，脊背强，隐隐痛 脉当微浮而急，按之涩 治属太阳	任脉为病，其内结痛疝瘕 脉当沉而结 治属太阴	冲脉为病，气上逆而里急 脉当浮虚而数 治属太阴	带脉为病，苦腹痛，腰间冷痛 脉当沉而细 治属少阴	阳跷为病，中于侧，气行于外 脉当弦急，按之缓 治属少阳	阴跷为病，中于侧，气行于内 脉当浮缓，按之微急而弦 治属厥阴	阳维与诸阳会，其为病在脉外，发寒热 脉当浮而虚 治属气分	阴维与诸阴交，其为病在脉中，心中痛，手心热 脉当弦而涩 治属血分
内伤脉治	督脉伤，柔柔不欲伸，不能久立，立则隐隐而胀 尺脉大而涩 当补髓	任脉伤，小便多，其色白浊 关脉大而涩 当补精	冲脉伤，时咳不休，有声无物，劳则气喘 寸脉短而涩 当补气	带脉伤，回身一周冷 脉沉迟而结 当补肾	阳跷伤，则身左不仁 脉时大而弦 则益胆	阴跷伤，则身右不仁 脉时细时弦 则补肝	阳维伤，则畏寒甚，皮常湿 脉时缓时弦 则调卫	阴维伤，则畏热甚，皮常枯 脉时紧时涩 则养荣

奇经八脉不系于十二经，别有自行道路。其为病总于阴阳，其治法属十二经。阳维维于阳，阴维维于阴，为气血之，不拘于一经也，以深浅论治。奇经八脉之病，由各经受邪，久久移传，或劳伤所致，非暴发也。奇经八脉络脉特性。

第七章 《脉经》论针灸

【传承概要】

　　王叔和，名熙，汉族，魏晋高平（今山西省高平市）人。因连年战事流徙黄冈，为避战乱，随家移居荆州，投奔荆州刺史刘表。侨居荆州时，正值张仲景医学传承正处于鼎盛时期，从仲景弟子卫汛学得仲景脉学精华，晚年定居麻城。王叔和是魏晋之际的著名医学家、医书编纂家。在中医学发展史上，做出了两大重要贡献。一是整理《伤寒论》，二是著述《脉经》。王叔和生于达官贵族家庭，宗族中数代是权势显赫的贵族，亦有名震当时的文人学士。由于生活和学习环境优越，叔和自幼受到良好的文化熏陶。少年时期，博览群书，通晓经史百家，逐渐对医学产生兴趣。王叔和博采众长，医术日渐精湛，名噪一时。曹操南下征战荆州刘表，叔和被推选为曹操的随军医生。其后任王府侍医、皇室御医等职，后被提升为太医令。王叔和利用当太医令这个有利条件，阅读了大量的药学著作，为他攀登医学高峰奠定了坚实的基础。唐代甘伯宗《名医传》称："王叔和性度沉静，尤好著述，究研方脉，静意诊切，调识修养之道。"宋代张杲亦称其："博好经方，尤精诊处……深晓疗病之源。"王叔和在吸收扁鹊、华佗、张仲景等古代著名医学家脉诊理论基础上，结合长期的临床实践经验，著成我国第一部完整而系统的脉学专著——《脉经》，计10卷、97篇10万余字。《脉经》总结发展了西晋以前的脉学经验，将脉的生理、病理变化列为脉象24种，使脉学正式成为中医诊断疾病的一门科学，从而奠定了中医脉诊学的基础。

【学术特色】

（一）经络与脉诊结合

　　开篇论述"夫十二经皆有动脉，独取寸口，以决五脏六腑死生吉凶之候者""寸口者，脉之大会，手太阴之脉动也。人一呼脉行三寸，一吸脉行三寸，呼吸定息，脉行六寸。人一日一夜凡一万三千五百息，脉行五十度，周于身。漏水下百刻，荣卫行阳二十五度，行阴亦二十五度，为一周（时也）。故五十度而复会于手太阴"，说明经络循行部位有搏动处即动脉，十二经络循环周身，一昼夜脉行50周，都是经络的基本理论。将《伤寒论》六经辨证，六阳经、六阴经的循行与脉学紧密结合，对临床仍有现实指导意义。

（二）脉诊与针刺结合

王氏在《脉经》里，将脉象的诊断、治疗结合针刺治疗，简便易行，疗效好。如"阴病治官，阳病治府。奇邪所舍，如何捕取？审而知者，针入病愈""右横关入寸口中者，膈中不通，喉中咽难。刺关元，入少阴""夫风伤阳，寒伤阴。阳病顺阴，阴病逆阳。阳病易治，阴病难治。在肠胃之间，以药和之；若在经脉之间，针灸病已""太阳病三日，已发其汗，吐下，温针而不解，此为坏病"，用一个或很少穴位达到很好效果。如"心腹痛，懊憹，发作肿聚，往来上下行，痛有休作，心腹中热，苦渴，涎出者，是蛔咬也。以手聚而坚，持之毋令得移，以大针刺之，久持之，虫不动，乃出针。肠中有虫蛔咬，皆不可取以小针"，用大针祛虫，其他典籍没有记载。

（三）脉诊与艾灸结合

王氏非常重视艾灸配合脉诊治疗，如"寸口脉缓，皮肤不仁，风寒在肌肉。宜服防风汤，以药薄熨之，摩以风膏，灸诸治风穴""寸口脉芤，吐血；微芤者，衄血。空虚，去血故也。宜服竹皮汤、黄土汤，灸膻中""病可温证第九，大法，冬宜服温热药及灸"。灸一个穴位配合中药即可解决临床杂症。用艾灸调节经络气血，如"络满经虚，灸阴刺阳；经满络虚，刺阴灸阳"。现在对临床仍有指导意义。

（四）脉诊与温针、火针结合

王氏在《脉经》记载很多伤寒病后用温针或火针不当，出现变证，或有副作用，对温针和火针应用非常谨慎，如"伤寒，加温针必惊""太阳病，医发其汗，遂发热而恶寒，复下之，则心下痞，此表里俱虚，阴阳气并竭，无阳则阴独。复加火针，因而烦，面色青黄，肤，如此者，为难治""伤寒……加温针则必衄""阳明病，其脉浮紧，咽干口苦……加温针必怵惕，又烦躁不得眠"。提醒医生在应用火针和温针时，要准确辨证，有热证，或脉浮，或发汗后要慎用。

（五）脉诊与中药、针灸结合

《脉经》里介绍了很多脉诊配合中药、针灸治疗的条文方法，如同医案，如"寸口脉沉，胸中引胁痛，胸中有水气，宜服泽漆汤，针巨阙，泻之""寸口脉滑，阳实，胸中壅满，吐逆，宜服前胡汤，针太阳、巨阙，泻之""寸口脉弦，心下，微头痛，心下有水气。宜服甘遂丸，针期门，泻之""寸口脉弱，阳气虚，自汗出而短气。宜服茯苓汤、内补散，适饮食消息，勿极劳。针胃脘，补之""寸口脉涩，是胃气不足。宜服干地黄汤，自养，调和饮食，针三里，补之（三里一作胃脘）""关脉沉，心下有冷气，苦满吞酸。宜服白薇茯苓丸，附子汤，针胃脘，补之""关脉濡，苦虚冷，脾气弱，重下病。宜服赤石脂汤、女萎丸，针关元，补之""关脉迟，胃中寒，宜服桂枝丸、茱萸汤，针胃脘。补之""关脉实，胃中痛。

宜服栀子汤、茱萸乌头丸，针胃脘，补之""关脉牢，脾胃气塞，盛热，即腹满响响。宜服紫菀丸、泻脾丸，针灸胃脘，泻之""关脉细，虚，腹满。宜服生姜茱萸蜀椒汤、白薇丸，针灸三脘"。说明王氏除对脉诊研究很深入外，非常重视针灸在《脉经》里补泻应用，可以说《脉经》是将脉诊、针灸、方剂、外敷相结合的综合疗法的专书。

第一节　《脉经》卷一

一、平脉早晏法第二

【原文】

黄帝问曰：夫诊脉常以平旦，何也？

岐伯对曰：平旦者，阴气未动，阳气未散，饮食未进，经脉未盛，络脉调均（《内经》作调匀），气血未乱，故乃可诊。过此非也（《千金》同《素问》《太素》云：有过之脉）。切脉动静而视精明，察五色，观五脏有余不足、六腑强弱、形之盛衰。以此参伍，决死生之分。

二、辨尺寸阴阳荣卫度数第四

【原文】

夫十二经皆有动脉，独取寸口，以决五脏六腑死生吉凶之候者，何谓也？

然：寸口者，脉之大会，手太阴之脉动也。人一呼脉行三寸，一吸脉行三寸，呼吸定息，脉行六寸。人一日一夜，凡一万三千五百息，脉行五十度，周于身。漏水下百刻，荣卫行阳二十五度，行阴亦二十五度，为一周（时也）。故五十度而复会于手太阴。太阴者，寸口也，即五脏六腑之所终始，故法取于寸口。

三、两手六脉所主五脏六腑阴阳逆顺第七

【原文】

《脉法赞》云：肝心出左，脾肺出右，肾与命门，俱出尺部，魂魄谷神，皆见寸口。左主司官，右主司府。左大顺男，右大顺女。关前一分，人命之主。左为人迎，右为气口。神门诀断，两在关后。人无二脉，病死不愈。诸经损减，各随其部。察按阴阳，谁与先后（《千金》云：三阴三阳，谁先谁后）。阴病治官，阳病治府。奇邪所舍，如何捕取？审而知者，针入病愈。

心部在左手关前寸口是也，即手少阴经也，与手太阳为表里，以小肠合为府。合于上焦，名曰神庭，在龟（一作鸠）尾下五分。

肝部在左手关上是也，足厥阴经也，与足少阳为表里，以胆合为府，合于中焦，名曰胞门（一作少阳），在太仓左右三寸。

肾部在左手关后尺中是也，足少阴经也，与足太阳为表里，以膀胱合为府，合于下焦，在关元左。

肺部在右手关前寸口是也，手太阴经也，与手阳明为表里，以大肠合为府，合于上焦，名呼吸之府，在云门。

脾部在右手关上是也，足太阴经也，与足阳明为表里，以胃合为府，合于中焦，脾胃之间，名曰章门，在季胁前一寸半。

肾部在右手关后尺中是也，足少阴经也，与足太阳为表里，以膀胱合为府，合于下焦，在关元右，左属肾，右为子户，名曰三焦。

四、辨脉阴阳大法第九

【原文】

经言：脉有一阴一阳，一阴二阳，一阴三阳；有一阳一阴，一阳二阴，一阳三阴。如此言之，寸口有六脉俱动耶？

然：经言如此者，非有六脉俱动也，谓浮、沉、长、短、滑、涩也。浮者阳也，滑者阳也，长者阳也；沉者阴也，涩者阴也，短者阴也。所以言一阴一阳者，谓脉来沉而滑也；一阴二阳者，谓脉来沉滑而长也；一阴三阳者，谓脉来浮滑而长，时一沉也。所以言一阳一阴者，谓脉来浮而涩也；一阳二阴者，谓脉来长而沉涩也；一阳三阴者，谓脉来沉涩而短，时一浮也。各以其经所在，名病之逆顺也。

夫风伤阳，寒伤阴。阳病顺阴，阴病逆阳。阳病易治，阴病难治。在肠胃之间，以药和之；若在经脉之间，针灸病已。

五、平虚实第十

【原文】

问曰：经络俱实如何？何以治之？

答曰：经络皆实，是寸脉急而尺缓也，当俱治之。故曰滑则顺，涩则逆。夫虚实者，皆从其物类始，五脏骨肉滑利，可以长久。

六、辨灾怪恐怖杂脉第十二

【原文】

问曰：脉有残贼，何谓？

师曰：脉有弦、有紧、有涩、有滑、有浮、有沉，此六脉为残贼，能与诸经作病。

问曰：人不饮，其脉何类？

师曰：其脉自涩，而唇口干燥也。言迟者，风也；摇头言者，其里痛也；行迟者，其表强也；坐而伏者，短气也；坐而下一膝者，必腰痛；里实护腹如怀卵者，必心痛。

师持脉，病人欠者，无病也；脉因之伸者，无病也（一云呻者，病也）。假令向壁卧，闻师到不惊起，而目眄视（一云反面仰视）。若三言三止，脉之，咽唾，此为诈病。假令脉自和，处言此病大重，当须服吐下药，针灸数十百处乃愈。

第二节 《脉经》卷二

一、平三关阴阳二十四气脉第一

【原文】

左手关前寸口阳绝者，无小肠脉也。苦脐痹，小腹中有疝瘕，王月（王字一本作五）即冷上抢心。刺手心主经，治阴。心主在掌后横理中（即太陵穴也）。

左手关前寸口阳实者，小肠实也。苦心下急痹（一作急痛）。小肠有热，小便赤黄。刺手太阳经，治阳（一作手少阳者，非）。太阳在手小指外侧本节陷中（即后溪穴也）。

左手关前寸口阴绝者，无心脉也。苦心下毒痛，掌中热，时时善呕，口中伤烂。刺手太阳经，治阳。

左手关前寸口阴实者，心实也。苦心下有水气，忧恚发之。刺手心主经，治阴。

左手关上阳绝者，无胆脉也。苦膝疼，口中苦，眯目，善畏如见鬼状，多惊，少力。刺足厥阴经，治阳。在足大指间（即行间穴也），或刺三毛中。

左手关上阳实者，胆实也。苦腹中实不安，身躯习习也，刺足少阳经，治阳。在足上第二指本节后一寸（第二指当云小指、次指，即临泣穴也）。

左手关上阴绝者，无肝脉也。苦癃，遗溺，难言，胁下有邪气，善吐。刺足少阳经，治阳。

左手关上阴实者，肝实也。苦肉中痛，动善转筋。刺足厥阴经，治阴。

左手关后尺中阳绝者，无膀胱脉也。苦逆冷，妇人月使不调，三月则闭，男子失精，尿有余沥。刺足少阴经，治阴，在足内踝下动脉（即太溪穴也）。

左手关后尺中阳实者，膀胱实也。苦逆冷，胁下有邪气相引痛。刺足太阳经，治阳。在足小指外侧本节后陷中（即束骨穴也）。

左手关后尺中阴绝者，无肾脉也。苦足下热，两髀里急，精气竭少，劳倦所致。刺足太阳经，治阳。

左手关后尺中阴实者，肾实也。苦恍惚，健忘，目视恍恍，耳聋恍恍，善鸣。刺足少阴经，治阴。

右手关前寸口阳绝者，无大肠脉也。苦少气，心下有水气，立秋节即咳。刺手太阴经，治阴。在鱼际间（即太渊穴也）。

右手关前寸口阳实者，大肠实也。苦肠中切痛，如锥刀所刺，无休息时。刺手阳明经，治阳。在手腕中（即阳溪穴也）。

右手关前寸口阴绝者，无肺脉也。苦短气咳逆，喉中塞，噫逆。刺手阳明经，治阳。

右手关前寸口阴实者，肺实也。苦少气，胸中满，彭彭与肩相引，刺手太阴经。治阴。

右手关上阳绝者，无胃脉也。苦吞酸，头痛，胃中有冷。刺足太阴经，治阴。在足大指本节后一寸（即公孙穴也）。

右手关上阳实者，胃实也。苦肠中伏伏（一作愊愊），不思食物，得食不能消。刺足阳明经，治阳，在足上动脉（即冲阳穴也）。

右手关上阴绝者，无脾脉也。苦少气，下利，腹满，身重，四肢不欲动，善呕。刺足阳明经，治阳。

右手关上阴实者，脾实也。苦肠中伏伏如坚状，大便难。刺足太阴经，治阴。

右手关后尺中阳绝者，无子户脉也。苦足逆寒，绝产，带下，无子，阴中寒。刺足少阴经，治阴。

右手关后尺中阳实者，膀胱实也。苦少腹满，引腰痛。刺足太阳经，治阳。

右手关后尺中阴绝者，无肾脉也。苦足逆冷，上抢胸痛，梦入水见鬼，善厌寐，黑色物来掩人上。刺足太阳经，治阳。

右手关后尺中阴实者，肾实也。苦骨疼，腰脊痛，内寒热。刺足少阴经，治阴。右阴阳二十四气脉证。

二、平人迎神门气口前后脉第二

【原文】

左手寸口人迎以前脉阴实者，手厥阴经也。病苦闭，大便不利，腹满，四肢重，身热，苦胃胀，刺三里。

左手寸口人迎以前脉阴虚者，手厥阴经也。病苦悸恐，不乐，心腹痛，难以言，心如寒状恍惚。

左手寸口人迎以前脉阳实者，手太阳经也。病苦身热，热来去，汗出（一作汗不出）而烦，心中满，身重，口中生疮。

左手寸口人迎以前脉阳虚者，手太阳经也。病苦颅际偏头痛，耳颊痛。

左手寸口人迎以前脉阴阳俱实者，手少阴与太阳经俱实也。病苦头痛，身热，大便难，心腹烦满，不得卧，以胃气不转，水谷实也。

左手寸口人迎以前脉阴阳俱虚者，手少阴与太阳经俱虚也。病苦寒，少气，四肢寒，肠澼，洞泄。

左手关上脉阴实者，足厥阴经也。病苦心下坚满，常两胁痛，自忿忿如怒状。

左手关上脉阴虚者，足厥阴经也。病苦胁下坚，寒热，腹满，不欲饮食，腹胀，悒悒不乐，妇人月经不利，腰腹痛。

左手关上脉阳实者，足少阳经也。病苦腹中气满，饮食不下，咽干，头重痛，洒洒恶寒，胁痛。

左手关上脉阳虚者，足少阳经也，病苦眩、厥、痿，足指不能摇，躄，坐不能起，僵仆，目黄，失精，眵眵。

左手关上脉阴阳俱实者，足厥阴与少阳经俱实也。病苦胃胀，呕逆，食不消。

左手关上脉阴阳俱虚者，足厥阴与少阳经俱虚也。病苦恍惚，尸厥不知人，妄见，少气，不能言，时时自惊。

左手尺中神门以后脉阴实者，足少阴经也。病苦膀胱胀闭，少腹与腰脊相引痛。左手尺中神门以后脉阴实者，足少阴经也。病苦舌燥，咽肿，心烦，嗌干，胸胁时痛，喘咳，汗出，小腹胀满，腰背强急，体重骨热，小便赤黄，好怒好忘，足下热疼，四肢黑，耳聋。

左手尺中神门以后脉阴虚者，足少阴经也。病苦心中闷，下重，足肿不可以按地。

左手尺中神门以后脉阳实者，足太阳经也。病苦逆满，腰中痛，不可俯仰，劳也。

左手尺中神门以后脉阳虚者，足太阳经也。病苦脚中筋急，腹中痛引腰背，不可屈伸，转筋，恶风，偏枯，腰痛，外踝后痛。

左手尺中神门以后脉阴阳俱实者，足少阴与太阳经俱实也。病苦脊强，反折，戴眼，气上抢心，脊痛，不能自反侧。

左手尺中神门以后脉阴阳俱虚者，足少阴与太阳经俱虚也。病苦小便利，心痛，背寒，时时少腹满。

右手寸口气口以前脉阴实者，手太阴经也。病苦肺胀，汗出若露，上气喘逆，咽中塞，如欲呕状。

右手寸口气口以前脉阴虚者，手太阴经也。病苦少气不足以息，嗌干，不朝津液。

右手寸口气口以前脉阳实者，手阳明经也。病苦腹满，善喘咳，面赤身热，喉咽（一本作咽喉）中如核状。

右手寸口气口以前脉阳虚者，手阳明经也。病苦胸中喘，肠鸣，虚渴，唇口干，目急，善惊，泄白。

右手寸口气口以前脉阴阳俱实者，手太阴与阳明经俱实也。病苦头痛，目眩，惊狂，喉痹痛，手臂卷，唇吻不收。

右手寸口气口以前脉阴阳俱虚者，手太阴与阳明经俱虚也。病苦耳鸣嘈嘈，时妄见光明，情中不乐，或如恐怖。

右手关上脉阴实者，足太阴经也。病苦足寒胫热，腹胀满，烦扰不得卧。

右手关上脉阴虚者，足太阴经也。病苦泄注，腹满，气逆，霍乱呕吐，黄疸，心烦不得卧，肠鸣。

右手关上脉阳实者，足阳明经也。病苦腹中坚痛而热（《千金》作病苦头痛），汗不出，如温疟，唇口干，善哕，乳痛，缺盆腋下肿痛。

右手关上脉阳虚者，足阳明经也。病苦胫寒，不得卧，恶寒洒洒，目急，腹中痛，虚鸣（《外台》作耳虚鸣），时寒时热，唇口干，面目浮肿。

右手关上脉阴阳俱实者，足太阴与阳明经俱实也。病苦脾胀腹坚，抢胁下痛，胃气不转，大便难，时反泄利，腹中痛，上冲肺肝，动五脏，立喘鸣，多惊，身热，汗不出，喉痹，精少。

右手关上脉阴阳俱虚者，足太阴与阳明经俱虚也。病苦胃中如空状，少气不足以息，四逆寒，泄注不已。

右手尺中神门以后脉阴实者，足少阴经也。病苦痹，身热，心痛，脊胁相引痛，足逆热烦。

右手尺中神门以后脉阴虚者，足少阴经也。病苦足胫小弱，恶风寒，脉代绝，时不至，足寒，上重下轻，行不可以按地，少腹胀满，上抢胸，痛引胁下。

右手尺中神门以后脉阳实者，足太阳经也。病苦转胞，不得小便，头眩痛，烦满，脊背强。

右手尺中神门以后脉阳虚者，足太阳经也。病苦肌肉振动，脚中筋急，耳聋忽忽不闻，恶风，飕飕作声。

右手尺中神门以后脉阴阳俱实者，足少阴与太阳经俱实也。病苦癫疾，头重与目相引痛厥，欲起走，反眼。大风，多汗。

右手尺中神门以后脉阴阳俱虚者，足少阴与太阳经俱虚也。病苦心痛，若下重不自收，篡反出，时时苦洞泄，寒中泄，肾、心俱痛。一说云：肾有左右，而膀胱无二。今用当以左肾合膀胱，右肾合三焦。

三、平三关病候并治宜第三

【原文】

寸口脉浮，中风，发热，头痛。宜服桂枝汤、葛根汤，针风池、风府，向火灸身，摩治风膏，覆令汗出。

寸口脉紧，苦头痛，骨肉疼，是伤寒。宜服麻黄汤发汗，针眉冲、颞颥，摩治伤寒膏。

寸口脉数，即为吐，以有热在胃脘，熏胸中。宜服药吐之，及针胃脘，服除热汤。若是伤寒七八日至十日，热在中，烦满渴者，宜服知母汤。

寸口脉缓，皮肤不仁，风寒在肌肉。宜服防风汤，以药薄熨之，摩以风膏，灸诸治风穴。

寸口脉滑，阳实，胸中壅满，吐逆，宜服前胡汤，针太阳、巨阙，泻之。

寸口脉弦，心下愊愊，微头痛，心下有水气。宜服甘遂丸，针期门，泻之。

寸口脉弱，阳气虚，自汗出而短气。宜服茯苓汤、内补散，适饮食消息，勿极劳。针胃脘，补之。

寸口脉涩，是胃气不足。宜服干地黄汤，自养，调和饮食，针三里，补之（三里一作胃脘）。

寸口脉芤，吐血；微芤者，衄血。空虚，去血故也。宜服竹皮汤、黄土汤，灸膻中。

寸口脉伏，胸中逆气，噎塞不通，是胃中冷气上冲心胸。宜服前胡汤、大三建丸，针巨阙、上脘，灸膻中。

寸口脉沉，胸中引胁痛，胸中有水气，宜服泽漆汤，针巨阙，泻之。

寸口脉濡，阳气弱，自汗出，是虚损病。宜服干地黄汤，薯蓣丸、内补散、牡蛎散并粉，针太冲，补之。

寸口脉细，发热，及吐。宜服黄芩龙胆汤。吐不止，宜服橘皮桔梗汤，灸中府。

寸口脉洪大，胸胁满。宜服生姜汤、白薇丸，亦可紫菀汤下之，针上脘、期门、章门。

以上寸口十七条。

关脉浮，腹满不欲食。浮为虚满，宜服平胃丸、茯苓汤、生姜前胡汤，针胃脘，先泻后补之。

关脉紧，心下苦满急痛。脉紧者为实，宜服茱萸当归汤，又大黄汤，两治之，良。针巨阙、下脘，泻之（《千金》云：服茱萸当归汤，又加大黄二两，佳）。

关脉微，胃中冷，心下拘急。宜服附子汤、生姜汤、附子丸，针巨阙，补之。

关脉数，胃中有客热。宜服知母丸、除热汤，针巨阙、上脘，泻之。

关脉缓，其人不欲食，此胃气不调，脾气不足。宜服平胃丸、补脾汤，针章门，补之。

关脉滑，胃中有热。滑为热实，以气满故不欲食，食即吐逆。宜服紫菀汤下之，大平胃丸，针胃脘，泻之（《千金》云：宜服朴硝麻黄汤、平胃丸）。

关脉弦，胃中有寒，心下厥逆，此以胃气虚故尔。宜服茱萸汤，温调饮食，针胃脘，补之。

关脉弱，胃气虚，胃中有客热。脉弱为虚热作病。其说云：有热不可大攻之，热去则寒起。正宜服竹叶汤，针胃脘，补之。

关脉涩，血气逆冷。脉涩为血虚，以中焦有微热。宜服干地黄汤、内补散，针足太冲上，补之。

关脉芤，大便去血数升者，以膈俞伤故也。宜服生地黄并生竹皮汤，灸膈俞。若重下去血者，针关元；甚者，宜服龙骨丸，必愈。

关脉伏，中焦有水气，溏泄。宜服水银丸，针关元，利小便，溏泄便止。

关脉沉，心下有冷气，苦满吞酸。宜服白薇茯苓丸，附子汤，针胃脘，补之。

关脉濡，苦虚冷，脾气弱，重下病。宜服赤石脂汤、女萎丸，针关元，补之。

关脉迟，胃中寒，宜服桂枝丸、茱萸汤，针胃脘。补之。

关脉实，胃中痛。宜服栀子汤、茱萸乌头丸，针胃脘，补之。

关脉牢，脾胃气塞，盛热，即腹满响响。宜服紫菀丸、泻脾丸，针灸胃脘，泻之。

关脉细，脾胃虚，腹满。宜服生姜茱萸蜀椒汤、白薇丸，针灸三脘。

关脉洪，胃中热，必烦满。宜服平胃丸，针胃脘。先泻后补之。

以上中部关脉十八条。

尺脉浮，下热风，小便难。宜服瞿麦汤、滑石散。针横骨、关元，泻之。

尺脉紧，脐下痛。宜服当归汤，灸天枢，针关元，补之。

尺脉微，厥逆，小腹中拘急，有寒气。宜服小建中汤（一本更有四顺汤），针气海。

尺脉数，恶寒，脐下热痛，小便赤黄。宜服鸡子汤、白鱼散，针横骨，泻之。

尺脉缓，脚弱下肿，小便难，有余沥。宜服滑石散、瞿麦汤，针横骨，泻之。

尺脉滑，血气实，妇人经脉不利，男子尿血。宜服朴硝煎、大黄汤，下去经血，针关元，泻之。

尺脉弦，小腹疼，小腹及脚中拘急。宜服建中汤、当归汤，针血海，泻之。

尺脉弱，阳气少，发热骨烦。宜服前胡汤，干地黄汤、茯苓汤，针关元，补之。

尺脉涩，足胫逆冷，小便赤。宜服附子四逆汤，针足太冲，补之。

尺脉芤，下焦虚，小便去血。宜服竹皮生地黄汤，灸丹田、关元，亦针补之。

尺脉伏，小腹痛，癥疝，水谷不化。宜服大平胃丸、桔梗丸，针关元，补之（桔梗丸一云结肠丸）。

尺脉沉，腰背痛。宜服肾气丸，针京门，补之。

尺脉濡，苦小便难（《千金》云：脚不收风痹）。宜服瞿麦汤、白鱼散，针关元，泻之。

尺脉迟，下焦有寒。宜服桂枝丸，针气海、关元，补之。

尺脉实，小腹痛，小便不禁。宜服当归汤，加大黄一两，以利大便；针关元，补之，止小便。

尺脉牢，腹满，阴中急。宜服葶苈子茱萸丸，针丹田、关元、中极。

四、平奇经八脉病第四

【原文】

脉有奇经八脉者，何谓也？

然：有阳维、阴维，有阳跷、阴跷，有冲、有督、有任、有带之脉，凡此八脉者，皆不拘于经，故曰奇经八脉也。

经有十二，络有十五，凡二十七气，相随上下，何独不拘于经也？

然：圣人图设沟渠，通利水道，以备不虞。天雨降下，沟渠溢满，滂沛妄行，当此之时，圣人不能复图也。此络脉流溢，诸经不能复拘也。

奇经八脉者，既不拘于十二经，皆何起何系也？

然：阳维者，起于诸阳之会；阴维者，起于诸阴之交。阳维、阴维者，维络于身，溢蓄不能环流溉灌诸经者也。阳跷者，起于跟中，循外踝而上行，入风池。阴跷者，亦起于跟中，循内踝而上行，至咽喉，交贯冲脉。冲脉者，起于关元，循腹里直上，至咽喉中（一云：冲脉者，起于气冲，并阳明之经，夹脐上行，至胸中而散也）。督脉者，起于下极之输，并于脊里，循背上，至风府。冲脉者，阴脉之海也；督脉者，阳脉之海也。任脉者，起于胞门子户，夹脐上行，至胸中（一云：任脉者，起于中极之下，以上毛际，循腹里，上关元，至喉咽）。带脉者，起于季肋（《难经》作季胁），回身一周。此八者，皆不系于十二经，故曰奇经八脉者也。

奇经之为病何如？

然：阳维维于阳，阴维维于阴。阴阳不能相维，怅然失志，容容（《难经》作溶溶）不能自收持（怅然者，其人惊，即维脉缓，缓即令身不能自收持，即失志善忘恍惚也）。阳维为病，苦寒热；阴维为病，苦心痛（阳维为卫，卫为寒热。阴维为荣，荣为血，血者主心，故心痛也）。阴跷为病，阳缓而阴急（阴跷在内踝，病即其脉急，当从内踝以上急，外踝以上缓）；阳跷为病，阴缓而阳急（阳跷在外踝，病即其脉急，其人当从外踝以上急，内踝以上缓）。冲之为病，逆气而里急（冲脉从关元至喉咽，故其为病逆气而里急）。督之为病，脊强而厥（督脉在背，病即其脉急，故令脊强也）。任之为病，其内苦结，男子为七疝，女子为瘕聚（任脉起于胞门、子户，故其病结为七疝、瘕聚）。带之为病，苦腹满，腰容容（《难经》作溶溶）若坐水中状（带脉者，回带人之身体，病即其脉缓，故令腰容容也）。此奇经八脉之为病也。

诊得阳维脉浮者，暂起目眩，阳盛实，苦肩息，洒洒如寒。

诊得阴维脉沉大而实者，苦胸中痛，胁下支满，心痛。

诊得阴维如贯珠者，男子两胁实，腰中痛；女子阴中痛，如有疮状。

诊得带脉，左右绕脐腹腰脊痛，冲阴股也。

两手脉浮之俱有阳，沉之俱有阴，阴阳皆实盛者，此为冲、督之脉也。冲、督之脉者，十二经之道路也。冲、督用事则十二经不复朝于寸口，其人皆苦恍惚狂痴，不者，必当犹豫，有两心也。两手阳脉浮而细微，绵绵不可知，俱有阴脉，亦复细绵绵，此为阴跷，阳跷之脉也。此家曾有病鬼魅风死，苦恍惚，亡人为祸也。

诊得阳跷，病拘急；阴跷，病缓。

尺寸俱浮，直上直下，此为督脉。腰背强痛，不得俯仰，大人癫病，小人风痫疾。

脉来中央浮，直上下痛者，督脉也。动苦腰背膝寒，大人癫，小儿痫也，灸顶上三丸。正当顶上。

尺寸脉俱牢（一作芤），直上直下，此为冲脉。胸中有寒疝也。

脉来中央坚实，径至关者，冲脉也。动苦少腹痛，上抢心，有瘕疝，绝孕，遗失溺，胁支满烦也。

横寸口边丸丸，此为任脉。苦腹中有气如指，上抢心，不得俯仰，拘急。

脉来紧细实长至关者，任脉也。动苦少腹绕脐，下引横骨、阴中切痛。取脐下三寸。

第三节　《脉经》卷三

一、肝胆部第一

【原文】

肝象木（肝于五行象木），与胆合为腑（胆为清净之腑）。其经足厥阴（厥阴肝脉），与足少阳为表里（少阳，胆脉也，脏阴腑阳，故为表里）。其脉弦（弦，肝脉之大形也）。其相冬三月（冬水王木相）；王春三月；废夏三月（夏火王木废）；囚季夏六月（季夏土王木囚），死秋三月（秋金王木死）。其王日甲乙，王时平旦、日出（并木也）。其困日戊己，困时食时、日昳（并土也），其死日庚辛；死时晡时、日入（并金也）。其神魂（肝之所藏者魂），其主色，其养筋（肝气所养者筋），其候目（肝候出目，故肝实则目赤），其声呼，其色青，其臭臊（《月令》云：其臭膻）。其液泣（泣出肝），其味酸，其宜苦（苦，火味也），其恶辛（辛，金味）。肝俞在背第九椎，募在期门（直两乳下二肋端）；胆俞在背第十椎，募在日月（穴在期门下五分）。

上新撰（并出《素问》诸经。昔人撰集，或混杂相涉，烦而难了，今抄事要分别五脏各为一部）。

二、心小肠部第二

【原文】

心象火，与小肠合为腑（小肠为受盛之腑也）。其经手少阴（手少阴心脉也），与手太阳为表里（手太阳小肠脉也）。其脉洪（洪，心脉之大形）。其相春三月（木王火相）；王夏三月；废季夏六月；囚秋三月（金王火囚）；死冬三月（水王火死）。其王日丙丁，王时禺中、日中；其困日庚辛；困时晡时、日入；其死日壬癸，死时人定、夜半。其藏神（心之所藏者神也），其主臭，其养血（心气所养者血），其候舌，其声言（言由心出，故主言），其色赤，其臭焦，其液汗，其味苦，其宜甘（甘，脾味也），其恶咸（咸，肾味也）。心俞在背第五椎（或云第七椎），募在巨阙（在心下一寸），小肠俞在背第十八椎，募在关元（脐下三寸）。

上新撰。

三、脾胃部第三

【原文】

脾象土，与胃合为腑（胃为水谷之腑）。其经足太阴（太阴，脾之脉也），与足阳明为表里（阳明胃脉）。其脉缓（缓，脾脉之大形也）。其相夏三月（火王土相）；王季夏六月；废秋三月；囚冬三月；死春三月。其王日戊己。王时食时，日昳；困日壬癸；困时人定，夜半。其死日甲乙，死时平旦、日出（并木时也）。其神意，其主味，其养肉，其候口，其声歌，其色黄，其臭香，其液涎，其味甘，其宜辛，其恶酸。脾俞在背第十一椎，募在章门（季肋端是）。胃俞在背第十二椎，募在太仓。

上新撰。

四、肺大肠部第四

【原文】

肺象金，与大肠合为腑（大肠为传导之腑也）。其经手太阴（手太阴肺脉也），与手阳明为表里（手阳明大肠脉也）。其脉浮（浮，肺脉之大形也）。其相季夏六月（季夏土王金相）；其王秋三月；废冬三月；囚春三月；死夏三月（夏火王金死）。其王日庚辛；王时晡时、日入；其困日甲乙；困时平旦、日出；其死日丙丁；死时禺中、日中。其神魄，其主声，其养皮毛，其候鼻，其声哭，其色白，其臭腥，其液涕，其味辛，其宜咸，其恶苦。肺俞在背第三椎（或云第五椎也），募在中府（直两乳上下肋间）。大肠俞在背第十六椎，募在天枢（挟脐旁各一寸半）。

上新撰。

五、肾膀胱部第五

【原文】

肾象水，与膀胱合为腑（膀胱为津液之腑）。其经足少阴（足少阴肾脉也），与足太阳为表里（足太阳膀胱脉也）。其脉沉（沉，肾脉之大形也）。其相秋三月（秋金王水相）；其王冬三月；废春三月；囚夏三月；其死季夏六月。其王日壬癸；王时人定、夜半；其困日丙丁；困时禺中、日中。其死日戊己；死时食时、日昳。其神志（肾之所藏者志也），其主液，其养骨，其候耳，其声呻，其色黑，其臭腐，其液唾，其味咸，其宜酸，其恶甘。肾俞在背第十四椎，募在京门；膀胱俞在第十九椎，募在中极（横骨上一寸，在脐下五寸前陷者中）。

上新撰。

阴气在表，阳气在脏，慎不可下，下之者伤脾，脾土弱即水气妄行（阳气在下，温养诸脏、故不可下也。下之既损于阳气，而脾胃复伤。土以防水，而今反伤之。故令水得盈溢而妄行也）。下之者，如鱼出水，蛾入汤（言治病逆，则杀人，如鱼出水，蛾入汤火之中，立死）。重客在里，慎不可熏，熏之逆客，其息则喘（重客者，犹阳气也，重者，尊重之貌也。阳位尊处于上，今一时在下，非其常所，故言客也。熏谓烧针，及以汤火之辈熏发其汗，如此则客热从外入，与阳气相薄，是为逆也。气上熏胸中，故令喘息）。无持客热，令口烂疮（无持者，无以汤火发熏其汗也。熏之则火气入里为客热，故令其口生疮）。

第四节　《脉经》卷四

一、辨三部九候脉证第一

【原文】

经言：所谓三部者，寸、关、尺也；九候者，每部中有天、地、人也。上部主候从胸以上至头，中部主候从膈以下至气街，下部主候从气街以下至足。浮、沉、牢、结、迟、疾、滑、涩，各自异名，分理察之，勿怠观变，所以别三部九候，知病之所起。审而明之，针灸亦然也。

病即著右横关入寸口中者，膈中不通，喉中咽难。刺关元，入少阴。

寸口脉平而死者，何也？然：诸十二经脉者，皆系于生气之原。所谓生气之原者，非谓十二经之根本也，谓肾间动气也。此五脏六腑之本，十二经之根，呼吸之门，三焦之原，一名守邪之神也。故气者，人根本也，根绝则茎枯矣。寸口脉平而死者，生气独绝于内也（肾间动气，谓左为肾，右为命门，命门者，精神之所舍，原气之所系也，一名守邪之神。以命门之神固守，邪气不得妄入，入即死矣。此肾气先绝于内，其人便死。其脉不复，反得动病也）。

二、诊脉动止投数疏数死期年月第六

【原文】

五脉病，虚羸人得此者，死。所以然者，药不得而治，针不得而及。盛人可治，气全故也。

三、诊百病死生诀第七

【原文】

热病，已得汗，热未去，脉微躁者，慎不得刺治。

热病，发热，热甚者，其脉阴阳皆竭，慎勿刺。不汗出，必下利。

四、诊三部脉虚实决死生第八

【原文】

三部脉急，切腹间，病又婉转腹痛，针上下瘥。

第五节　《脉经》卷五

扁鹊阴阳脉法第二

【原文】

厥阴之脉，急弦，动摇至六分以上，病迟脉寒，少腹痛引腰，形喘者死；脉缓者可治。刺足厥阴入五分。

少阳之脉，乍短乍长，乍大乍小，动摇至六分以上。病头痛，胁下满，呕可治；扰即死（一作伛可治，偃即死）。刺两季肋端足少阳也，入七分。

阳明之脉，洪大以浮，其来滑而跳，大前细后，状如蝌蚪，动摇至三分以上。病眩头痛，腹满痛，呕可治；扰即死。刺脐上四寸，脐下三寸，各六分。

第六节　《脉经》卷六

一、肝足厥阴经病证第一

【原文】

肝病，其色青，手足拘急，胁下苦满，或时眩冒，共脉弦长，此为可治。宜服防风竹沥汤、秦艽散。春当刺大敦，夏刺行间，冬刺曲泉，皆补之；季夏刺太冲，秋刺中都，皆泻之。又当灸期门百壮，背第九椎五十壮。

肝病者，必两胁下痛引少腹，令人善怒。虚则目䀮䀮无所见，耳无所闻，善恐，如人将捕之。若欲治之，当取其经。

足厥阴与少阳气逆，则头目痛，耳聋不聪，颊肿，取血者。邪在肝，则两胁中痛，寒中。恶血在腑内，善瘈，节时肿。取之行间以引胁下，补三里以温胃中，取血脉以散恶血，取耳间青脉以去其瘈。

足厥阴之脉，起于大指聚毛之际，上循足跗上廉，去内踝一寸，上踝八寸，交出太阴之后，上腘内廉，循股阴，入阴毛中，环阴器，抵少腹，挟胃，属肝，络胆，上贯膈，布胁肋，循喉咙之后，上入颃颡，连目系，上出额，与督脉会于巅。其支者，从目系下颊里，环唇内。其支者，复从肝别贯膈，上注肺中。是动则病腰痛，不可以俯仰，丈夫㿉疝，妇人少腹肿，甚则嗌干，面尘脱色。是主肝所生病者，胸满，呕逆，洞泄，狐疝，遗溺，闭癃。盛者，则寸口大一倍于人迎；虚者，则寸口反小于人迎。

足厥阴之别，名曰蠡沟，去内踝上五寸，别走少阳。其别者，循经上睾，结于茎。其病气逆，则睾肿卒疝。实则挺长，热；虚则暴痒。取之所别。

二、胆足少阳经病证第二

【原文】

胆病者，善太息，口苦，呕宿汁，心澹澹恐，如人将捕之，嗌中介介然，数唾，候在足少阳之本末，亦见其脉之陷下者，灸之；其寒热，刺阳陵泉。善呕，有苦汁，长太息，心中澹澹，善悲恐，如人将捕之，邪在胆，逆在胃，胆溢则口苦，胃气逆则呕苦汁，故曰呕胆。刺三里以下，胃气逆；刺足少阳血络，以闭胆；却调其虚实，以去其邪也。

足少阳之脉，起于目兑眦，上抵头角，下耳后，循颈，行手少阳之脉前，至肩上，却交手少阳之后，入缺盆。其支者，从耳后入耳中，出走耳前，至目兑眦后。其支者，别目兑眦，下大迎，合手少阳于（一本云：别兑眦，上迎手少阳于巅），下加颊车，下颈，合缺盆，以下胸中，贯膈，络肝，属胆，循胁里，出气街，绕毛际，横入髀厌中。其直者，从缺盆下腋，循胸中，过季胁，下合髀厌中，以下循髀阳，出膝外廉，下外辅骨之前，直下抵绝骨之端，下出外踝之前，循足跗上，出小指次指之端。其支者，跗上入大指之间，循大指歧内，出其端，还贯入爪甲，出三毛。是动则病口苦，善太息，心胁痛，不能反侧，甚则面微尘，体无膏泽，足外反热，是为阳厥。是主骨所生病者，头角痛，颔痛，目兑眦痛，缺盆中肿痛，腋下肿，马刀侠瘿，汗出，振寒，疟，胸中、胁肋、髀、膝外至胫、绝骨、外踝前及诸节皆痛，小指次指不用。盛者，则人迎大一倍于寸口；虚者，则人迎反小于寸口也。

三、心手少阴经病证第三

【原文】

心腹痛，懊憹，发作肿聚，往来上下行，痛有休作，心腹中热，苦渴，涎出者，是蛔咬也。以手聚按而坚，持之毋令得移，以大针刺之，久持之，虫不动，乃出针。肠中有虫蛔咬，皆不可取以小针。

心之积，名曰伏梁，起于脐上，上至心，大如臂。久久不愈，病烦心，心痛。以秋庚辛日得之，何也？肾病传心，心当传肺，肺适以秋王，王者不受邪，心腹欲还肾，肾不肯受，因留结为积，故知伏梁以秋得之。

心病，其色赤，心痛，短气，手掌烦热，或啼笑骂詈，悲思愁虑，面赤身热，其脉实大而数，此为可治。春当刺中冲，夏刺劳宫，季夏刺太陵，皆补之；秋刺间使，冬刺曲泽，皆泻之（此是手厥阴心包络经）。又当灸巨阙五十壮，背第五椎百壮。

心病者，胸内痛，胁支满，两胁下痛，膺背肩甲间痛，两臂内痛。虚则胸腹大，胁下与腰背相引而痛。取其经，手少阴、太阳、舌下血者，其变病，刺郄中血者。

邪在心，则病心痛，善悲，时眩仆，视有余不足而调之其输。

少阴无输，心不病乎？对曰：其外经腑病，脏不病，故独取其经于掌后兑骨之端也。

手心主之脉，起于胸中，出属心包，下膈，历络三焦，其支者，循胸，出胁，下腋三寸，上抵腋，下循臑内，行太阴少阴之间，入肘中，下臂，行两筋之间，入掌中，循中指出其端。其支者，别掌中，循小指次指出其端。是动则病手心热，肘臂挛急，腋肿，甚则胸胁支满，心中澹澹大动，面赤目黄，善笑不休。是主脉所生病者，烦心，心痛，掌中热。盛者，则寸口大一倍于人迎；虚者，则寸口反小于人迎也。

手心主之别，名曰内关，去腕二寸，出于两筋间，循经以上，系于心包，络心系。气实则心痛，虚则为烦心，取之两筋间。

四、小肠手太阳经病证第四

【原文】

少腹控睾，引腰脊，上冲心，邪在小肠者，连睾系，属于脊，贯肝肺，络心系。气盛则厥逆，上冲肠胃，动肝肺，散于肓，结于脐（一作齐）。故取之肓原以散之，刺太阴以与之，取厥阴以下之，取巨虚下廉以去之，按其所过之经以调之。

手太阳之脉，起之于小指之端，循手外侧，上腕，出踝中，直上，循臂骨下廉，出肘内侧两骨之间，上循臑外后廉，出肩解，绕肩甲，交肩上，入缺盆，向腋络心，循咽，下膈，抵胃，属小肠。其支者，从缺盆循颈上颊，至目兑眦，却入耳中。其支者，别颊，上䪼，抵鼻，至目内眦，斜络于颧。是动则病嗌痛，颔肿，不可以顾，肩似拔，臑似折。是主液所生病者，耳聋，目黄，颊颔肿，颈、肩、臑、肘、臂外后廉痛。盛者，则人迎大再倍于寸口；虚者，则人迎反小于寸口也。

五、脾足太阴经病证第五

【原文】

脾病，其色黄，饮食不消，腹苦胀满，体重节痛，大便不利，其脉微缓而长，此为可治。宜服平胃丸、泻脾丸、茱萸丸、附子汤。春当刺隐白，冬刺阴陵泉，皆泻之；夏刺大都，季夏刺公孙，秋刺商丘，皆补之。又当灸章门五十壮，背第十一椎百壮。脾病者，必身重，苦饥，足痿不收（《素问》作善肌，肉痿，足不收）。行善瘈，脚下痛；虚则腹胀，肠鸣，溏泄，食不化。取其经，足太阴、阳明、少阴血者。

邪在脾胃，肌肉痛。阳气有余，阴气不足，则热中，善饥；阳气不足，阴气有余，则寒中，肠鸣腹痛；阴阳俱有余，若俱不足，则有寒有热。皆调其三里。

足太阴之脉，起于大指之端，循指内侧白肉际，过核骨后，上内踝前廉，上腨内，循胻骨后，交出厥阴之前，上循膝股内前廉，入腹，属脾，络胃，上膈，挟咽，连舌本，散舌下。其支者，复从胃别上膈，注心中。是动则病舌本强，食则呕（一作吐），胃脘痛，腹胀，善噫，得后与气，则快然而衰，身体皆重。是主脾所生病者，舌本痛，体不能动摇，食不下，烦心，心下急痛，寒疟，溏，瘕，泄，水闭，黄疸，好卧，不能食肉，唇青，强立，股膝内痛厥，足大趾不用。盛者，则寸口大三倍于人迎；虚者，则寸口反小于人迎。

足太阴之别，名曰公孙，去本节后一寸，别走阳明。其别者，入络肠胃。厥气上逆，则霍乱。实则腹中切痛，虚则鼓胀。取之所别。

六、胃足阳明经病证第六

【原文】

胃病者，腹胀，胃脘当心而痛，上支两胁，膈咽不通，饮食不下，取三里。饮食不下，隔塞不通，邪在胃脘。在上脘，则抑而刺之；在下脘，则散而去之。

足阳明之脉，起于鼻交頞中，旁约太阳之脉，下循鼻外，入上齿中，还出挟口，环唇，下交承浆。却循颐后下廉出大迎，循颊车，上耳前，过客主人，循发际，至额颅。其支者，从大迎前下人迎，循喉咙，入缺盆，下膈，属胃，络脾。其直者，从缺盆下乳内廉，下挟脐，入气街中。其支者，起胃下口，循腹里，下至气街中而合，以下髀关，抵伏兔，下入膝膑中，下循胻外廉，下足跗，入中指内间。其支者，下膝三寸而别，以下入中指外间。其支者，别跗上，入大指间，出其端。是动则病悽悽然振寒，善伸，数欠，颜黑。病至恶人与火，闻木音则惕然而惊，心动，欲独闭户牖而处，甚则欲上高而歌，弃衣而走，贲响腹胀，是为骭厥。是主血（血一作胃）所生病者，狂，疟（一作瘈），温，淫汗出，鼽衄，口喎，唇紧，颈肿，喉痹，大腹水肿，膝膑痛，循膺、乳、街、股、伏兔、骭外廉、足跗上皆痛，中指不用。气盛，则身以前皆热，其有余于胃，则消谷善饥，溺色黄；气不足，则身以前皆寒栗，胃中寒则胀满。盛者，则人迎大三倍于寸口；虚者，则人迎反小于寸口也。

七、肺手太阴经病证第七

【原文】

肺病，其色白，身体但寒无热，时时咳，其脉微迟，为可治。宜服五味子大补肺汤、泻肺散。春当刺少商，夏刺鱼际，皆泻之；季夏刺太渊，秋刺经渠，冬刺尺泽，皆补之。又当灸膻中百壮，背第三椎二十五壮。肺病者，必喘咳，逆气，肩息，背痛，汗出，尻、阴、股、膝挛，髀、腨、胻、足皆痛。虚则少气，不能报息，耳聋，嗌干。取其经手太阴，足太阳之外、厥阴内少阴血者。邪在肺，则皮肤痛，发寒热，上气，气喘，汗出，咳动肩背。取之膺中、外输，背第三椎之旁，以手痛按之快然，乃刺之，取之缺盆中以越之。手太阴之脉，起于中焦，下络大肠，还循胃口，上膈，属肺，从肺系横出腋下，下循内，行少阴心主之前，下肘中，下循臂内上骨下廉，入寸口，上鱼，循鱼际，出大指之端。其支者，从腕后直次指内廉，出其端。是动则病肺胀满，膨膨而喘咳，缺盆中痛，甚则交两手而瞀，是为臂厥。是主肺所生病者，咳，上气喘喝，烦心，胸满，臂臑内前廉痛，掌中热。气盛有余，则肩背痛风汗出，小便数而欠；气虚，则肩背痛寒，少气不足以息，溺色变，卒遗失无度。盛者，则寸口大三倍于人迎；虚者，则寸口反小于人迎也。

手太阴之别，名曰列缺。起于腋下（一云腕上）分间，别走阳明。其别者，并太阴之经，直入掌中，散入于鱼际。其实则手兑掌起，虚则欠咳，小便遗数。取之去腕一寸半。

八、大肠手阳明经病证第八

【原文】

大肠病者，肠中切痛而鸣濯濯，冬日重感于寒则泄，当脐而痛，不能久立。与胃同候。取巨虚上廉。肠中雷鸣，气上冲胸，喘，不能久立，邪在大肠。刺肓之原、巨虚上廉、三里。

手阳明之脉，起于大指次指之端外侧，循指上廉，出合谷两骨之间，上入两筋之中，循臂上廉，上入肘外廉，循臑外前廉，上肩，出髃骨之前廉，上出柱骨之会上，下入缺盆，络肺，下膈，属大肠。其支者，从缺盆直入，上颈，贯颊，入下齿缝中，还出挟口，交人中，左之右，右之左，上挟鼻孔。是动则病齿痛，颈肿。是主津所生病者，目黄，口干，鼽衄，喉痹，肩前臑痛，大指次指痛不用。气盛有余，则当脉所过者热肿；虚，则寒栗不复。盛者，则人迎大三倍于寸口；虚者，则人迎反小于寸口也。

九、肾足少阴经病证第九

【原文】

肾病，其色黑，其气虚弱，吸吸少气，两耳苦聋，腰痛，时时失精，饮食减少，膝以下清，其脉沉滑而迟，此为可治。宜服内补散、建中汤、肾气丸、地黄煎。春当刺涌泉，秋刺伏留，冬刺阴谷，皆补之；夏刺然谷，季夏刺太溪，皆泻之。又当灸京门五十壮，背刺第十四椎百壮。肾病者，必腹大，胫肿痛，喘咳，身重，寝汗出，憎风。虚即胸中痛，大腹、小腹痛，清厥，意不乐。取其经，足少阴、太阳血者。邪在肾，则骨痛阴痹。阴痹者，按之而不得，腹胀，腰痛，大便难，肩背、颈项强痛，时眩。取之涌泉、昆仑，视有血者，尽取之。

足少阴之脉，起于小指之下，斜趣足心，出然骨之下，循内踝之后，别入跟中，以上腨内，出腘中内廉，上股内后廉，贯脊，属肾，络膀胱。其直者，从肾上贯肝膈，入肺中，循喉咙，挟舌本。其支者，从肺出络心，注胸中。是动则病饥而不欲食，面黑如炭色（一作地色），咳唾则有血，喉鸣而喘，坐而欲起，目晰晰无所见，心悬若饥状，气不足则善恐，心惕惕若人将捕之，是为骨厥（一作痿）。是主肾所生病者，口热，舌干，咽肿，上气，嗌干及痛，烦心，心痛，黄疸，肠澼，脊、股内后廉痛，痿厥，嗜卧，足下热而痛。灸则强食生害（一作肉），缓带被发，大杖重履而步。盛者，则寸口大再倍于人迎；虚者，则寸口反小于人迎也。足少阴之别，名曰大钟。当踝后绕跟，别走太阳。其别者，并经上走于心包，下贯腰脊。其病，气逆则烦闷，实则闭癃，虚则腰痛，取之所别。

十、膀胱足太阳经病证第十

【原文】

膀胱病者，少腹偏肿而痛，以手按之，则欲小便而不得，肩上热。若脉陷，足小指外侧反胫踝后皆热。若脉陷者，取委中。

足太阳之脉，起于目内眦，上额，交巅上。其支者，从巅至耳上角。其直者，从巅入络脑，还出别下项，循肩髆内，挟脊，抵腰中，入循膂，络肾，属膀胱。其支者，从腰中下会于后阴，下贯臀，入腘中。其支者，从髆内，左右别，下贯胂（一作肺），过髀枢，循髀外后廉，过（一本下合）腘中，以下贯腨内，出外踝之后，循京骨，至小指外侧。是动则病冲头痛，目似脱，项似拔，脊痛，腰似折，髀不可以曲，腘如结，腨如列，是为踝厥。是主筋所生病者，痔、疟、狂、癫疾，头脑顶痛，目黄，泪出，衄血，项、背、腰、尻、腘、腨、脚皆痛，小指不用。盛者，则人迎大再倍于寸口；虚者，则人迎反小于寸口也。

十一、三焦手少阳经病证第十一

【原文】

三焦病者，腹胀气满，小腹尤坚，不得小便，窘急，溢则为水，留则为胀。候在足太阳之外大络，在太阳、少阳之间，亦见于脉。取委阳。

少腹病肿，不得小便，邪在三焦，约取太阳大络，视其络脉与厥阴小络，结而血者。上及胃脘，取三里。

手少阳之脉，起于小指次指之端，上出两指之间，循手表腕，出臂外两骨之间，上贯肘，循臑外，上肩，而交出足少阳之后，入缺盆，交膻中，散络心包，下膈，遍属三焦。其支者，从膻中上出缺盆，上项，挟耳后，直上出耳上角，以屈下额，至顺。其支者，从耳后，入耳中，出走耳前，过客主人前，交颊。至目兑眦。是动则病耳聋，辉辉焞焞，嗌肿，喉痹。是主气所生病者，汗出，目兑眦痛，颊肿，耳后、肩、臑、肘、臂外皆痛，小指次指不用。盛者，则人迎大一倍于寸口；虚者，则人迎反小于寸口也。

第七节　《脉经》卷七

一、病不可发汗证第一

【原文】

伤寒头痛，翕翕发热，形象中风，常微汗出。又自呕者，下之益烦心，懊憹如饥，发汗则致痉，身强难以屈伸；熏之则发黄，不得小便，久则发咳唾。

少阴病，咳而下利，谵语者，此被火气劫故也。小便必难，以强责少阴汗也。

二、病可发汗证第二

【原文】

夫病脉浮大，问病者，言但坚耳。设利者为虚，大逆。坚为实，汗出而解，何以故？脉浮，当以汗解。

伤寒，其脉不弦紧而弱，弱者必渴，被火必谵语。弱者发热脉浮，解之，当汗出愈。

太阳病，初服桂枝汤，而反烦不解者，法当先刺风池、风府，却与桂枝汤则愈。烧针令其汗，针处被寒，核起而赤者，必发贲豚。气从少腹上撞心者，灸其核上一壮，与桂枝加桂汤。

阳明中风，脉弦浮大而短气，腹都满，胁下及心痛，久按之，气不通（一作按之不痛），鼻干，不得汗，嗜卧，一身及目悉黄，小便难，有潮热，时时哕，耳前后肿，刺之小瘥，外不解，病过十日，脉续浮，与小柴胡汤。

三、病发汗以后证第三

【原文】

二阳并病，太阳初得病时，发其汗，汗先出，复不彻，因转属阳明，续自微汗出，不恶寒。若太阳证不罢，不可下，下之为逆，如此者，可小发其汗。设面色缘缘正赤者，阳气怫郁在表，当解之，熏之。

伤寒，脉浮，自汗出，小便数，颇复（仲景颇复字作心烦）微恶寒，而脚挛急，反与桂枝汤欲攻其表，得之便厥，咽干，烦躁，吐逆，当作甘草干姜汤，以复其阳。厥愈足温，更作芍药甘草汤与之，其脚即伸。而胃气不和，谵语，可与承气汤。重发其汗，复加烧针者，属四逆汤。

伤寒，发热，但头痛，微汗出。发其汗则不识人。熏之则喘，不得小便，心腹满。下之则短气而腹满，小便难，头痛背强。加温针则必衄。

伤寒，其脉阴阳俱紧，恶寒发热，则脉欲厥。厥者，脉初来大，渐渐小，更来渐大，是其候也。恶寒甚者，翕翕汗出，喉中痛。热多者，目赤，睛不慧，医复发之，咽中则伤。若复下之，则两目闭，寒多清谷，热多便脓血。熏之则发黄。熨之则咽燥。小便利者可救。难者，必危殆。

四、病发汗吐下以后证第八

【原文】

太阳病三日，已发其汗，吐下、温针而不解，此为坏病，桂枝复不中与也。观其脉证，知犯何逆，随证而治之。

太阳病，医发其汗，遂发热而恶寒，复下之，则心下痞，此表里俱虚，阴阳气并竭，无阳则阴独。复加火针，因而烦，面色青黄，肤𥆧，如此者，为难治。今色微黄，手足温者，易愈。服桂枝汤，下之，头项强痛，翕翕发热，无汗，心下满微痛，小便不利，属桂枝去桂加茯苓术汤。

阳明病，其脉浮紧，咽干口苦，腹满而喘，发热汗出，而不恶寒，反偏恶热，其身体重，发其汗即躁，心愦愦而反谵语。加温针，必怵惕，又烦躁不得眠。下之，即胃中空虚，客气动膈，心中懊憹，舌上苔者，属栀子汤证。

火逆下之，因烧针烦躁，属桂枝甘草龙骨牡蛎汤。

五、病可温证第九

【原文】

大法，冬宜服温热药及灸。

六、病不可灸证第十

【原文】

微数之脉，慎不可灸，因火为邪，则为烦逆，追虚逐实，血散脉中，火气虽微，内攻有力，焦骨伤筋，血难复也。

脉浮，当以汗解，而反灸之，邪无从去，因火而盛，病从腰以下，必当重而痹，此为火逆。若欲自解，当先烦，烦乃有汗，随汗出而解。何以知之？脉浮，故知汗出当解。

脉浮，热甚，而灸之，此为实，实以虚治，因火而动，咽燥必唾血。

七、病可灸证第十一

【原文】

烧针令其汗，针处被寒，核起而赤者，必发贲豚。气从少腹上撞者，灸其核上一壮（一本作各一壮），与桂枝加桂汤。

少阴病，得之一二日，口中和，其背恶寒者，当灸之。

少阴病，其人吐利，手足不逆，反发热，不死。脉不至者，灸其少阴七壮。

少阴病，下利，脉微涩者，即呕汗出，必数更衣，反少，当温其上，灸之（一云灸厥阴可五十壮）。

诸下利，皆可灸足大都五壮（一云七壮），商丘、阴陵泉皆三壮。

下利，手足厥，无脉，灸之不温，反微喘者，死。少阴负趺阳者，为顺也。

伤寒六七日，其脉微，手足厥，烦躁，灸其厥阴，厥不还者，死。

伤寒，脉促，手足厥逆，可灸之，为可灸少阴、厥阴，主逆。

八、病不可刺证第十二

【原文】

大怒无刺（大，一作新），已刺无怒（已，一作新）。新内无刺，已刺无内。大劳无刺（大，一作新），已刺无劳。大醉无刺，已刺无醉。大饱无刺，已刺无饱。大饥无刺，已刺无饥。大渴无刺，已刺无渴。无刺大惊，无刺熇熇之热，无刺漉漉之汗，无刺浑浑之脉。身热甚，阴阳皆争者，勿刺也。其可刺者，急取之，不汗则泄。所谓勿刺者，有死征也。

无刺病与脉相逆者。上工刺未生，其次刺未盛，其次刺已衰，粗工逆此，谓之伐形（出九卷）。

九、病可刺证第十三

【原文】

太阳病，头痛，至七日，自当愈，其经竟故也。若欲作再经者，当针足阳明，使经不传则愈。

太阳病，初服桂枝汤，而反烦不解者，当先刺风池、风府，乃却与桂枝汤则愈。

伤寒，腹满而谵语，寸口脉浮而紧者，此为肝乘脾，名纵，当刺期门。

伤寒，发热，啬啬恶寒，其人大渴，欲饮酢浆者，其腹必满，而自汗出，小便利，其病欲解，此为肝乘肺，名曰横，当刺期门。

阳明病，下血而谵语，此为热入血室。但头汗出者，当刺期门，随其实而泻，濈然汗出者则愈。

妇人中风，发热恶寒，经水适来，得之七八日，热除，脉迟，身凉，胸胁下满，如结胸状，其人谵语，此为热入血室，当刺期门，随其虚实而取之（《平病》云：热入血室，无犯胃气及上三焦。与此相反，岂谓药不谓针耶）。

太阳与少阳并病，头痛，颈项强而眩，时如结胸，心下痞坚，当刺大椎第一间、肺俞、肝俞，慎不可发汗，发汗则谵语，谵语则脉弦。谵语五日不止，当刺期门。

少阴病，下利，便脓血者，可刺。

妇人伤寒，怀身腹满，不得小便，加从腰以下重，如有水气状，怀身七月，太阴当养不养，此心气实，当刺劳宫及关元，小便利则愈。

伤寒，喉痹，刺手少阴。少阴在腕，当小指后动脉是也。针入三分，补之。

问曰：病有汗出而身热烦满，烦满不为汗解者何？对曰：汗出而身热者，风也；汗出而烦满不解者，厥也，病名曰风厥也。太阳主气，故先受邪，少阴与为表里也。得热则上从之，从之则厥。治之，表里刺之，饮之汤。

热病三日，气口静，人迎躁者，取之诸阳五十九刺，以泻其热，而出其汗，实其阴，以补其不足。所谓五十九刺者，两手外内侧各三，凡十二痏；五指间各一，凡八痏。足亦如是，头入发一寸旁三分，各三，凡六痏；更入发三寸，边各五，凡十痏。耳前后、口下、项中各一，凡六痏。巅上一。

热病先肤痛，窒鼻充面，取之皮，以第一针五十九。苛菌为轸（一云苛轸），鼻索皮于肺，不得，索之火。火，心也。

热病，嗌干多饮，善惊，卧不能安，取之肤肉，以第六针五十九。目眦赤，索肉于脾，不得索之木，木，肝也。

热病而胸胁痛，手足躁，取之筋间，以第四针，针于四达（一作逆）。筋辟目浸，索筋于肝，不得，索之金。金，肺也。

热病数惊，瘈纵而狂，取之脉，以第四针急泻有余者，癫疾，毛发去，索血（一作脉）于心，不得，索之水。水，肾也。

热病而身重骨痛，耳聋而好瞑，取之骨，以第四针五十九。骨病食啮牙齿，耳清，索骨于肾，无（一作不）得，索之土。土，脾也。

热病，先身涩傍敖（傍敖《太素》作倚），烦闷，干唇嗌，取之以第一针五十九。肤胀，口干，寒汗。

热病，头痛，摄（摄一作颞颥）目脉紧，善衄，厥热也，取之以第三针，视有余不足。寒热病。

热病，体重，肠中热，取之以第四针，于其输及下诸指间，索气于胃络，得气也。

热病，挟脐痛急，胸胁支满，取之涌泉，与太阴、阳明（一云阴陵泉），以第四针，针嗌里。

热病而汗且出，及脉顺可汗者，取之鱼际、太渊、大都、太白。泻之则热去，补之则汗出。汗出太甚者，取踝上横纹以止之。

热病七日、八日，脉口动，喘而眩者，急刺之。汗且自出，浅刺手大指间。

热病，先胸胁痛，手足躁，刺足少阳，补手太阴，病甚，为五十九刺。

热病，先手臂痛，刺手阳明、太阴而汗出止。

热病，始于头首者，刺项太阳而汗出止。

热病，先身重骨痛，耳聋目瞑，刺足少阴，病甚，为五十九刺（一云刺少阳）。

热病先眩冒而热，胸胁满。刺足少阴、少阳。

热病，始足胫者，先取足阳明而汗出。

十、病可水证第十五

【原文】

寸口脉洪而大，数而滑，洪大则荣气长，滑数则胃气实，荣长则阳盛，怫郁不得出身，胃实则坚难，大便则干燥，三焦闭塞，津液不通，医发其汗，阳盛不周，复重下之，胃燥热畜，大便遂摈，小便不利，荣卫相搏，心烦发热，两眼如火，鼻干面赤，舌燥齿黄焦，故大渴。过经成坏病，针药所不能制，与水灌枯槁，阳气微散，身寒温衣覆，汗出表里通，然其病即除。形脉多不同，此愈非法治，但医所当慎，妄犯伤荣卫。

十一、病不可火证第十六

【原文】

太阳中风，以火劫发其汗，邪风被火热，血气流泆，失其常度，两阳相熏灼，其身发黄。阳盛则欲衄，阴虚小便难，阴阳俱虚竭，身体则枯燥，但头汗出，齐颈而还，腹满而微喘，口干咽烂，或不大便，久则谵语，甚者至哕，手足躁扰，循衣摸床，小便利者，其人可治。太阳病，医发其汗，遂发热而恶寒，复下之，则心下痞，此表里俱虚。阴阳气并竭，无阳则阴独，复加火针因而烦，面色青黄，肤瞤，如此者为难治。今色微黄，手足温者愈。

伤寒，加温针必惊。

阳脉浮，阴脉弱，则血虚，血虚则筋伤。其脉沉者，荣气微也。其脉浮，而汗出如流珠者，卫气衰也。荣气微，加烧针，血留不行，更发热而躁烦也。

伤寒，脉浮，而医以火迫劫之，亡阳，惊狂，卧起不安，属桂枝去芍药加蜀漆牡蛎龙骨救逆汤。

问曰：得病十五六日，身体黄，下利，狂欲走。师脉之，言当下清血如豚肝，乃愈，后如师言，何以知之？

师曰：寸口脉阳浮阴濡弱，阳浮则为风，阴濡弱为少血，浮虚受风，少血发热，恶寒洒淅，项强头眩。医加火熏，郁令汗出，恶寒遂甚，客热因火而发，怫郁蒸肌肤，身目为黄，小便微难，短气，从鼻出血，而复下之，胃无津液，泄利遂不止，热瘀在膀胱，蓄结成积聚，状如豚肝，当下未下，心乱迷愦，狂走赴水，不能自制。畜血若去，目明心了。此皆医所为，无他祸患，微轻得愈，极者不治。

伤寒，其脉不弦紧而弱者，必渴，被火必谵言。弱者发热，脉浮，解之，当汗出愈。

太阳病，以火熏之，不得汗，其人必躁，到经不解，必有清血。

阳明病，被火，额上微汗出，而小便不利，必发黄。

阳明病，其脉浮紧，咽干口苦，腹满而喘，发热汗出而不恶寒，反偏恶热，其身体重，发其汗则躁，心愦愦而反谵语。加温针必怵惕，又烦躁不得眠。

少阴病，咳而下利，谵语，是为被火气劫故也，少便必难，为强责少阴汗出。

太阳病二日，而烧瓦熨其背，大汗出，火气入胃，胃中竭燥，必发谵语，十余日振而反汗出者，此为欲解。其汗从腰以下不得汗，其人欲小便，反不得，呕欲失溲，足下恶风，大便坚者，小便当数，而反不数及多，便已，其头卓然而痛，其人足心必热，谷气下流故也。

十二、病可火证第十七

【原文】

下利，谷道中痛，当温之以为，宜熬末盐熨之。一方，灸枳实熨之。

十三、热病阴阳交并少阴厥逆阴阳竭尽生死证第十八

【原文】

热病，已得汗，而脉尚躁，喘且复热，勿肤刺，喘甚者，死。

十四、重实重虚阴阳相附生死证第十九

【原文】

问曰：经络俱实，何如？对曰：经络皆实，是寸脉急而尺缓也，皆当俱治。故曰滑则顺，涩则逆。夫虚实者，皆从其物类始，五脏骨肉滑利，可以长久。寒气暴上，脉满实。实而滑，顺则生，实而涩，逆则死。形尽满，脉急大坚，尺满而不应，顺则生，逆则死。所谓顺者，手足温。所谓逆者，手足寒也。

脉实满，手足寒，头热者，春秋则生，冬夏则死。脉浮而涩，涩而身有热者，死。络气不足，经气有余，脉热而尺寒，秋冬为逆，春夏为顺。经虚络满者，尺热满而寒涩，春夏死，秋冬生。络满经虚，灸阴刺阳；经满络虚，刺阴灸阳。

第八节 《脉经》卷八

一、平湿脉证第二

【原文】

太阳病，其证备，身体强，几几然，脉沉迟，此为痉，栝蒌桂枝汤主之。

痉病，有灸疮，难疗。

湿家之为病，其人但头汗出，而背强，欲得被覆向火。若下之早，则哕，或胸满，小便利（一云不利），舌上如苔，此为丹田有热，胸上有寒，渴欲饮而不能饮，则口燥也。

湿家身烦疼，可与麻黄汤加术四两，发其汗为宜，慎不可以火攻之。

太阳中暍，发热恶寒，身重而疼痛，其脉弦细芤迟，小便已洒洒然毛耸，手足逆冷，小有劳，身热，口前开，板齿燥。若发其汗，恶寒则甚，加温针，则发热益甚，数下之，淋复甚。

二、平中风历节脉证第五

【原文】

寸口脉浮而紧，紧则为寒，浮则为虚，虚寒相搏，邪在皮肤。浮者血虚，络脉空虚，贼邪不泻，或左或右。邪气反缓，正气则急，正气引邪，㖞僻不遂。邪在于络，肌肤不仁。邪在于经，则重不胜。邪入于腑，则不识人。邪入于脏，舌即难言，口吐于涎。

寸口脉迟而缓，迟则为寒，缓则为虚。荣缓则为亡血，卫迟则为中风。邪气中经，则身痒而瘾疹。心气不足，邪气入中，则胸满而短气。

三、平血痹虚劳脉证第六

【原文】

问曰：血痹从何得之？

师曰：夫尊荣人，骨弱肌肤盛，重因疲劳汗出，卧不时动摇，加被微风，遂得之。形如风状（巢原云其状如被微风所吹），但以脉自微涩，在寸口、关上小紧，宜针引阳气，令脉和，紧去则愈。

四、平水气黄汗气分脉证第八

【原文】

寸口脉浮而迟，浮脉热，迟脉潜，热潜相搏，名曰沉。趺阳脉浮而数，浮脉热，数脉止，热止相搏，名曰伏。沉伏相搏，名曰水。沉则络脉虚，伏则小便难，虚难相搏，水走皮肤，则为水矣。

五、平黄胆寒热疟脉证第九

【原文】

师曰：病黄胆，发热烦喘，胸满口燥者，以发病时，火劫其汗，两热所得。然黄家所得，从湿得之。一身尽发热，面黄，肚热，热在里，当下之。

夫疟脉自弦也，弦数者多热，弦迟者多寒。弦小紧者可下之，弦迟者可温药，若脉紧数者，可发汗，针灸之。浮大者，吐之。脉弦数者，风发也，以饮食消息止之。

六、平呕吐哕下利脉证第十四

【原文】

下利，手足厥，无脉，灸之不温，若脉不还，反微喘者，死。少阴负趺阳者为顺也。

第九节 《脉经》卷九

一、平妊娠胎动血分水分吐下腹痛证第二

【原文】

妇人怀胎，一月之时，足厥阴脉养。二月，足少阳脉养。三月，手心主脉养。四月，手少阳脉养。五月，足太阴脉养。六月，足阳明脉养。七月，手太阴脉养。八月，手阳明脉养。九月，足少阴脉养。十月，足太阳脉养。诸阴阳各养三十日活儿。手太阳、少阴不养者，下主月水，上为乳汁，活儿养母。怀娠者不可灸刺其经，必堕胎。

妇人经月下，但为微少。师脉之，反言有躯，其后审然，其脉何类？何以别之？

师曰：寸口脉阴阳俱平，荣卫调和，按之滑，浮之则轻，阳明、少阴，各如经法，身反洒淅，不欲食饮，头痛心乱，呕哕欲吐，呼则微数，吸则不惊，阳多气溢，阴滑气盛，滑则多实，六经养成，所以月见，阴见阳精，汁凝胞散，散者损堕。设复阳盛，双妊二胎。今阳不足，故令激经也。

师曰：寸口脉沉而数，数则为出，沉则为入，出则为阳实，入则为阴结。趺阳脉微而弦，微则无胃气，弦则不得息。少阴脉沉而滑，沉则为在里，滑则为实，沉滑相搏，血结胞门，其藏不泻，经络不通，名曰血分。

问曰：妇人妊娠三月，师脉之，言此妇人非躯，今月经当下。其脉何类？何以别之？

师曰：寸口脉，卫浮而大，荣反而弱，浮大则气强，反弱则少血，孤阳独呼，阴不能吸，二气不停，卫降荣竭，阴为积寒，阳为聚热，阳盛不润，经络不足，阴虚阳往（一作

实），故令少血。时发洒淅，咽燥汗出，或溲稠数，多唾涎沫，此令重虚。津液漏泄，故知非躯，畜烦满洫，月禀一经，三月一来，阴盛则泻，名曰居经。

二、平郁冒五崩漏下经闭不利腹中诸病证第五

【原文】

问曰：妇人病如癫疾郁冒，一日二十余发。师脉之，反言带下，皆如师言，其脉何类？何以别之？

师曰：寸口脉濡而紧，濡则阳气微，紧则荣中寒，阳微卫气虚，血竭凝寒，阴阳不和，邪气舍于荣卫，疾（疾一作候）起年少时，经水来以合房室，移时过度，精感命门开，经下血虚，百脉皆张，中极感阳动，微风激成寒，因虚舍荣卫，冷积于丹田，发动上冲，奔在胸膈，津液掩口入，涎唾涌溢出，眩冒状如厥，气冲髀里热，粗医名为癫，灸之因大剧。

问曰：妇人病苦气上冲胸，眩冒，吐涎沫，髀里气冲热。师脉之，不名带下，其脉何类？何以别之？

师曰：寸口脉沉而微，沉则卫气伏，微则荣气绝，阳伏则为疹，阴绝则亡血。病当小便不利，津液闭塞，今反小便通，微汗出，沉变为寒，咳逆呕沫，其肺成痿，津液竭少，亡血损经络，因寒为血厥，手足苦痹，气从丹田起，上至胸胁，沉寒怫郁于上，胸中窒塞，气历阳部，面翕如醉，形体似肥，此乃浮虚，医反下之，长针，复重虚荣卫，久发眩冒，故知为血厥也。

三、平咽中如有炙腐喜悲热入血室腹满证第六

【原文】

妇人中风，发热恶寒，经水适来，得之七八日，热除，脉迟，身凉，胸胁下满如结胸状，其人谵语，此为热入血室。当刺期门，随其虚实而取之。

妇人伤寒发热，经水适来，昼日了了，暮则谵语，如见鬼状，此为热入血室，无犯胃气，若上二焦，必当自愈（二字疑）。

阳明病，下血而谵语，此为热入血室，但头汗出者，当刺期门，随其实而写之，濈然汗出者则愈。

妇人少腹满如敦敦状（《要略》云满而热），小便微难而不渴，生后（生后疑）者，此为水与血并，结在血室，大黄甘遂汤主之。

第十节 《脉经》卷十

【原文】

经言：肺者，人之五脏华盖也，上以应天，解理万物，主行精气，法五行、四时，知五味。

寸口之中，阴阳交会，中有五部。前后左右，各有所主，上下中央，分为九道。浮沉结散，知邪所在，其道奈何？

岐伯曰：脉大而弱者，气实血虚也；脉大而长者，病在下候；浮直上下交通者，阳脉也。坚在肾，急在肝，实在肺。前如外者，足太阳也；中央如外者，足阳明也；后如外者，足少阳也。中央直前者，手少阴也；中央直中者，手心主也；中央直后者，手太阴也。前如内者，足厥阴也；中央如内者，足太阴也。后如内者，足少阴也。前部左右弹者，阳跷也；中部左右弹者，带脉也；后部左右弹者，阴跷也。从少阳之厥阴者，阴维也；从少阴之太阳者，阳维也。来大时小者，阴络也；来小时大者，阳络也。

足三阳脉定位。

前如外者，足太阳也。动，苦头、项、腰痛，浮为风，涩为寒热，紧为宿食。

前如外者，足太阳也。动，苦目眩，头、颈、项腰、背强痛也。男子阴下湿，女子月水不利，少腹痛，引命门、阴中痛，子脏闭。浮为风，涩为寒血，滑为劳热，紧为宿食，针入九分。却至六分。

中央如外者，足阳明也。动，苦头痛，面赤，微滑，苦大便不利，肠鸣，不能食，足胫痹。

中央如外者，足阳明也。动，苦头痛，面赤热，浮微滑，苦大便不利，喜气满。滑者为饮，涩为嗜卧，肠鸣不能食，足胕痹。针入九分，却至六分。后如外者，足少阳也。动，苦腰、背、股、肢节痛。

后如外者，足少阳也。浮为气涩，涩为风血，急为转筋，弦为劳。针入九分，却至六分。

足三阴脉定位。

前如内者，足厥阴也。动，苦少腹痛，月经不利，子脏闭。前如内者，足厥阴也。动，苦少腹痛与腰相连，大便不利，小便难，茎中痛，女子月水不利，阴中寒，子门壅绝内，少腹急；男子疝气，两丸上入，淋也。针入六分，却至三分。

中央如内者，足太阴也。动，苦胃中痛，食不下，咳唾有血，足胫寒，少气，身重，从腰上状如居水中。

中央如内者，足太阴也。动，苦腹满，上脘有寒，食不下，病以饮食得之。沉涩者，苦身重，四肢不动，食不化，烦满，不能卧，足胫痛，苦寒，时咳血，泄利黄。针入六分，却至三分。后如内者，足少阴也。动，苦少腹痛，与心相引背痛，淋。从高堕下，伤于内小便血。

后如内者，足少阴也。动，苦小腹痛，与心相引背痛，淋。从高堕下，伤于尻内，便血里急，月水来，上抢心，胸胁满拘急，股里急也。针入六分，却至三分。

阴跷阳跷脉定位。

前部左右弹者，阳跷也。动，苦腰背痛，微涩为风痫。取阳跷。前部左右弹者，阳跷也。动，苦腰痛，癫痫，恶风，偏枯，僵仆羊鸣，瘰痹皮肤，身体强（一作淫）痹。直取阳跷，在外踝上三寸，直绝骨是也。中部左右弹者，带脉也。动，苦少腹痛引命门，女子月水不来，绝继复下止，阴辟寒，令人无子，男子苦少腹拘急，或失精也。

后部左右弹者，阴跷也。动，苦癫痫，寒热，皮肤强（一作淫）痹。

后部左右弹者，阴跷也。动，苦少腹痛，里急，腰及髋窌下相连阴中痛，男子阴疝，女子漏下不止。

手三阴脉定位。

中央直前者，手少阴也。动，苦心痛，微坚，腹胁急。实坚者，为感忤；纯虚者，为下利，肠鸣。滑者，为有娠，女子阴中痒痛，痛出玉门上一分前。

中央直中者，手心主也。动，苦心痛，面赤，食苦，咽多，喜怒。微浮者，苦悲伤，恍惚不乐也。涩为心下寒。沉为恐怖，如人捕之状也。时寒热，有血气。

中央直后者，手太阴也。动，苦咳逆，气不得息。浮为内风。紧涩者，胸中有积热，时咳血也，有沉热。

阳维阴维脉定位。

从少阴斜至太阳，是阳维也。动，苦肌肉痹痒。

从少阴斜至太阳，是阳维也。动，苦颠，僵仆羊鸣，手足相引，甚者失音，不能言，癫疾。直取客主人，两阳维脉，在外踝绝骨下二寸。

从少阳斜至厥阴，是阴维也。动，苦癫痫，僵仆羊鸣。

从少阳斜至厥阴，是阴维也。动，苦僵仆，失音，肌肉淫痒，痹。汗出恶风。

脉来暂大暂小，是阴络也（一作结）。动，苦肉痹，应时自发，身洗洗也。

脉来暂小暂大者，是阳络也（一作结）。动，苦皮肤痛，下部不仁，汗出而寒也。

寸口脉定针法。

寸口中脉躁，竟，尺关中无脉，应阳干阴也。动，苦腰、背、腹痛，阴中若伤，足寒。刺足太阳少阴，直绝骨，入九分，灸太阴五壮。

尺中脉坚实，竟，关寸口无脉，应阴干阳也。动，苦两胫腰重，少腹痛，癫疾。刺足太阴踝上三寸，针入五分。又灸太阳、阳跷，在足外踝上三寸直绝骨是也。

寸口脉紧，直至鱼际下，小按之，如持维子（一作鸡毛）状，其病肠鸣，足痹痛酸，腹满，不能食，得之寒湿。刺阳维，在外踝上三寸间也，入五分。此脉出鱼（一作原）际。

寸口脉沉着骨，反仰其手乃得之，此肾脉也。动，苦少腹痛，腰体酸，癫疾。刺肾俞，入七分。又刺阴维，入五分。

初持寸口中脉，如细坚状，久按之，大而深。动，苦心下有寒，胸胁苦痛，阴中痛，不欲近丈夫也，此阴逆。刺期门，入六分。又刺肾俞，入五分，可灸胃脘（一作足三里）七壮。

初持寸口中脉，如躁状，洪大，久按之，细而牢坚。动，苦腰腹相引痛，以下至足胻重也，不能食。刺肾俞，入四分至五分，亦可灸胃脘（一作足三里）七壮。

第八章 《肘后备急方》论针灸

【传承概要】

葛洪，东晋道教理论家、医学家、炼丹术家。著名道士葛玄从孙。字稚川，自号抱朴子，丹阳句容（今江苏）人。少好神仙养生之法。后舍儒入道，葛洪师从祖玄吴时学道得仙，号曰葛仙公。以其炼丹秘术授弟子郑隐，在湖北鄂城传道、炼丹、制药多年，求长生不老之术，一时学道求术者甚多。今鄂州市之葛店、葛山、洪港、洪道乡等地均因他而得名。世传其炼丹处凡十有三，今玄妙观有井，其遗迹也。后携子侄至广州罗浮山，炼丹而卒。其思想是以神仙导养为内，儒术应世为外，对我国化学、医学发展均有一定贡献。著作有《抱朴子内篇》《抱朴子外篇》《肘后备急方》四卷、《金匮药方》一百卷、《神仙传》等，还托名刘歆撰《西京杂记》。

【学术特色】

《肘后备急方》共有针灸处方 109 条，其中针方 10 条，灸方 99 条，富灸而略针，这是从便利家庭自救的角度去考虑导致的必然结果，非葛洪尊灸而贬针也。

（一）针刺法灵活多样

1. 指针法

以指切穴治尸厥（爪刺人中）、腹痛（爪刺中脘），之后历代医家均吸收了指针法，如在明代杨继洲的《针灸大成》中即有"以手指于肾俞穴行补泻之法"治疗徐敬庵腰痛的医案。

2. 针挑法

针挑法所用针具为三棱针、毫针，适用于内科、皮肤科疾病，如晕厥、郁证、痛证等。"有白如黍米大，以针决去之。"治卒中恶死，以针决去眼交穴处有白如黍米大之组织。此穴即为龈交，晕厥病发时龈交见一黍米大之白色囊肿，用针挑刺，这一以挑刺反应点为主的针挑法，至今仍然使用。

3. 放腹水法

"若唯腹大，下之不去，便针脐下二寸，入数分，令水出，孔合须腹减乃止。"这是较早腹腔穿刺术的记载，指出了放腹水的适应证是发汗后腹部水肿不减而反增，腹围更大，施术部位为脐下二寸之石门穴，刺入深度为入腹数分，令有水出；放腹水量的标准为水出之后，针孔闭合且腹围减小，衰其大半而止。

4. 放血法

共记载了 8 处放血法，其中 7 处为人之病，1 处为马之病。因以急救为第一要务，所以放血工具简单、易得、随处可取，如葱尖、葱黄、芦苇片、刀具、镵针等。在放血部位的选择上为病变局部、浅表络脉，或者穴位素髎、长强，或器官血液丰富处，如鼻中、耳中，在出血量上见血即止，在疗效上见血立效。治疗病证为晕厥，红络如蚯蚓、气痛、丹毒，以及马病黄病黑汗等。如"救卒中恶死方第一"云："取葱黄心刺其鼻，男左女右，入七八寸。若使目中血出，佳。""以葱叶刺耳，耳中、鼻中血出者莫怪。""治伤寒时气温病方第十三"云："若已深，应看其舌下两边，有白脉弥弥处，芦刀割破之，紫血出数升，亦歇。""治痈疽妬乳诸毒肿方第三十六"云："有赤点，点处宜镵去血也。"

（二）灸法创新

《肘后备急方》从秦汉以前纯用艾绒着肤烧灼灸的藩篱中跳出，不拘一格地创用和倡用了多种灸法。

1. 隔物灸

虽创用于战国或之前《五十二病方》有载，但考《黄帝内经》《难经》《伤寒杂病论》《脉经》《针灸甲乙经》等书皆未见使用，说明秦汉、晋初未予以重视。灸法在晋以前是直接在皮肤上操作的，常因操作不正确、火力难以掌握等原因引起皮肤烫伤。葛氏力倡用之，全书计有隔盐、蒜泥、蒜头皮、蒜皮、香豉泥、椒面等六种。隔物灸一可减轻患者痛苦，二可灸药并用提高疗效，后世多有使用者，或为《肘后备急方》所启发。

2. 管灸

《肘后备急方》所创用，用雄黄药灸治疗嗜睡、下痢的管熏法见于"治伤寒时气瘟病方第十三"，即"烧艾于管中"熏之，令烟入下部，中少雄黄杂妙。以管导热入下部以治霍乱下部出疮者，后世以此法治下部五官之疾。

3. 蜡灸

《肘后备急方》创用，以蜡灌疮中治浙犬咬伤。

4. 瓦甄灸

《肘后备急方》创用，此法为器械灸之始，以艾入瓦甄中，瓦甄唯留一目（孔），将痛处置目下熏灸。

（三）腧穴方面简便化、方便化

《肘后备急方》创用了不少简便取穴法如折绳比量、折竹比量、一夫法等，其中影响最大的是一夫法，历代沿用，至今统编教材仍采用之。该书有近 50 穴（无穴名按其部位不可定穴名者）不见历代文献，当为晋及晋以前经验穴。这从一个侧面反映晋以前针灸疗法使用是非常普遍的。这些穴位的定位、主治及临床疗效有必要做深入研究。

（四）多种治疗方法灵活应用

针、灸、药、熨、烙法、舌下含药、捏脊法、蜡疗等法各有所长，葛洪据病情选用一种或多种方法灵活应用。《肘后备急方》以内、外为主兼及皮肤、伤、五官等科30多种病证，取穴90多个，其中有穴名者28，无名按其部位可定者（考原文腕上三寸为间使，脐下三寸为关元等可知其定穴分寸与现在一致）23，无名亦不可定者近50。处方每方不过一二穴，多按证设方，甚简明质朴，其疗效经历代反复验证多数确有实效乃至奇效，是中医急诊处方的良好范本。

（五）开中医急诊专著之先河

针灸药物并重，针灸合用，灸药结合，烙法、药物结合。熨法有多种，有的用铜器、瓦器、贮汤、燃膏温熨，为避免烫伤，以布包裹后熨于患处或穴位上。吹药法，以空气或药物粉末吹鼻、吹耳治疗疾病。其针灸部分大量收集晋及晋以前医籍及民间治疗经验中切用于临床且卓有实效的针灸处方，使不少民间验穴验方得以流传，且专为急诊处置设计了多种简便定穴取穴法。创用了一系列新的针灸治疗方法，治疗手段丰富，疗效卓著。《肘后备急方》是我国针灸史上对针灸急诊抢救治疗技术的首次集中总结，其内容大量为后出之《千金方》《外台秘要》等引用，对晋、唐时期灸疗法的兴盛产生了相当的推动作用。笔者认为该书一切从临床出发、不拘一格、革新针灸治疗技术的开拓精神，应成为目前针灸工作者所追求的境界。

第一节　《肘后备急方》卷一

一、救卒中恶死方第一

【原文】

救卒死，或先病痛，或常居寝卧，奄忽而绝，皆是中死。救之方：

一方，取葱黄心刺其鼻，男左、女右，入七八寸。若使目中血出，佳。扁鹊法同。是后吹耳条中。葛尝言此云吹鼻，故别为一法。

又方，以葱叶刺耳。耳中、鼻中血出者莫怪，无血难治。有血是候，时当捧两手忽放之，须臾死人自当举手捞人，言痛乃止。男刺左鼻、女刺右鼻中，令入七八寸余，大效。亦治自缢死。与此扁鹊方同。

又方，视其上唇里弦弦者，有白如黍米大，以针决去之。

又方，灸其唇下宛宛中承浆穴十壮，大效矣。

又方，以绳围其死人肘腕，男左女右，毕，伸绳从背上大椎度以下，又从此灸，横行各半绳。此法三灸各三，即起。

又方，令爪其病人人中，取醒。不者，椦其手，灸下文头，随年。

又方，灸鼻人中，三壮也。

又方，灸两足大指爪甲聚毛中，七壮。此华佗法。一云三七壮。

又方，灸脐中，百壮也。

救卒死而张目及舌者。灸手足两爪后十四壮了，饮以五毒诸膏散有巴豆者。

救卒死而四肢不收，矢便者。马屎一升，水三斗，煮取二斗以洗之。又取牛洞一升，温酒灌口中。洞者，稀粪也。灸心下一寸、脐上三寸、脐下四寸，各一百壮，瘥。

二、救卒死尸蹶方第二

【原文】

尸蹶之病，卒死而脉犹动，听其耳中，循循如啸声，而股间暖是也，耳中虽然啸声而脉动者，故当以尸蹶。救之方：

又方，灸鼻人中，七壮，又灸阴囊下，去下部一寸，百壮。若妇人，灸两乳中间。又云，爪刺人中良久，又针人中至齿，立起。

又方，以绳围其臂腕，男左女右，绳从大椎上度，下行脊上，灸绳头五十壮，活。此是扁鹊秘法。

又方，熨其两胁下，取灶中墨如弹丸，浆水和饮之，须臾，三四，以管吹耳中，令三四人更互吹之。又小管吹鼻孔，梁上尘如豆，着中吹之，令入，瘥。

又方，针百会，当鼻中，入发际五寸，针入三分，补之。针足大指甲下肉侧去甲三分，又针足中指甲上，各三分，大指之内，去端韭叶，又针手少阴锐骨之端各一分。

又方，灸膻中穴，二十八壮。

三、救卒客忤死方第三

【原文】

客忤者，中恶之类也，多于道涂门外得之，令人心腹绞痛胀满，气冲心胸，不即治，亦煞人。救之方：

灸鼻人中三十壮，令切鼻柱下也，以水渍粳米，取汁一二升，饮之。口已噤者，以物强发之。

又方，以铜器若瓦器贮热汤，器着腹上；转冷者，撤去衣，器亲肉；大冷者，易以热汤，取愈则止。

又方，以三重衣着腹上，铜器着衣上，稍稍，少许茅于器中烧之，茅尽益之，勿顿多也，取愈乃止。

又方，以绳横度其人口，以度其脐，去四面各一处，灸各三壮，令四火俱起，瘥。

又方，横度口中，折之，令上头着心下，灸下头五壮。

华佗卒中恶、短气欲死。灸足两拇指上甲后聚毛中，各十四壮，即愈。未瘥，又灸十四壮。前救卒死方，三七壮，已有其法。

四、治卒得鬼击方第四

【原文】

鬼击之病，得之无渐，卒着如人力刺状，胸胁腹内，绞急切痛，不可抑按，或即吐血，或鼻中出血，或下血，一名鬼排。治之方：

灸鼻下人中一壮，立愈。不瘥，可加数壮。

又方，灸脐下一寸，三壮。

又方，灸脐上一寸，七壮，及两踵白肉际，取瘥。

五、治卒魇寐不寤方第五

【原文】

卒魇不觉。灸足下大趾聚毛中，二十一壮。

人喜魇及恶梦者。取火死灰，着履中，合枕。

又方，灸两足大趾上聚毛中，灸二十壮。

六、治卒中五尸方第六

【原文】

五尸者（飞尸、遁尸、风尸、沉尸、尸注也，今所载方兼治之），其状腹痛，胀急，不得气息，上冲心胸，旁攻两胁，或礰块涌起，或牵引腰脊。兼治之方：

灸乳后三寸，十四壮，男左女右。不止，更加壮数，瘥。

又方，灸心下三寸，六十壮。

又方，灸乳下一寸，随病左右，多其壮数，即瘥。

又方，以四指尖其痛处，下灸指下际数壮，令人痛，上爪其鼻人中，又爪其心下一寸，多其壮，取瘥。

又方，理商陆根，熬，以囊贮，更番熨之，冷复易。

虽有五尸之名，其例皆相似，而有小异者（飞尸者，游走皮肤，洞穿脏腑，每发刺痛，变作无常也；遁尸者，附骨入肉，攻凿血脉，每发不可得近，见尸丧、闻哀哭便作也；风尸者，淫跃四肢，不知痛之所在，每发昏恍，得风雪便作也；沉尸者，缠结脏腑，冲心胁，每发绞切，遇寒冷便作也；尸注者，举身沉重，精神错杂，常觉惛废，每节气改变，辄致大恶，此一条别有治后熨也）。凡五尸，即身中死鬼接引也，共为病害，经术甚有消灭之方，而非世徒能用，今复撰其经要，以救其敝方。

又，飞尸入腹刺痛死方：凡犀角、射罔、五注丸，并是好药，别在大方中。治卒有物在皮中，如虾蟆，宿昔下入腹中，如杯不动摇，掣痛不可堪，过数日，即煞人方：

巴豆十四枚，龙胆一两，半夏、土瓜子各一两，桂一斤半。合捣碎，以两布囊贮，蒸热，更番以熨之，亦可煮饮，少少服之。

此本在杂治中，病名曰阴尸，得者多死。

七、治卒心痛方第八

【原文】

治卒心痛。桃白皮煮汁。宜空腹服之。

又方，取灶下热灰，筛去炭分，以布囊贮，令灼灼尔。便更番以熨痛上，冷，更熬热。

又方，蒸大豆，若煮之，以囊贮。更番熨痛处，冷复易之。

又方，灸手中央长指端三壮。

又方，横度病患口折之，以度心厌下，灸度头三壮。

治心疝发作，有时激痛难忍方。真射罔、吴茱萸分等。捣末，蜜和丸，如麻子。服二丸，日三服。勿吃热食。

又方，灸心鸠尾下一寸，名巨阙，及左右一寸，并百壮。又与物度颈及度脊如之，令正相对也，凡灸六处。

八、治心腹俱痛方第十

【原文】

《孙真人方》治心腹俱痛。以布裹椒，敷注上火熨，令椒汗出，良。

九、治卒心腹烦满方第十一

【原文】

治卒心腹烦满，又胸胁痛欲死方。以热汤令灼灼尔，渍手足，复易。秘方：

治卒吐逆方，灸乳下一寸，七壮，即愈。

又方，灸两手大拇指内边爪后第一纹头各一壮，又灸两手中央长指爪下一壮，愈。

《梅师方》治腹满不能服药。煨生姜，绵裹，纳下部中，冷即易之。

第二节 《肘后备急方》卷二

一、治卒霍乱诸急方第十二

【原文】

凡所以得霍乱者，多起饮食，或饮食生冷杂物。以肥腻酒鲙，而当风履湿，薄衣露坐或夜卧失覆之所致。初得之便务令暖，以炭火布其所卧下，大热减之，又并蒸被絮，若衣絮自苞，冷易热者，亦可烧地令热，水沃，敷薄布席，卧其上，厚覆之。亦可作灼灼尔，热汤着瓮中，渍足，令至膝，并铜器贮汤，以着腹上。衣藉之，冷复易，亦可以熨斗贮火着腹上。如此而不净者，便急灸之，但明案次第，莫为乱灸。须有其病，乃随病灸之。未有病莫预灸。灸之虽未即愈，要万不复死矣。莫以灸不即而止灸。霍乱艾丸，苦不大，壮数亦不多，本方言七壮为可，四五十无不便。火下得活，服旧方用理中丸，及厚朴大豆豉通脉半夏汤。先辈所用药者难得，今但疏良灸之法及单行数方，用之有效。不减于贵药。已死未久者，犹可灸。

卒得霍乱，先腹痛者。灸脐上，十四壮，名太仓，在心厌下四寸，更度之。

先洞下者，灸脐边一寸。男左女右，十四壮，甚者至三四十壮，名大肠募。洞者宜泻。

先吐者，灸心下二寸，十四壮，又并治下痢不止。上气，灸五十壮，名巨阙，正心厌尖头下一寸是也。

先手足逆冷者，灸两足内踝上一尖骨是也，两足各七壮，不愈加数。名三阴交，在内踝尖上三寸是也。

转筋者，灸蹶心当拇指大聚筋上，六七壮，名涌泉，又灸足大趾下约中，一壮，神验。

又方，灸大指上爪甲际，七壮。

转筋入腹痛者，令四人捉手足，灸脐左二寸，十四，灸股中大筋上，去阴一寸。

若宛者，灸手腕第一约理中，七壮，名心主当中指。

下利不止者，灸足大趾本节内侧寸，白肉际，左右各七壮，名大都。

干呕者，灸手腕后三寸，两筋间，是左右各七壮，名间使，若正厥呕绝，灸之便通。

吐且下利者，灸两乳，连黑外近腹白肉际，各七壮，亦可至二七壮。

若吐止而利不止者，灸脐一夫纳中，七壮，又云脐下一寸二，七壮。

若烦闷凑满者，灸心厌下三寸，七壮，名胃脘。

又方，以盐纳脐中，上灸二七壮。

若绕脐痛急者，灸脐下三寸，三七壮，名关元，良。

治霍乱神秘起死灸法，以物横度病人人中，屈之，从心鸠尾飞度以下灸。先灸中央毕，更横灸左右也。又灸脊上，以物围，令正当心厌，又夹脊左右一寸，各七壮，是腹背各灸三处也。

捧病患腹卧之，伸臂对以绳度两头，肘尖头根据绳下夹背脊大骨穴中，去脊各一寸，灸之百壮，不治者，可灸肘椎，已试数百人，皆灸毕即起坐，佗以此术传子孙，代代皆秘之。

上此前并是灸法。

治霍乱心腹胀痛，烦满短气，未得吐下方。

又方，浓煮竹叶汤五六升，令灼已转筋处。

又方，取楠若樟木，大如掌者削之，以水三升，煮三沸，去滓，令灼之也。

若转筋方，烧铁令赤。以灼踵白肉际上近后，当纵铁，以随足为留停，令成疮，两足皆尔，须臾间，热入腹，不复转筋，便愈。可脱刀烧虾尾用之，即瘥。

又方，煮苦酒三沸以摩之，合少粉尤佳，以絮胎缚，从当膝下至足。

二、治伤寒时气温病方第十三

【原文】

治伤寒及时气温病及头痛，壮热脉大，始得一日方。

又方，以真丹涂身，令遍，面向火坐，令汗出，瘥。

若已六七日，热极，心下烦闷，狂言见鬼，欲起走。

又方，取白犬，从背破取血，破之多多为佳，当及热。以敷胸上，冷乃去之。此治垂死者活，无白犬，诸纯色者亦可用之。

毒病攻喉咽肿痛方：切商陆，炙令热，以布藉喉，以熨布上，冷复易。

比岁又有肤黄病，初唯觉四体沉沉不快，须臾，见眼中黄，渐至面黄，及举身皆黄，急令溺白纸。纸即如柏染者，此热毒已入内，急治之。若初觉，便作瓜蒂赤豆散，吹鼻中，鼻中黄汁出数升者，多瘥。若已深，应看其舌下两边，有白脉弥弥处，芦刀割破之，紫血出数升，亦歇，然此须惯解割者，不解割，忽伤乱舌下青脉。血出不止，便煞人，方可烧纺軡铁，以灼此脉令焦，兼瓜蒂杂巴豆捣为丸服之。大小便亦去黄汁。破灼已后，禁诸杂食，又云有依黄坐黄，复须分别之方，切竹煮饮之。

治毒攻手足肿，疼痛欲断方：用虎杖根，锉，煮，适寒温，以渍足，令踝上有赤许水，止之。

又方，酒煮苦参以渍足，瘥。

又方，盐、豉及羊尿一升，捣令熟，以渍之。

又方，细锉黄柏五斤，以水三斗，煮，渍之。亦治攻阴肿痛。

又方，作坎令深三赤，少容两足。烧坎令热，以酒灌坎中，着屦踞坎中，甕勿令泄。

又方，煮羊桃汁渍之，杂少盐、豉，尤好。

又方，煮马屎若羊屎汁，渍。

又方，猪蹄一具，合葱煮，去滓，纳少盐，以渍之。

毒病，下部生疮者，烧盐以深导之，不过三。

又方，大丸艾灸下部，此谓穷无药。

若病患齿无色，舌上白，或喜睡眠，愦愦不知痛痒处，或下痢，急治下部，不晓此者，但攻其上，不以下为意。下部生虫，虫食其肛，肛烂见五脏便死，治之方。

取鸡子白，纳漆，合搅，还纳壳中，仰头吞之，当吐虫则愈。

又方，烧艾于管中熏之，令烟入下部中，少雄黄杂妙。此方是溪温，故尔兼取彼治法。

《必效方》治天行一二日者，麻黄一大两，去节，以水四升，煮，去沫，取二升，去滓，着米一匙，及豉为稀粥，取强一升，先作熟汤浴，淋头百余碗，然后服粥，厚覆取汗，于夜最佳。

《圣惠方》治阴毒伤寒，四肢逆冷，宜熨，以吴茱萸一升，酒和匀，湿绢袋二只，贮蒸令极热，熨脚心，候气通畅匀暖即停熨，累验。

《圣惠方》治伤寒孤惑，毒蚀下部，肛外如䘌，痛痒不止，雄黄半两，先用瓶子一个口大者，纳入灰，上如装香火，将雄黄烧之，候烟出，当病处熏之。

三、治时气病起诸劳复方第十四

【原文】

治交接劳复，阴卵肿，或缩入腹，腹中绞痛，或便绝方。

又方，取豚子一枚，撞之三十六，放于户中，逐使喘极，乃刺胁下，取血一升，酒一升，合和饮之，若卒无者，但服血，慎勿使冷，应用猏豚。

卒阴易病，男女温病，瘥后，虽数十日，血脉未和，尚有热毒，与之交接者即得病，曰阴易。煞人，甚于时行，宜急治之。令人身体重，小腹急，热上肿胸，头重不能举，眼中生眵，膝胫拘急欲死方。

又方，男初觉，便灸阴三七壮，若未已甚，至百壮即愈，眼无妨，阴道疮复常。

四、治瘴气疫疠温毒诸方第十五

【原文】

太乙流金方：雄黄三两，雌黄二两，矾石、鬼箭各一两半，羚羊角二两，捣为散，三角绛囊贮一两，带心前并门户上。月旦青布裹一刀圭。中庭烧，温病患亦烧熏之，即瘥。

赵泉黄膏方：大黄、附子、细辛、干姜、椒、桂各一两，巴豆八十枚，去心皮，捣细，苦酒渍之，宿，腊月猪膏二斤。煎三上三下，绞去滓，蜜器贮之，初觉勃色便热，如梧子大一丸，不瘥，又服，亦可火炙，以摩身体数百遍，佳，并治贼风，走游皮肤，并良，可预合之，便服即愈也。

断温病令不相染：着断发仍使长七寸，盗着病患卧席下。

又方，密以艾灸病患床四角各一壮，不得令知之，佳也。

第三节 《肘后备急方》卷三

一、治寒热诸疟方第十六

【原文】

治疟病方。

又方：大开口，度上下唇，以绳度心头，灸此度下头百壮，又灸脊中央五十壮，过发时，灸二十壮。

老疟久不断者。

又方：先发二时，以炭火床下，令脊脚极暖，被覆，过时乃止。此治先寒后热者。

二、治卒发癫狂病方第十七

【原文】

治卒癫疾方：灸阴茎上宛宛中三壮，得小便通，则愈。

又方：灸阴茎上三壮，囊下缝二七壮。

又方：灸两乳头三壮，又灸足大趾本聚毛中七壮，灸足小趾本节七壮。

治卒狂言鬼语方：针其足大拇趾爪甲下入少许，即止。

又方：以甑带急合缚两手，火灸左右胁，握肘头文俱起，七壮，须臾，鬼语自道姓名，乞去，徐徐诘问，乃解手耳。

凡狂发则欲走，或自高贵称神圣，皆应备诸火灸，乃得永瘥耳。

《斗门方》治癫痫。用艾于阴囊下谷道正门当中间，随年数灸之。

三、治卒得惊邪恍惚方第十八

【原文】

治卒中邪鬼，恍惚振噤方：灸鼻下人中，及两手足大指爪甲本，令艾丸在穴上各七壮，不止，至十四壮，愈，此事本在杂治中。

治女人与邪物交通，独言独笑，悲思恍惚者：末雄黄一两，以松脂二两溶和，虎爪搅，令如弹丸，夜纳火笼中烧之，令女人侵坐其上，被急自蒙，唯出头耳，一尔未瘥，不过三剂，过自断也。

师往以针五枚，纳头髻中，狂病者则以器贮水，三尺新布覆之，横大刀于上，悉乃矜庄，呼见其人，其人必欲起走，慎勿听，因取一喷之，一呵视，三通乃熟，拭去水，指弹额上近发际，问欲愈乎？其人必不肯答，如此二七弹乃答。欲因杖针刺鼻下人中近孔内侧，空停针，两耳根前宛宛动中停针，又刺鼻直上，入发际一寸，横针，又刺鼻直上入，乃具诘问，怜怜醒悟，则乃止矣。

四、治中风诸急方第十九

【原文】

治卒中急风，闷乱欲死方：灸两足大趾下横纹中，随年壮。又别有续命汤。

若毒急不得行者：内筋急者，灸内踝；外筋急者，灸外踝上，二十壮。若有肿痹虚者，取白蔹二分，附子一分。捣，服半刀圭，每日可三服。

若眼上睛垂者。灸目两眦后三壮。

若不识人者。灸季胁头，各七壮。此胁小肋屈头也。

不能语者。灸第二椎或第五椎上五十壮。又别有不得语方，在后篇中矣。

若眼反口噤，腹中切痛者：灸阴囊下第一横理，十四壮。又别有服膏之方。

若狂走欲斫刺人，或欲自杀，骂詈不息称鬼语者。

灸两口吻头赤肉际，各一壮，又灸两肘屈中，五壮，又灸背胛中间，三壮，三日报灸三。仓公秘法，又应灸阴囊下缝三十壮。又别有狂邪方。

若头身无不痛，颠倒烦满欲死者。

取头垢如大豆大，服之。并囊贮大豆，蒸熟，逐痛处熨之，作两囊，更番为佳。若无豆，亦可蒸鼠壤土，熨。

若手足不随方：取青布烧作烟，就小口器中熏痛处。

若身中有掣痛，不仁不随处者：取干艾叶一纠许，丸之，纳瓦甑下，塞余孔，唯留一目。以痛处着甑目下，烧艾以熏之，一时间愈矣。

又方：取朽木削之，以水煮令浓，热灼灼尔。以渍痛处，效。

若口噤不开者。又方：独活四两，桂二两。以酒水二升，煮取一升半。分为三服，开口与之。温卧，火炙，令取汗。

若口㖞僻者。衔奏灸口吻口横纹间，觉火热便去艾，即愈。勿尽艾，尽艾则太过。若口左僻，灸右吻；右僻，灸左吻，又灸手中指节上一丸，㖞右灸左也。又有灸口㖞法，在此后也。

又方：取蜘蛛子摩其偏急颊车上，候视正则止。亦可向火摩之。

五、治卒风喑不得语方第二十

【原文】

治卒失声，声噎不出方。

又方：针大椎旁一寸五分，又刺其下，停针之。

六、治风毒脚弱痹满上气方第二十一

【原文】

脚气之病，先起岭南，稍来江东，得之无渐，或微觉疼痹，或两胫小满，或行起忽弱，或小腹不仁，或时冷时热，皆其候也。不即治，转上入腹，便发气，则煞人。治之多用汤、酒、摩膏，种数既多，不但一剂，今只取单效用，兼灸法。

取好豉一升，三蒸三曝干，以好酒三斗，渍之，三宿可饮。随人多少，欲预防，不必待时，便与酒煮豉服之。脚弱其得小愈，及更营诸方服之，并及灸之。

其灸法，孔穴亦甚多，恐人不能悉皆知处，今止疏要者，必先从上始，若直灸脚，气上不泄则危矣。

先灸大椎。在项上大节高起者，灸其上面一穴耳。若气，可先灸百会五十壮，穴在头顶凹中也。

肩井，各一百壮。在两肩小近头凹处，指捏之，安令正得中穴耳。

次灸膻中，五十壮。在胸前两边对乳胸厌骨解间，指按，觉气翕翕尔是也。一云正胸中一穴也。

次灸巨阙。在心厌尖尖四下一寸，以寸度之。凡灸以上部五穴，亦足治其气。若能灸百会、风府、胃管及五脏腧，则益佳，视病之宽急耳。诸穴出《灸经》，不可具载之。

次乃灸风市，百壮。在两髀外，可平倚垂手直掩髀上，当中指头大筋上，捻之，自觉好也。

次灸三里，二百壮。以病患手横掩，下并四指，名曰一夫指，至膝头骨下，指中节是其穴，附胫骨外边，捻之，凹凹然也。

次灸上廉，一百壮。又灸三里下，一夫。

次灸下廉，一百壮。又在上廉下，一夫。

次灸绝骨，二百壮。在外踝上三寸余，指端取踝骨上际，屈指头四寸便是，与下廉颇相对，分间二穴也。此下一十八穴，并是要穴，余伏兔、犊鼻穴，凡灸此壮数，不必顿毕，三日中报灸合尽。

《斗门方》治卒风毒，肿气急痛。以柳白皮一斤，锉，以酒煮令热。帛裹熨肿上，冷再煮，易之，甚妙也。

《经验方》治诸处皮里面痛。何首乌，末，姜汁调成膏。痛处以帛子裹之，用火炙鞋底，熨之，妙。

七、治卒上气咳嗽方第二十三

【原文】

治卒厥逆上气，又两心胁下痛，满，淹淹欲绝方。

温汤令灼灼尔，以渍两足及两手，数易之也。

治卒乏气，气不复，报肩息方。

又方，度手拇指折，度心下，灸三壮，瘥。

治卒得咳嗽方。

又方，从大椎下第五节下、六节上空间，灸一处，随年。并治上气。

又方，灸两乳下黑白肉际，各百壮，即愈。亦治上气。灸胸前对乳一处，须随年壮也。

崔知悌疗久嗽熏法。每旦取款冬花如鸡子许，少蜜拌花使润，纳一升铁铛中，又用一瓦碗钻一孔，孔内安一小竹筒，笔管亦得，其筒稍长，作碗铛相合，及撞筒处，皆面泥之，勿令漏气，铛下着炭，少时款冬烟自从筒出。则口含筒，吸取烟，咽之。如胸中少闷，须举头，即将指头捻筒头，勿使漏烟气。吸烟使尽，止。凡如是五日一为之，待至六日，则饱食羊肉馎饦一顿，永瘥。

八、治卒身面肿满方第二十四

【原文】

治卒肿满，身面皆洪大方。

又方，灸足内踝下白肉，三壮，瘥。

若肿从脚起，稍上进者，入腹则煞人，治之方。

小豆一斛，煮令极烂，得四五斗汁。温以渍膝以下，日二为之，数日消尽。若已入腹者，不复渍，但煮小豆食之。莫杂吃饭及鱼、盐，又专饮小豆汁。无小豆，大豆亦可用。如此之病，十死一生，急救之。

第四节 《肘后备急方》卷四

一、治卒大腹水病方第二十五

【原文】

肿满者，白楮树白皮一握，水二升，煮取五合，白槟榔大者二枚，末之。纳更煎三五沸，汤成，下少许红雪，服之。

又，将服牛溺、商陆、淫羊藿及香薷煎等。在肿满条中，其十水丸诸大方，在别卷。若只皮肤水，腹内未有者，服诸发汗药，得汗便瘥。然慎护风寒为急。若唯腹大，下之不去，便针脐下二寸，入数分，令水出，孔合，须腹减乃止。

二、治卒心腹癥坚方第二十六

【原文】

治卒暴癥，腹中有物如石，痛如刺，昼夜啼呼，不治之，百日死方。

又方，多取商陆根，捣，蒸之。以新布藉腹上，药披着布上，勿腹上，冷复之，昼夜勿息。

治两胁下有气结者。

熨癥法：铜器受二升许，贮鱼膏，令深二三寸，作大火炷六七枚，燃之，令膏暖，重纸覆癥上，以器熨之，昼夜勿息，膏尽更益也。

又方，茱萸三升，碎之，以酒和煮，令熟，布帛物裹以熨癥上，冷更均番用之，癥当移去，复逐熨，须臾消止。亦可用好口口茱萸末，以鸡子白和射罔，服之。

又方，灶中黄土一升，生葫一升，先捣葫熟，纳上复捣，以苦酒浇令浥浥，先以涂布一面，仍拓病上，以涂布上，干复易之，取令消止，瘥。

三、治胸膈上痰癖诸方第二十八

【原文】

膈中之病，名曰膏肓，汤丸经过，针灸不及，所以作丸含之。令气势得相熏染，有五膈丸方。

四、治卒胃反呕哕方第三十

【原文】

葛氏，治卒干呕不息方。

又方，灸两腕后两筋中一穴，名间使，各七壮，灸心主，尺泽亦佳。

五、治卒患腰胁痛诸方第三十二

【原文】

葛氏，治卒腰痛诸方，不得俯仰方。

正立倚小竹，度其人足下至脐，断竹，及以度后，当脊中，灸竹上头处，随年壮。毕，藏竹，勿令人得矣。

胁痛如打方。

又方，芫花、菊花等分，踯躅花半斤。布囊贮，蒸令热，以熨痛处，冷易之。

又方，去穷骨上一寸，灸七壮，其左右一寸，又灸七壮。

治反腰有血痛方。

捣杜仲，三升许，以苦酒和，涂痛上，干复涂。并灸足踵白肉际，三壮。

治肾腰痛。

又方，灸腰眼中，七壮。

治胁卒痛如打方。

以绳横度两乳中间，屈绳从乳横度，以趋痛胁下，灸绳下屈处，三十壮，便愈。此本在杂治中。

《外台秘要》疗腰痛。

取黄狗皮，炙，裹腰痛处，取暖彻为度，频即瘥也。徐伯玉方同。

六、治虚损羸瘦不堪劳动方第三十三

【原文】

治卒连时不得眠方。

暮以新布火炙以熨目，并蒸大豆，更番囊贮枕，枕冷，复更易热，终夜常枕热豆，即立愈也。

《御药院》治脚膝风湿，虚汗少力，多疼痛，及阴汗。

烧矾作灰，细研末，一匙头，沸汤，投之，淋洗痛处。

七、治脾胃虚弱不能饮食方第三十四

【原文】

治卒得食病，似伤寒，其人但欲卧，七八日不治，煞人方。

按其脊两边有陷处，正灸陷处两头，各七壮，即愈。

治食生冷杂物，或寒时衣薄当风，或夜食便卧不即消，心腹烦痛胀急，或连日不化方。

烧地，令极热，即敷薄荐莞席，向卧覆取汗，即立愈也。

第五节　《肘后备急方》卷五

一、治痈疽妒乳诸毒肿方第三十六

【原文】

葛氏，疗奶发，诸痈疽发背及乳方。

皆灸其上，百壮。

葛氏，妇女乳痈妒肿。

削柳根皮，熟捣，火温，帛囊贮，熨之，冷更易，大良。

又方，取研米槌，煮令沸，絮中覆乳，以熨上，当用二枚，互熨之，数十回止。姚云，神效。

姚氏，乳痈。

又云，二三百众疗不瘥，但坚，紫色者。

用前柳根皮法云，熬令温，熨肿，一宿愈。

葛氏，卒毒肿起急痛方。

芜菁根大者，削去上皮，熟捣，苦酒和如泥，煮三沸，急搅之出，敷肿，帛裹上。日再三易。用子亦良。

又方，取水中萍子草，熟捣，以敷上。

姚方，若发肿，至坚而有根者，名曰石痈。

当上，灸百壮，石子当碎出。不出者，可益壮。痈、疽、瘤、石痈、结筋、瘰疬，皆不可就针角。针角者，少有不及祸者也。

姚方云，𤻘疽者，肉中忽生一黡子，如豆粟，剧者如梅李大，或赤，或黑，或白，或青，其黡有核，核有深根，应心，少久，四面悉肿，疱黯，黝紫黑色，能烂坏筋骨，毒入脏腑，煞人。南方人名为拓着毒。

着厚肉处，皆割之，亦烧铁，令赤，烙赤三上，令焦如炭，亦灸黯疱上，百壮为佳。早春酸𦽏叶敷其四面，防其长也，饮葵根汁、犀角汁、升麻汁，折其热。内外疗依丹毒法也。

刘涓子，疗痈消脓，木占斯散方。

木占斯、桂心、人参、细辛、败酱、干姜、厚朴炙、甘草炙、防风、桔梗各一两。十物为散，服方寸匕，入咽，觉流入疮中。若痈疽灸，不发坏者，可服之。疮未坏，去败酱。此药或时有令痈成水者。

灸肿令消法。

取独颗蒜，横截厚一分，安肿头上，炷如梧桐子大，灸蒜上百壮，不觉消，数数灸，唯多为善，勿令大热。但觉痛，即擎起蒜，蒜焦，更换用新者，不用灸损皮肉。如有体干，不须灸，余尝小腹下患大肿，灸即瘥。每用之，则可大效也。

一切毒肿，疼痛不可忍者。

搜面团肿头如钱大，满中安椒，以面饼子盖头上，灸令彻痛，即立止。

恶肉病者，身中忽有肉，如赤小豆粒，突出。便长如牛马乳，亦如鸡冠状。

亦宜服漏芦汤，外可以烧铁，烙之。日三烙，令稍焦。以升麻膏敷之。

气痛之病，身中忽有一处。如打扑之状，不可堪耐而左右走。身中发作有时，痛静时，便觉其处冷如霜雪所加，此皆由冬温至春，暴寒伤之，宜先服五香连翘数剂，又以白酒煮杨柳皮暖熨之，有赤点，点处宜镵去血也。

五香连翘汤，疗恶肉，恶脉，恶核，瘰疬，风结，肿气痛。

木香、沉香、鸡舌香各二两，麝香半两，薰陆一两，射干、紫葛、升麻、独活、寄生、甘草（炙）、连翘各二两。大黄三两，淡竹沥三升，十三物，以水九升，煮减半，内竹沥取三升，分三服，大良。

漏芦汤，疗痈疽，丹疹，毒肿，恶肉。

漏芦、白蔹、黄芩、白薇、枳实炙、升麻、甘草炙、芍药、麻黄去节，各二两，大黄三两。十物，以水一斗，煮取三升。

若无药，用大黄下之，佳。其丹毒，须针镵去血。

葛氏，疗卒毒肿起急痛。

柳白皮，酒煮令热，熨上，痛止。

肘后论曰，凡灸不依明堂脉穴，或是恶日神，恶时煞，病人年神，天地昏暗，日月无光，久积阴沉，及灸日食毒物方毕或灸触犯房室等，其灸疮洪肿，发作疼痛，病人加甚灸者，疾本不痊，增其火毒，日夜楚痛，遇其凡愚，取次乱灸，此皆因火毒伤脏即死矣。今用方疗之。

柏白皮三两，当归一两，薤白一握。上三味，切，以猪脂一升，煎三上三下，以薤白黄，绞去滓，以涂疮上，亦疗风水中疮、火疮。

集验疗灸疮痛，肿急方。

捣灶中黄土，末之，以水和煮令热以渍之。

又疗灸疮，薤白膏，生肌肉止痛方。

薤白、当归各二两，白芷一两，羊髓一斤。上四味㕮咀，以羊髓煎，白芷色黄药成，去滓，以敷疮上，日二。

肘后疗灸疮脓不瘥方。

白蜜一两，乌贼骨一两（末）。上二味，相和以涂之。

千金疗灸疮，脓坏不瘥方。

腊月猪脂一斤，薤白一升（切），胡粉（一两）。上三味先煎薤白令黄，去之，绵裹石一两，更煎，去之，入胡粉令调，敷之，日三。

又方，石灰一两，末，细绢筛，以猪脂和相得，微火上煎数沸，先以暖汤洗疮讫，以布裹灰熨疮上，三过，便以药贴疮上，灸之，又捣薤敷之。

《千金方》治发背，痈肿，已溃、未溃方。

香豉三升，少与水和，熟捣成泥，可肿处作饼子，厚三分以上，有孔勿覆，孔上布豉饼，以艾烈其上，灸之使温，温而热，勿令破肉。如热痛，即急易之，患当减快得分稳，一日二度，灸之。如先有疮孔中汁出，即瘥。

《圣惠方》治附骨疽及鱼眼疮。用狗头骨，烧烟熏之。

《集验方》治肿。柳枝，如脚趾大，长三尺，二十枚。水煮，令极热，以故布裹肿处，取汤热洗之，即瘥。

《经验后方》治一切痈肿无头。

又方，治诸痈不消，已成脓，惧针不得破，令速决。取白鸡翅下第一毛，两边各一茎，烧灰，研，水调服之。

二、治瘑癣疥漆疮恶疮方第三十九

【原文】

《外台秘要》涂风疹。取枳实，以醋渍令湿，火炙令热。适寒温，用熨上，即消。

《斗门方》治瘾疹。楝皮，浓煎，浴之。

三、治卒得虫鼠诸瘘方第四十一

【原文】

刘涓子鼠瘘方。

以龟壳、甘草炙、桂心、雄黄、干姜、狸骨炙，六物分等。捣，下蜜和，纳疮中，无不瘥。先灸作疮，后与药，良。

四、治卒阴肿痛颓卵方第四十二

【原文】

葛氏，男子阴卒肿痛方。

灸足大趾第二节下横纹理正中央，五壮，佳。姚云，足大趾本，三壮。

小儿阴疝，发时肿痛。

根据仙翁前灸法，随左右灸，瘥。

灸癫。

但灸其上，又灸茎上，又灸白小腹脉上，及灸脚大趾三中。灸一壮，又灸小指头，随癫左右着灸。

姚氏方。

杨柳枝如足大趾大，长三尺，二十枚，水煮，令极热，以故纸及毡掩肿处。取热柳枝，更取拄之，如此取得瘥，止。

第六节 《肘后备急方》卷六

一、治目赤痛暗昧刺诸病方第四十三

【原文】

《斗门方》治火眼。用艾，烧令烟起，以碗盖之，候烟上碗成煤，取下，用温水调化，洗火眼，即瘥。更入黄连，甚妙。

二、治卒耳聋诸病方第四十七

【原文】

若卒得风，觉耳中恍恍者。

急取盐七升，甑蒸使热，以耳枕盐上，冷复易。亦疗耳卒疼痛，蒸熨。

耳卒痛。蒸盐熨之。

附方

又方，治耳卒聋。巴豆一粒，蜡裹，针刺，令通透，用塞耳中。

第七节 《肘后备急方》卷七

一、治卒为独猘犬凡所咬毒方第五十四

【原文】

疗猘犬咬人方。

先嗍却恶血，灸疮中十壮，明日以去。日灸一壮，满百乃止。姚云，忌酒。

二、治卒毒及狐溺棘所毒方第五十五

【原文】

马嚼人作疮，有毒，肿热疼痛方。

又方，灸疮及肿上，瘥。

狐尿棘刺人，肿痛欲死方。

又方，以热桑灰汁渍，冷复易，取愈。

《小品方》以热蜡着疮中，又烟熏之。令汁出，即便愈。

三、治卒青蛙蝮虺众蛇所螫方第五十六

【原文】

徐王，治蛇毒方。

又方，嚼盐唾上讫，灸三壮。复嚼盐，唾之疮上。

一切蛇毒。急灸疮，三五壮，则众毒不能行。

蛇毒。

又方，切叶刀，烧赤，烙之。

刘禹锡《传信方》治蛇咬蝎螫。烧刀子头，令赤，以白矾置刀上，看成汁，便热滴咬处，立瘥。此极神验，得力者数十人，贞元三十二年，有两僧流向南到邓州，俱为蛇啮，令用此法救之。敷药了便发，更无他苦。

四、治蛇疮败蛇骨刺人入口绕身诸方第五十七

【原文】

蛇入人口中不出方。

艾灸蛇尾，即出。若无火，以刀周匝割蛇尾。截令皮断，乃将皮倒脱，即出。《小品》同之。

五、治卒中射工水弩毒方第六十五

【原文】

江南有射工毒虫，一名短狐，一名蜮。常在山间水中，人行及水浴。此虫口中横骨角弩，唧以射人形影则病，其诊法：初得或如伤寒，或似中恶，或口不能语，或恶寒热。四肢拘急，旦可，暮剧。困者三日，齿间血出，不疗即死。

其中人有四种，初觉则遍身体视之。其一种正黑如墨子，而绕四边□□□犯之，如刺状。其一种作疮，疮久即穿陷；一种突起如石；其一种如火灼人肉，爆起作疮。此种最急，并皆煞人。居溪旁湿地，天大雨，或逐人行潦，流入人家而射人，又当养鹅鸭，亦可以食，人行将纯白鹅以辟之。白鸭亦善，带好生犀角，佳也。若见身中有此四种疮处，便急疗之。

急周绕遍，去此疮边一寸，辄灸一处百壮，疮亦百壮，则瘥。

又方，胡蒜，令敷以拓疮上，灸蒜上千壮，瘥。

六、治卒中沙虱毒方第六十六

【原文】

山水间多有沙虱，甚细，略不可见，人入水浴，及以水澡浴。此虫，在水中着人身，及阴天雨行草中，亦着人，便钻入皮里。其诊法。

初得之，皮上正赤，如小豆、黍米、粟粒，以手摩赤上，痛如刺。三日之后，令百节强，疼痛寒热，赤上发疮。此虫渐入至骨，则煞人。自有山涧浴毕，当以布拭身数遍，以故帛拭之一度，乃敷粉之也。

又疗沙虱毒方。

以大蒜十片，着热灰中，温之令热。断蒜及热拄疮上，尽十片，复以艾灸疮上，七壮则良。

已深者，针挑取虫子，正如疥虫，着爪上映光方见行动也。若挑得，便就上灸三四壮，则虫死病除。

第八节　《肘后备急方》卷八

治百病备急丸散膏诸要方第七十二

【原文】

苍梧道士，陈元膏疗百病方。

当归、天雄、乌头各三两，细辛、川芎、朱砂各二两，干姜、附子、雄黄各二两半，桂心、白芷各一两，松脂八两，生地黄二斤（捣绞取汁）。十三物别捣，雄黄、朱砂为末，余㕮咀，以醇苦酒三升，合地黄，渍药一宿，取猪脂八斤，微火煎十五沸，白芷黄为度，绞去滓，纳雄黄、朱砂末，搅令调和。密器贮之。腹内病，皆对火摩病上，日两三度，从十日乃至二十日，取病出瘥止。四肢肥肉、风瘴，亦可酒温服之，如杏子大一枚。

《千金方》当以五月五日午时，附地刈取苍耳叶。洗，曝燥，捣下筛，酒若浆水服方寸匕，日三，夜三。散若吐逆，可蜜和为丸，准计一方匕数也，风轻易治者，日再服。若身体有风处，皆作粟肌出，或如麻豆粒，此为风毒出也，可以针刺溃去之，皆黄汁出，乃止。五月五日，多取阴干，着大瓮中，稍取用之。此草辟恶，若欲省病省疾者，便服之，令人无所畏。若时气不和，举家服之。若病胃胀满，心闷发热，即服之。并杀三虫，肠痔，能进食，一周年服之，佳。七月七、九月九，可采用。

第九章 《奇经八脉考》论针灸

【传承概要】

李时珍（1518—1593），字东璧，号濒湖，湖北蕲春人，我国明代著名的医药学家。他出身世医，家学渊源，早年就诊脉看病，处方用药，在几十年的行医中，遍访民间验方，终撰医药学巨著《本草纲目》。李时珍还在长期的医疗实践中，深入研究了经脉理论，并细推脉学，详审经络，考证编写了《奇经八脉考》，展示了他在针灸经络学方面的高深造诣。《奇经八脉考》首刊于明万历六年（1578年），后在清道光六年（1826年）重刊，即丙戌务本堂《本草纲目》刊本。本书再现了《黄帝内经》《难经》对奇经八脉的认识，并集各家之说，第一次全面系统地论述奇经八脉，包括奇经八脉的循行、腧穴、生理、病理、针灸治疗、药物治疗等，推动了奇经八脉理论的研究进入一个新的阶段。

【学术特色】

（一）论循行、定穴位，完整奇经系统

明代医家李时珍所撰写的《奇经八脉考》是古代唯一论述奇经八脉的专著。他综合诸家之长，抒发己见，将奇经八脉内容归纳总结，改变了奇经八脉论述杂沓无章的局面。他不仅阐明了奇经八脉的名称含义、循行、穴位，而且论述了其病机主治、选穴用药等，为奇经八脉的临床应用及后世深入研究做出了贡献。

（二）审生理、查病理，明确奇经作用

分析了奇经八脉对人身各方位经脉有联络和统领的作用："督脉起于会阴，循背而行于身后，为阳脉之总督，故曰阳脉之海；任脉起于会阴，循腹而行于身之前，为阴脉之承任，故曰阴脉之海；冲脉起于会阴，夹脐而行，直冲于上，为诸脉之要冲，故曰十二经之海；带脉横围于腰，所以总约诸脉者也。"补充完善了十二经在分布上和功能上的不足。阴、阳维脉对人体的阴、阳经脉有维系作用，又与人体的营卫之气密切相关，这种关系反映在病理变化上，其表现为"阳维为病，亦苦寒热，盖卫气昼行于阳，夜行于阴，阴虚则内热，阳虚则外寒，邪气在经，内与阴争则恶寒，外与阳争则发热"，治以解表的方法。阴跷脉起于内踝，上行下肢的内侧，与阳跷脉内外平衡，共同协调完成"举足行高"的跷脉作用，故曰："主一身左右之阴阳。"

（三）针为主、药为辅，提倡择善而从

明确指出各经的病候、辨证、治则、治法等，并提出针灸药物并用的思想。在论述方法上，常两经同论，如二维为病、二跷为病等，充分表现了李时珍的奇经八脉理论特点。重视阴维、阳维二脉的地位，强调奇经辨证、诊断、脉诊，考证经络循行，整理腧穴，将奇经辨证、经络辨证、八纲辨证、脏腑卫气营血辨证等方法用于临床。创立"气口九道脉图"，阐述奇经证治，考证整理经络腧穴，辨证方法多样，重视奇经脉诊 5 个方面贡献。《奇经八脉考》对针灸经络理论的发展和完善，产生了重大影响，在针灸医学史上也占有极为特殊的地位。

第一节　奇经八脉总说

【原文】

凡人一身有经脉、络脉，直行曰经，旁支曰络。经凡十二：手之三阴、三阳，足之三阴、三阳是也。

络凡十五：乃十二经各有一别络，而脾又有一大络，并任、督二络为十五也。（《难经》作"阴络""阳络"）共二十七气，相随上下，如泉之流，如日月之行，不得休息。故阴脉营于五脏，阳脉营于六腑，阴阳相贯，如环无端，莫知其纪，终而复始。其流溢之气，入于奇经，转相灌溉，内温脏腑，外濡腠理。奇经凡八脉，不拘制于十二正经，无表里配合，故谓之奇。盖正经犹夫沟渠，奇经犹夫湖泽，正经之脉隆盛，则溢于奇经。故秦越人比之：天雨降下，沟渠溢满，滂霈妄行，流于湖泽，此发灵、素未发之秘旨也。八脉散在群书者，略而不悉。医不知此，罔探病机；仙不知此，难安炉鼎。时珍不敏，参考诸说，萃集于左，以备学仙、医者，筌蹄之用云。

第二节　八脉及为病

【原文】

奇经八脉者：阴维也、阳维也、阴跷也、阳跷[1]也、冲也、任也、督也、带也。阳维起于诸阳之会，由外踝而上行于卫分；阴维起于诸阴之交，由内踝而上行于营分，所以为一身之纲维也。阳跷起于跟中[2]，循外踝[3]上行于身之左右；阴跷起于跟中，循内踝上行于身之左右，所以使机关之跷捷也。督脉起于会阴，循背而行于身之后，为阳脉之总督，故曰阳脉之海；任脉起于会阴，循腹而行于身之前，为阴脉之承任，故曰阴脉之海；冲脉起

于会阴，夹脐而行，直冲于上，为诸脉之冲要，故曰十二经脉之海；带脉则横围于腰，状如束带，所以总约诸脉者也。是故阳维主一身之表，阴维主一身之里，以乾坤言也。阳跷主一身左右之阳，阴跷主一身左右之阴，以东西言也。督主身后之阳，任、冲主身前之阴，以南北言也。带脉横束诸脉，以六合言也。是故医而知乎八脉，则十二经、十五络之大旨得矣。仙而知乎八脉，则虎龙升降玄牝幽微之窍妙得矣。

【注释】

[1] 跷：脚、却、乔、跤四音，举足高也。又跷捷也。

[2] 跟：音根，足踵也。

[3] 踝，足螺蛳骨也。

一、阴维脉

【原文】

阴维起于诸阴之交，其脉发于足少阴筑宾穴，为阴维之郄，在内踝上五寸腨肉分中。上循股内廉，上行入小腹，会足太阴、厥阴、少阴、阳明于府舍（在腹结下三寸，去腹中行四寸半）。上会足太阴于大横、腹哀（大横在腹哀下三寸五分。腹哀在日月下一寸五分。并去腹中行四寸半）。循胁肋会足厥阴于期门（直乳下一寸半）。上胸膈侠[1]咽，与任脉会于天突、廉泉，上至顶前而终（天突在结喉下四寸半宛宛中。廉泉在结喉上二寸中央是穴）。凡一十四穴。（图9-1）

【注释】

[1] 侠：古文，侠与狭通用。

二、阳维脉

【原文】

阳维起于诸阳之会，其脉发于足太阳金门穴，在足外踝下一寸五分。上外踝七寸会足少阳于阳交，为阳维之郄[1]（在外踝上七寸，斜属二阳之间）。循膝外廉，上髀厌[2]，抵少腹侧，会足少阳于居髎[3]（在章门下八寸，监骨上陷中）。循胁肋，斜上肘上，会手阳明、手足太阳于臂臑[4]

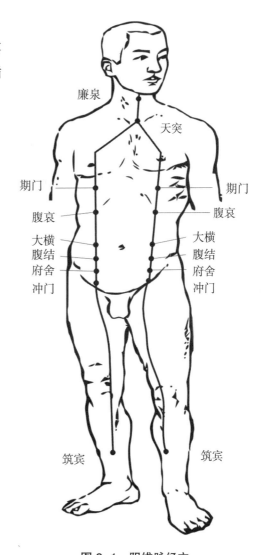

图9-1　阴维脉经穴

167

（在肘上七寸，两筋罅[5]陷中，肩髃[6]下一寸）。过肩前，与手少阳会于臑会、天髎（臑会在肩前廉，去肩端三寸宛宛中。天髎在缺盆中，上毖[7]骨际，陷中央）。却会手足少阳、足阳明于肩井（在肩上陷中，缺盆上大骨前一寸五分）。入肩后，会手太阳、阳跷于臑腧[8]（在肩后大骨下胛[9]上廉陷中）。上循耳后，会手足少阳于风池（在耳后发际陷中）。上脑空（承灵后一寸半。夹玉枕骨下陷中），承灵（正营后一寸半），正营（目窗后一寸），目窗（临泣后一寸），临泣（在瞳人直上，入发际五分陷中），下额与手足少阳、阳明，五脉会于阳白（眉上一寸，直瞳人相对），循头，入耳，上至本神而止（本神直耳上入发际中）。凡三十二穴。

【注释】

[1] 郄：与隙同，孔郄也。

[2] 髀厌：音箄掩，股后骨。即环跳也。

[3] 髎：音寥，骨空处也。

[4] 臑：濡、嫩二音，软肉也。

[5] 罅：孔罅也。

[6] 髃：虞、偶二音，肩前也。

[7] 毖：音琵。

[8] 腧：音戍，五脏腧也。

[9] 胛：音甲，背两旁骨也。

三、二维为病

【原文】

越人曰：阳维、阴维者，维络于身，溢蓄不能环流，灌溉[1]诸经者也。故阳维起于诸阳之会，阴维起于诸阴之交。阳维维于阳，阴维维于阴，阴阳不能自相维，则怅然失志，溶溶不能自收持。又曰：阳维为病苦寒热，阴维为病苦心痛（溶溶，缓慢貌）。

张洁古曰：卫为阳，主表，阳维受邪，为病在表，故苦寒热；营为阴，主里，阴维受邪，为病在里，故苦心痛。阴阳相维，则营卫和谐矣；营卫不谐，则怅然失志，不能自收持矣。何以知之？仲景云：病常自汗，是卫气不与营气和也，宜桂枝汤和之。又云：服桂枝反烦不解，先刺风池、风府，却与桂枝汤。此二穴，乃阳维之会也，谓桂枝后，尚自汗发热恶寒，其脉寸浮尺弱而反烦，为病在阳维，故先针此二穴。仲景又云：脏无他病时，发热自汗出而不愈，此卫气不和也，桂枝汤主之。

又曰：阴维为病苦心痛，治在三阴之交。太阴证则理中汤，少阴证则四逆汤，厥阴证则当归四逆汤、吴茱萸汤主之。

李濒湖曰：阳维之脉，与手足三阳相维，而足太阳，少阳，则始终相联附者。寒热之证，惟二经有之，故阳维为病亦苦寒热。盖卫气昼行于阳，夜行于阴，阴虚则内热，阳虚则外寒，邪气在经，内与阴争而恶寒，外与阳争而发热。则寒热之在表而兼太阳证者，有汗当用桂枝、无汗当用麻黄；寒热之在半表半里而兼少阳证者，当用小柴胡加减治之。若夫营卫憔卑[2]，而病寒热者，黄芪建中及八物汤之类主之。洁古独以桂枝一证属之阳维，似未扩充。至于阴维为病主心痛，洁古独以三阴温里之药治之，则寒中二阴者宜矣，而三阴热厥作痛，似未备矣。盖阴维之脉，虽交三阴而行，实与任脉同归，故心痛多属少阴、厥阴、任脉之气上冲而然。暴痛无热，久痛无寒，按之少止者为虚，不可接近者为实。凡寒痛，兼少阴及任脉者，四逆汤；兼厥阴者，当归四逆汤；兼太阴者，理中汤主之。凡热痛，兼少阴及任脉者，金铃散、延胡索散；兼厥阴者，失笑散。兼太阴者，承气汤主之。若营血内伤，兼夫任、冲、手厥阴者，则宜四物汤、养营汤、妙香散之类。因病药之，如此则阴阳虚实，庶乎其不瘥矣。

王叔和《脉经》曰：寸口脉，从少阴斜至太阳，是阳维脉也，动苦肌肉痹痒，皮肤痛，下部不仁，汗出而寒；又苦颠仆羊鸣，手足相引，甚者失音不能言，宜取客主人（在耳前起骨上廉，开口有空。乃手足少阳、阳明之会）。

又曰：寸口脉，从少阳斜至厥阴，是阴维脉也。动苦癫[3]痫[4]僵仆[5]羊鸣，又苦僵仆失音，肌肉痹痒，应时自发汗出，恶风身洗洗然也。取阳白、金门（见前）、仆参（见阳跷）。

濒湖曰：王叔和以癫痫属阴维阳维，《灵枢经》以癫痫属阴跷阳跷，二说义异旨同。盖阳维由外踝而上，循阳分而至肩肘，历耳额而终行于卫分诸阳之会；阴维由内踝而上，循阴分而上胁至咽，行于营分诸阴之交。

阳跷起于跟中，循外踝上行于股外，至胁肋肩髆[6]，行于一身之左右，而终于目内眦；阴跷起于跟中，循内踝上行于股内、阴器，行于一身之左右，至咽喉，会任脉，而终于目内眦。邪在阴维、阴跷，则发癫，邪在阳维、阳跷，则发痫。痫动而属阳，阳脉主之。癫静而属阴，阴脉主之。大抵二疾当取之四脉之穴，分其阴阳而已。

王叔和曰：诊得阳维脉浮者，暂起目眩，阳盛实者，苦肩息，洒洒[7]如寒。

诊得阴维脉沉大而实者，苦胸中痛，胁下支满，心痛。其脉如贯珠者，男子两胁下实，腰中痛；女子阴中痛，如有疮状。

《素问·腰痛论》曰：阳维之脉，令人腰痛，痛上怫[8]然肿。刺阳维之脉与太阳合腨间，去地一尺。

王启玄曰：阳维起于阳，则太阳之所生，并行而上至腨，下复与太阳合而上也。去地一尺，乃承山穴也。在锐腨[9]之下，分肉间陷中，可刺七分。

肉里之脉，令人腰痛，不可以咳。咳则筋缩急。刺肉里之脉为二痏[10]，在太阳之外、少阳绝骨之后。

王启玄曰：肉里之脉，少阳所生，阳维脉气所发，绝骨之后，阳维所过分肉穴也。在足外踝直上绝骨之端，如后二分筋肉分间，刺可五分。

飞阳之脉，令人腰痛，痛拂拂然，甚则悲以恐。

启玄曰：此阴维之脉也，去内踝上五寸腨分中，并少阴经而上也，刺飞阳之脉，在内踝上一寸，少阴之前，与阴维之会，筑宾穴也。甲乙经云，太阳之络，别走少阴者，名曰飞阳。（图9-2）

【注释】

[1] 溉：音概，灌也。

[2] 慄卑：音蝶怯，弱也。

[3] 癫：音颠，仆病也。

[4] 痫：音闲，惊病也。

[5] 仆：音赴，颠倒也。

[6] 髆：音博，肩胛骨也。

[7] 洒洒：音洗，同义。

[8] 怫：音佛，怫郁也。

[9] 腨：音喘，脚肚也。

[10] 疛：音有，针疮也。

四、阴跷脉

【原文】

阴跷者，足少阴之别脉，其脉起于跟中，足少阴然

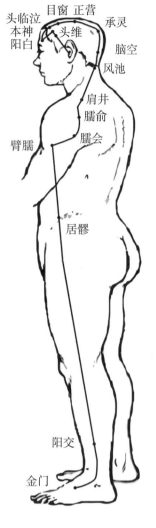

图 9-2　阳维脉经穴

谷穴之后（然谷在内踝前下一寸陷中），同足少阴循内踝下照海穴（在内踝下五分），上内踝之上二寸，以交信为郄（交信在内踝骨上，少阴前太阴后筋骨间），直上循阴股入阴，上循胸里入缺盆，上出人迎之前，至咽咙，交贯冲脉，入頄[1]内廉，上行属目内眦，与手足太阳、足阳明、阳跷、五脉，会于晴明而上行（晴明在目内眦外一分宛宛中），凡八穴。

张紫阳《八脉经》云：八脉者：冲脉在风府穴下，督脉在脐后，任脉在脐前，带脉在腰，阴跷脉在尾闾前阴囊下，阳跷脉在尾闾后二节，阴维脉在顶前一寸三分，阳维脉在顶后一寸三分。凡人有此八脉，俱属阴神，闭而不开，惟神仙以阳气冲开，故能得道。八脉者，先天大道之根，一气之祖。采之惟在阴跷为先，此脉才动，诸脉皆通。次督、任、冲三脉，总为经脉造化之源。而阴跷一脉，散在丹经，其名颇多：曰天根、曰死户、

曰复命关、曰酆都鬼户、曰死生根，有神主之，名曰桃康，上通泥丸，下透涌泉。倘能知此，使真气聚散，皆从此关窍，则天门常开，地户永闭，尻脉周流于一身，贯通上下，和气自然上朝，阳长阴消，水中火发，雪里花开。所谓天根月窟闲来往，三十六宫都是春。得之者，身体轻健，容衰返壮，昏昏默默，如醉如痴，此其验也。要知西南之乡乃坤地，尾闾之前，膀胱之后，小肠之下，灵龟之上，此乃天地逐日所生气根，产铅之地也，医家不知有此。

濒湖曰：丹书论及"阳精河车"。皆往往以任、冲、督脉、命门、三焦为说，未有专指阴跷者。而紫阳《八脉经》所载经脉，稍与医家之说不同。然内景隧[2]道，惟返观者能照察之，其言必不谬也。（图9-3）

【注释】

[1] 頄：音求，面颧也。

[2] 隧：音遂，小路也。

五、阳跷脉

【原文】

阳跷者，足太阳之别脉，其脉起于跟中，出于外踝下足太阳申脉穴（在外踝下五分陷中，容爪甲白肉际）。

当踝后绕跟，以仆参为本（在跟骨下陷中，拱足得之），上外踝上三寸，以附阳为郄（在外踝上三寸，足太阳之穴也），直上循股外廉，循胁后髀。上会手太阳、

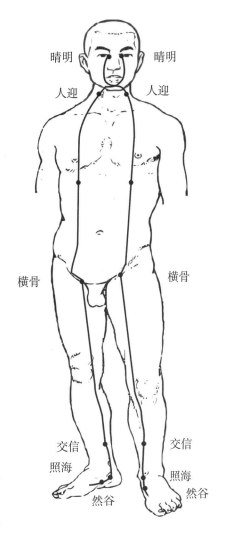

图9-3 阴跷脉经穴

阳维于臑腧（在肩后大骨下胛上廉陷中），上行肩髆外廉，会手阳明于巨骨（在肩尖端上行两叉骨罅间陷中），会手阳明少阳于肩髃（在髆骨头，肩端上，两骨罅陷宛宛中。举臂取之有空），上人迎夹口吻，会手足阳明、任脉于地仓（夹口吻旁四分，外如近下有微脉动处），同足阳明上而行巨窌[1]（夹鼻孔旁八分，直瞳子，平水沟），复会任脉于承泣（在目下七分，直瞳子陷中），至目内眦，与手足太阳、足阳明、阴跷五脉会于睛明穴（见阴跷下），从睛明上行入发际，下耳后，入风池而终（风池在耳后，夹玉枕骨下发际陷中），凡二十二穴。《难经》曰：跷脉从足至目，长七尺五寸，合一丈五尺。

《甲乙经》曰：跷脉有阴阳，何者当其数？曰：男子数其阳，女子数其阴，当数者为经，不当数者为络。

气之在身也，如水之流，如日月之行不休。故阴脉营其脏，而阳脉营其腑。如环之无端，莫知其纪，终而复始。其流溢之气，内溉脏腑，外濡腠理。（图9-4）

【注释】

[1] 窌：与髎同。说文音疱，窌也。

六、二跷为病

【原文】

秦越人《难经》曰：阴络者，阴跷之络；阳络者，阳跷之络。阴跷为病，阳缓而阴急；阳跷为病，阴缓而阳急。

王叔和《脉经》曰：阴跷脉急，当从内踝以上急，外踝以上缓；阳跷脉急，当从外踝以上急，内踝以上缓。

又曰：寸口脉前部左右弹者，阳跷也。动苦腰背痛，又为癫痫僵仆羊鸣，恶风偏枯、瘾[1]痹、身体强。

又曰：微涩为风痫，并取阳跷，在外踝上三寸，直绝骨是穴（附阳穴也）。

又曰：寸口脉后部左右弹者，阴跷也。动苦癫痫、寒热，皮肤淫痹，又为少腹痛，里急，腰及髋窌下相连，阴中痛，男子阴疝，女子漏下不止（髋[2]，髀骨也。窌，腰下穴也）。

又曰：癫痫瘛疭[3]，不知所苦，两跷之下，男阳女阴。

张洁古曰：跷者，捷疾也。二脉起于足，使人跷捷也。阳跷在肌肉之上，阳脉所行，通贯六腑，主持诸表，故名为阳跷之络；阴跷在肌肉之下，阴脉所行，通贯五脏，主持诸里，故名为阴跷之络。阴跷为病，阴急则阴厥胫直，五络不通，表和里病；阳跷为病，阳急则狂走目不昧[4]，表病里和。阴病则热，可灸照海、阳陵泉（在膝下一寸骺[5]，外廉陷中，足少阳之合也，筋病治此），阳病则寒，可针风池、风府（风府在项后入发际一寸，大筋内宛宛中，督脉，太阳、阳维之会也）。

又曰：在阳表者当汗之，在阴里者当下之。又曰：癫痫昼发灸阳跷，夜发灸阴跷。

《素问·腰痛论》曰：腰痛不可举者，申脉、仆参举之（太阳之穴，阳跷之本也）。又曰：会阴之脉，令人腰痛，痛上漯漯[6]然汗出，汗干令人欲饮，饮已欲走，刺直阳之脉上三痏。在跷上郄下五寸横居，视其盛者，出血。

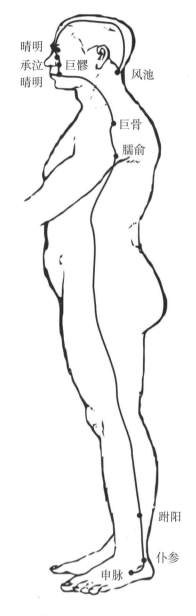

图9-4　阳跷脉经穴

（图中标注：睛明　承泣　巨髎　睛明　风池　巨骨　臑俞　跗阳　仆参　申脉）

王启玄云：足太阳之脉，循腰下会于后阴，故曰会阴。直阳之脉，挟脊下行，贯臀[7]至腘[8]，循腨，过外踝之后，条直而行者，故曰直阳之脉也。跷，为阳跷所生，申脉穴也。跷上郄下，乃承筋穴也，即腨中央如外陷者中也。太阳脉气所发，禁针刺，但视其两腨中央有血络盛满者，乃刺之出血。

又曰：昌阳之脉，令人腰痛，痛引膺，目肮肮[9]然，甚则反折，舌卷不能言。刺内筋为二痏，在内踝上，大筋前，太阴后，上踝二寸所。

王启玄云：阴跷起于然谷之后，上内踝之上，循阴股入阴，而循腹入胸里、缺盆，上出人迎之前，入頄内廉，属目内眦，会于太阳、阳跷而上行，故病状如此。内筋，即阴跷之郄，交信穴也。

《素问·缪刺论》曰：邪客于足阳跷之脉，令人目痛，从内眦始。刺外踝之下半寸所各二痏（即申脉也），左刺右，右刺左，如人行十里顷而已。

《灵枢》经曰：目中赤痛，从内眦始，取之阴跷（交信穴也）。

又曰：风痓[10]，反折，先取足太阳及腘中及血络出血，若中有寒邪，取阴跷及三毛上及血络出血。

李濒湖曰：足太阳，京骨穴也。在足外侧小指本节后大骨下，赤白际陷中，针三分，灸七壮。腘中，委中穴也。在曲膝后横纹中，针三分。阴跷取交信穴，见前。三毛，大敦穴也。在足大指外侧三毛中，肝脉之井也。针三分，灸三壮。血络者，视其处有络脉盛满者，出其血也。

又曰：阴跷、阳跷，阴阳相交，阳入阴，阴出阳，交于目锐眦。阳气盛则瞋[11]目，阴气盛则瞑[12]目，热厥取足太阳、少阳。

《甲乙经》曰：人病目闭不得视者，卫气留于阴，不得行于阳，留于阴则阴气盛，阴气盛则阴跷满，不得入于阳则阳气虚，故目闭也。

病目不得瞑者，卫气不得入于阴，常留于阳，留于阳则阳气满，阳气满则阳跷盛，不得入于阴则阴气虚，故目不瞑也。

《灵枢》经曰：五谷入于胃也，其糟粕、津液、宗气为三隧。故宗气积于胸中，出于喉咙，以贯心肺而行呼吸焉。营气者，泌[13]其津液，注之于脉，化而为血，以荣四末，内注五脏六腑，以应刻数焉。卫气者，出其悍[14]气之慓[15]疾，而先于四末分肉皮肤之间，而不休焉。

昼日行于阳，夜行于阴，常从足少阴分间，行于五脏六腑。今厥气客于五脏六腑，则卫气独卫其外，行于阳不得入于阴，行于阳则阳气盛，阳气盛则阳跷陷，不得入于阴则阴气虚，故目不瞑也。治当补其不足，泻其有余，以通其道而去其邪，饮以半夏汤一剂，阴阳已通，其卧立至。其方用流水千里以外者八升，扬之万遍，取其清五升煮之，炊以苇薪火，沸，置秫米一升、治半夏五合，徐炊令至一升半，去其滓，饮汁一小杯，日三，稍益以知为度。故其病新发者。复杯则卧，汗出则已，久者三饮而已。

李濒湖云：《灵枢》经有云，足太阳之筋为目上纲，足阳明之筋为目下纲，寒则筋急目不合，热则筋纵目不开。又云：壮者血气盛、肌肉滑，营卫不失其常，故昼精而夜瞑。老人气血衰、气道涩，卫气内伐，故昼不精而夜不瞑。又云：多卧者，肠胃大而皮肤涩，分肉不解，卫气行迟故也。张子和云：思气所至为不眠、为嗜卧。

巢元方云：脾病困倦而嗜卧，胆病多烦而不眠。王叔和《脉经》云：水流夜疾有声者，土休故也，人亦应之。人夜卧，则脾不动摇，脉为之数疾也。

一云：脾之候在睑[16]，睑动则知脾能消化也。脾病则睑涩嗜卧矣。数说皆论目闭目不瞑，虽不言及二蹻，盖亦不离乎阴阳营卫虚实之理。可互考者也。

【注释】

[1] 痛：音顽，痹也。

[2] 髋，音宽，髀上也。

[3] 瘛瘲：瘛瘲，并音洽从，手足舒缩也。

[4] 昧：音妹，目不明也。

[5] 骱：音横，臁壳也。

[6] 漯漯：音踏，汗应时出之貌。

[7] 臀：髀股也。

[8] 腘：音国，屈膝腕中也。

[9] 眈眈：音荒，目不明也。

[10] 痉：音颈，风强病也。

[11] 瞋：音嗔，怒目张也。

[12] 瞑：音眠，寐也。

[13] 泌：音笔，别水也。

[14] 悍：音汗，猛也。

[15] 慓：音漂，疾也。

[16] 睑：音检，眼弦也。

七、冲脉

【原文】

冲为经脉之海，又曰血海，其脉与任脉，皆起于少腹之内胞中。其浮而外者，起于气冲（一名气街，在少腹毛中两旁各二寸，横骨两端，动脉宛宛中，足阳明穴也）。并足阳明、少阴二经之间，循腹上行至横骨（足阳明去腹中行二寸，少阴去腹中行五分，冲脉行于二经之间也。横骨在阴上横骨中，宛如偃月，去腹中行一寸半）。

挟脐左右各五分，上行历大赫（横骨上一寸，去腹中行一寸半）、气穴（即胞门，一名子户、大赫上一寸，去腹中行一寸半，少阴、冲脉之会）、四满（气穴上一寸）、中注（四满上一寸）、肓腧（中注上一寸）、商曲（肓腧上二寸）、石关（商曲上一寸）、阴都（石关上一寸）、通谷（阴都上一寸）、幽门（通谷上一寸，夹巨阙两旁，各五分陷中），至胸中而散，凡二十四穴。

《灵枢》经曰：冲、任皆起于胞中，上循背里，为经络之海。其浮而外者，循腹右上行，会于咽喉，别而络唇口。血气盛则充肤热肉，血独盛则淡渗皮肤，生毫毛。妇人有余于气，不足于血，月下数脱血，任冲并伤，脉不荣其口唇，故髭须不生。宦者去其宗筋，伤其冲任，血泻不复，皮肤内结，唇口不荣，故须亦不生。天宦不脱于血，而任冲不盛，宗筋不强，有气无血，唇口不荣，故须亦不生。

《素问·水热穴论》曰：三阴之所交，结于脚也。踝上各一行者，此肾脉之下行也。名曰太冲。

王启玄曰：肾脉与冲脉并下行循足，合而盛大，故曰太冲。一云冲脉起于气冲，冲直而通，故谓之冲。

《素问·阴阳离合论》曰：圣人南面而立，前曰广明，后曰太冲。太冲之地，名曰少阴，其冲在下，名曰太阴。

启玄曰：心脏在南，故前曰广明，冲脉在北，故后曰太冲。足少阴肾脉与冲脉合而盛大，故曰太冲。两脉跗[1]相合为表里也。冲脉在脾之下，故曰其冲在下，名曰太阴。

《灵枢》经曰：帝曰：少阴之脉独下行。何也？岐伯曰：不然。夫冲脉者，五脏六腑之海也。其上者出于颃[2]颡[3]，渗诸阳，灌诸精。其下者注于少阴之大络，起于肾下，出于气街，循阴股内廉，斜入腘中，伏行骭[4]骨内廉，并少阴之经，下入内踝之后，入足下；其别者并于少阴，渗三阴，斜入踝，伏行出属跗，属下，循跗上，入大指之间，渗诸络而温足胫肌肉。故其脉常动，别络结，则跗上不动，不动则厥，厥则寒矣。

王海藏曰：手少阳三焦相火为一腑，右肾命门为相火，心包主亦名相火，其脉同诊。肾为生气之门，出而治脐下，分三歧，上冲夹脐过天枢，上至膻中[5]两乳间，元气所系焉。又足太阳之别，并足太阳正路入络膀胱，约下焉。三焦者，从头至心、心至脐、脐至足，为上中下三焦，其实真元一气也。故曰有脏无腑。脉诀云：三焦无状空有名，寄在胸中膈相应。一云：其腑在气街中。上焦在胃上口，治在膻中；中焦在胃管，治在脐旁；下焦在脐下膀胱上口，治在脐。

经曰：原气者，三焦之别使也。肾间动气者，真元一气，分为三路，人之生命也，十二经之根本也。

李濒湖曰：三焦即命门之用。与冲、任、督相通者，故附着于此。（图9-5）

【注释】

[1] 跗：音肤，足背也。

[2] 颃：音杭，颈也。

[3] 颡：桑上声，额也。

[4] 骭：音干，胫骨也。

[5] 膻中：膻，音亶，胸中也。

八、冲脉为病

【原文】

越人《难经》曰：冲脉为病，逆气而里急。

《灵枢》经曰：气逆上，刺膺中陷下者，与下胸动脉。腹痛，刺脐左右动脉，按之立已。不已刺气街，按之立已。

李东垣曰：秋冬之月，胃脉四道为冲脉所逆，胁下少阳脉二道而反上行，名曰厥逆。其证：气上冲，咽不得息而喘息有音，不得卧。宜调中益气汤加吴茱萸五分，随气多少用之（脾胃论）夏月有此，乃大热之证，用黄连、黄柏、知母各等分，酒洗炒为末，白汤和丸，每服一二百丸，空心白汤下，即以美膳压之，不令停留胃中，直至下元，以泻冲脉之邪也。盖此病随四时寒热温凉治之。

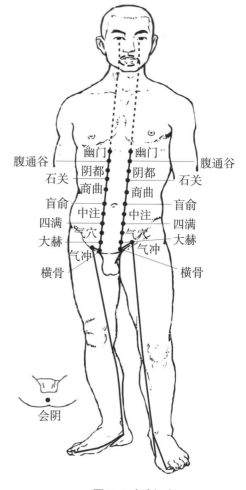

图 9-5 冲脉经穴

又曰：凡逆气上冲，或兼里急，或作躁热，皆冲脉逆也。若内伤病此，宜补中益气汤加炒、炒连、知母，以泄冲脉。凡肾火旺，及任、督、冲三脉盛者，则宜用酒炒黄柏、知母，亦不可久服，恐妨胃也。或腹中刺痛，或里急，宜多用甘草，或虚坐而大便不得者，皆属血虚，血虚则里急，宜用当归。逆气里急，膈咽不通，大便不行者，宜升阳泻热汤主之（方见兰室秘藏），麻木，厥气上冲，逆气上行，妄闻妄见者，宜神功丸主之（方见兰室秘藏）。

孙真人《千金方》云：咳唾手足厥逆，气从小腹上冲胸咽，其面翕热如醉，因复下流阴股，小便难，时复冒者，寸脉沉，尺脉微，宜茯苓五味子汤，以治其气冲。其方用茯苓、五味子（二钱），桂心、甘草（一钱），水煎服。胸满者去桂。

程篁墩曰：太平侯病膻中痛，喘呕吞痠[1]，脐上一点气，上至咽喉如冰，每子后申时辄发，医以为大寒，不效。

祝橘泉曰：此得之大醉及厚味过多，子后申时相火自下腾上，故作痛也。以二陈加芩、连、栀子、苍术，数饮而愈。

《素问·痿论》曰：治痿[2]独取阳明者何也？曰：阳明者，五脏六腑之海也，主润宗筋，宗筋主束骨而利机关。冲脉者，经脉之海，主渗灌溪谷，与阳明合于宗筋，会于气街，而阳明为之长，皆属于带脉，而络于督脉。故阳明虚则宗筋纵、带脉不引，故足痿不用。治之当各补其营而通其腧，调其虚实，和其逆顺，筋、脉、骨、肉各以其时受月，则病已（谓肝甲乙、心丙丁、脾戊己、主气法时月也）。

李东垣曰：暑月病甚，则传肾肝为痿厥。痿，乃四肢痿软。厥，乃四肢如火，或如冰，心烦。冲脉气逆上，甚则火逆，名曰厥逆。故痿厥二病，多相须也。经曰：下气不足，则痿，厥心悗[3]。宜以清燥去湿热之药，或生脉散合四苓散。加酒洗黄柏、知母，以泄其湿热。

李濒湖曰：湿热成痿，乃不足中有余也。宜渗泄之药。若精血枯涸成痿，乃不足中之不足也，全要峻补之药。

《灵枢》经曰：胸气有街、腹气有街、头气有街、胫气有街。故气在头者止之于脑；气在胸者止之膺与背腧，气在腹者止之背与冲脉于脐之左右之动脉；气在胫者。止之于气街与承山踝上以下。取此者，用毫针，先按在上，久应手乃刺而与之。所治者，头痛眩仆，腹痛中满暴胀，及有新积作痛。

《素问·举痛论》曰：寒气客于冲脉，冲脉起于关元，随腹直上。寒气客则脉不通，脉不通则气因之，故喘动应手。

王叔和《脉经》曰：两手脉浮之俱有阳，沈之俱有阴，阴阳皆盛，此冲、督之脉也。冲、督之脉，为十二经之道路也。冲、督用事。则十二经不复朝于寸口，其人若恍惚狂痴。

又曰：脉来中央坚实，径至关者，冲脉也。动苦少腹痛上抢心，有瘕[4]疝[5]遗溺[6]，胁支满烦，女子绝孕。

又曰：尺寸俱牢，直上直下，此乃冲脉，胸中有寒疝也。

张仲景曰：伤寒动气在右不可发汗，汗之，则衄而渴，心苦烦，饮水即吐（先以五苓散，次以竹叶汤）；不可下，下之，则津液内竭，头眩咽燥，鼻干心悸（竹叶汤），动气在左不可发汗，汗之，则头眩汗不止，筋惕[7]肉瞤[8]，此为难治（或先用防风白术牡蛎汤，次用小建中汤）；不可下，下之，则腹里拘急不止，动气反剧，身虽有热反欲拳（先服甘草干姜汤，次服小建中汤）。动气在上不可发汗，汗之则气上冲，正在心端（李根汤）；不可下，下之，则掌握热烦，身热汗泄，欲水自灌（竹叶汤）；动气在下不可发汗，汗之，则无汗，心中大烦，骨节疼、头痛目运，恶寒吐谷（先服大陈皮汤，次服小建中汤）；不可下，下之，则腹满，卒起头眩，食则下清谷，心下痞坚（甘草泻心汤）。

李濒湖曰：此乃脐之左右上下，有气筑筑然[9]，牢而痛，正冲、任、足少阴、太阴四经病也。成无己注文，以为左肝右肺，上心下脾，盖未审四脏乃兼邪耳。

岐伯曰：海有东西南北，人亦有四海以应之。胃者水谷之海，其输，上在气街，下至三里；冲脉为十二经之海，其输，上在于大杼，下出于巨虚之上下廉；膻中者为气之海，其输，上在于柱骨之上下，前在人迎。脑为髓之海，其输，上在于盖，下在风府。气海有余，气满胸中悗[10]息面赤；气海不足，则气少不足以言。血海有余，则常想其身大，怫然不知其所病；血海不足，亦常想其身小，狭然不知其所病。水谷之海有余，则腹满；水谷之海不足，则饥不受食。髓海有余，则轻劲多力，自过其度；髓海不足，则脑转耳鸣，胫酸眩冒，目无所见，懈怠安卧。

【注释】

[1] 痠：与酸同。

[2] 痿：音委，肢软也。

[3] 厥心悗：悗，音闷，同义。又音瞒。

[4] 瘕：音贾，积病也。

[5] 疝：山、讪二音，寒痛病也。

[6] 溺：音尿，小便也。

[7] 惕：音狄，心动也。

[8] 瞤：音犉，目动也。

[9] 筑筑然：气痛如筑也。

[10] 悗：音免，俯也。

九、任脉

【原文】

任为阴脉之海，其脉起于中极之下，少腹之内，会阴之分（在两阴之间）。上行而外出，循曲骨（横骨上毛际陷中），上毛际，至中极（脐下四寸，膀胱之募[1]），同足厥阴、太阴、少阴并行腹里，循关元（脐下三寸，小肠之募，三阴任脉之会），历石门（即丹田，一名命门，在脐下二寸，三焦募也），气海（脐下一寸半宛宛中，男子生气之海），会足少阳、冲脉于阴交（脐下一寸，当膀胱上口，三焦之募）。循神阙（脐中央）、水分（脐上一寸，当小肠下口），会足太阴于下脘[2]（脐上二寸，当胃下口），历建里（脐上三寸），会手太阳、少阳、足阳明于中脘（脐上四寸，胃之募也），上上脘（脐上五寸），巨阙（鸠尾下一寸，心之募也），鸠尾（蔽骨下五分），中庭（膻中下一寸六分陷中），膻中（玉堂下一寸六分，直两乳中间），玉堂（紫宫下一寸六分），紫宫（华盖下一寸六分），华盖（璇玑下一寸），璇玑（天突下一寸），上喉咙，会阴维于天突、廉泉（天突在结喉下四寸宛宛中，廉泉在结喉上，舌下，中央），上颐，循承浆，与手足阳明、督脉会（唇下陷中），环唇上，至下龈交，复出分行，循面，系两目下之中央，至承泣而终（目下七分，直瞳子陷中，二穴），凡二十七穴。难经、甲乙经，并无循面以下之说。

任脉之别络，名曰尾翳。下鸠尾，散于腹。实则腹皮痛，虚则痒搔。

《灵枢》经曰：缺盆之中任脉也，名曰天突。其侧动脉人迎，足阳明也。

【注释】

[1] 募：与膜同。

[2] 脘：音管，胃脘也。

十、任脉为病

【原文】

《素问》曰：任脉为病，男子内结七疝，女子带下瘕聚。

又曰：女子二七而天癸至，任脉通，太冲脉盛，月事以时下，七七任脉虚，太冲脉衰，天癸竭，地道不通，故形坏而无子。

又曰：上气有音者，治其缺盆中（谓天突穴也，阴维、任脉之会，刺一寸，灸三壮）。

《脉经》曰：寸口脉来紧细实，长至关者，任脉也。动苦少腹绕脐，下引横骨、阴中切痛，取关元治之。

又曰：横寸口边，脉丸丸[1]者，任脉也。苦腹中有气如指，上抢心不得俯仰，拘急。（图9-6）

【注释】

[1] 丸丸：脉如珠丸也，洗洗，音玺，皮毛凄沧恶寒之貌。

十一、督脉

【原文】

督乃阳脉之海，其脉起于肾下胞中，至于少腹，乃下行于腰、横骨围之中央，系溺孔之端，男子循茎下至篡[1]；女子络阴器，合篡间。俱绕篡后屏翳穴（前阴后阴之间也），别绕臀至少阴，与太阳中络者合，少阴上股内廉，由会阳（在阴尾尻骨两旁，凡二穴），贯脊，会于长强穴。在骶[2]骨端与少阴会，并脊里上行。历腰腧（二十一椎[3]下）、阳关（十六椎下）、命门（十四椎下）、悬枢（十三椎下）、脊中（十一椎下）、中枢（十椎下）、

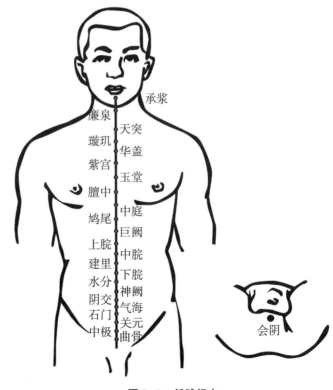

图9-6　任脉经穴

筋缩（九椎下）、至阳（七椎下）、灵台（六椎下）、神道（五椎下）、身柱（三椎下）、陶道（大椎下）、大椎（一椎下），与手足三阳会合。上痖[4]门（项后入发际五分），会阳维，入系舌本。上至风府（项后入发际一寸，大筋内，宛宛中），会足太阳、阳维同入脑中。循脑户（在枕骨上）、强间（百会后三寸）、后顶（百会后一寸半），上巅，历百会（顶中央旋毛中）、前顶（百会前，一寸半）、囟会（百会前三寸，即囟门）、上星（囟会前一寸），至神庭（囟会前二寸。直鼻上，入发际五分），为足太阳、督脉之会。循额中至鼻柱，经素髎（鼻准头也）、水沟（即人中），会手足阳明，至兑端（在唇上端），入龈[5]交（上齿缝中），与任脉、足阳明交会而终。凡三十一穴。督脉别络，自长强走任脉者，由少腹直上，贯脐中央，上贯心，入喉，上颐，环唇，上系两目之下中央，会太阳于目内眦[6]睛明穴（见阴跷下），上额，与足厥阴同会于巅。入络于脑，又别自脑下项，循肩胛，与手足太阳、少阳会于大杼（第一椎下两旁，去脊中一寸五分陷中），内挟脊抵腰中，入循膂[7]络肾。难经曰：督脉、任脉四尺五寸，合共九尺。灵枢经曰：颈中央之脉，督脉也，名曰风府。

　　张洁古曰：督者，都也，为阳脉之都纲。任者，妊也，为阴脉之妊养。

　　王海藏曰：阴跷、阳跷同起跟中，乃气并而相连，任脉、督脉同起中极之下，乃水沟而相接。

　　滑伯仁曰：任、督二脉，一源而二岐，一行于身之前，一行于身之后，人身之有任、督，犹天地之有子、午，可以分可以合，分之以见阴阳之不离，合之以见浑沦之无间，一而二二而一者也。

　　李濒湖曰：任、督二脉，人身之子、午也。乃丹家阳火阴符升降之道，坎水离火交媾之乡。故魏伯阳参同契云：上闭则称有，下闭则称无，无者以奉上，上有神德居，此两孔穴法，金气亦相须。崔希范天元入药镜云：上鹊桥，下鹊桥，天应星，地应潮；归根窍，复命关，贯尾闾，通泥丸。大道三章直指云：修丹之士，身中一窍，名曰玄牝。正在乾之下、坤之上、震之西、兑之东、坎离交媾之地，在人身天地之正中，八脉、九窍、十二经、十五络联辏[8]，虚间一穴，空悬黍珠，医书谓之任、督二脉。此元气之所由生，真息之所由起，修丹之士，不明此窍，则真息不生，神化无基也。俞琰注参同契云：人身血气，往来循环，昼夜不停，医书有任、督二脉，人能通此二脉，则百脉皆通。黄庭经言：皆在心内运天经，昼夜存之自长生。天经乃吾身之黄道，呼吸往来于此也。鹿运尾闾，能通督脉；龟纳鼻息，能通任脉，故二物皆长寿。此数说，皆丹家河车妙旨也。而药物火候，自有别传。

　　王海藏曰：张平叔言铅乃北方正气，一点初生之真阳，为丹母，其虫为龟，即坎之二阴也，地轴也。一阳为蛇，天根也。阳生于子脏之命门，元气之所系，出入于此，其用在脐下，为天地之根，玄牝之门，通厥阴，分三岐为三车，一念之非降而为漏，一念之是守而成铅。升而接离，补而成乾，阴归阳化，是以还元。

　　至虚至静，道法自然，飞升而仙。

【注释】

[1] 篡：初患切，阴下缝间也。

[2] 骶：音氏，尾脊骨也。

[3] 椎：音缒，脊之骨节也。

[4] 痖：与哑同。

[5] 龈：音银，齿根肉也。

[6] 眦：音剂，目角际也。

[7] 膂：音旅，夹脊肉也。

[8] 辏：音凑，辐辏也。

十二、督脉为病

【原文】

《素问·骨空论》云：督脉生疾，从少腹上冲心而痛，不得前后，为冲疝，女子为不孕、癃[1]痔、遗溺、嗌[2]干。治在骨上（谓腰横骨上毛际中，曲骨穴也），甚者在脐下营（脐下一寸，阴交穴也）。

王启玄曰：此乃任冲二脉之病，不知何以属之督脉。李濒湖曰：督脉虽行于背，而别络自长强走任脉者，则由少腹直上贯脐，中贯心，入喉，上颐，环唇，而入于目之内眦。故显此诸证，启玄盖未深考尔。

《素问》曰：督脉实则脊强反折，虚则头重高摇之，挟骨之有过者，取之所别也。

秦越人《难经》曰：督脉为病，脊强而厥。

王海藏曰：此病宜用羌活、独活、防风、荆芥、细辛、藁本、黄连、大黄、附子、乌头、苍耳之类。

张仲景《金匮》云：脊强者，五痓[3]之总名。其证卒口噤[4]背反张而瘈疭。诸药不已，可灸身柱、大椎、陶道穴。

又曰：痓家脉，筑筑而弦直上下行。

王叔和《脉经》曰：尺寸俱浮，直上直下，

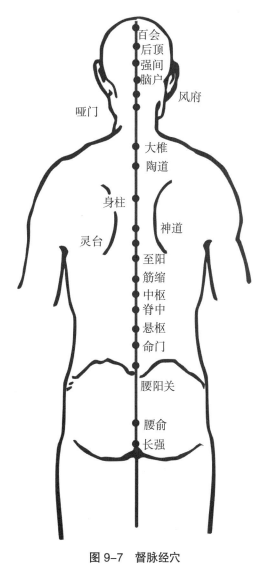

图 9-7　督脉经穴

百会
后顶
强间
脑户
风府
哑门
大椎
陶道
身柱
神道
灵台
至阳
筋缩
中枢
脊中
悬枢
命门
腰阳关
腰俞
长强

此为督脉。腰背强痛，不得俯仰，大人癫病，小儿风痫。

又曰：脉来中央浮直，上下动者，督脉也。动苦腰背膝寒，大人癫，小儿痫，宜灸顶上三壮。

《素问·风论》曰：风气循风府而上，则为脑风。风入系头。则为目风眼寒。

王启玄云：脑户乃督脉、足太阳之会故也。（图9-7、图9-8）

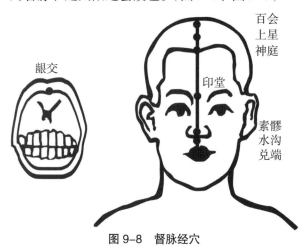

图9-8　督脉经穴

【注释】

[1] 癃：音隆，小便淋也。

[2] 嗌：音益，喉也。

[3] 瘈：痴去声，乍前乍后病也。

[4] 噤：音禁，口闭也。

十三、带脉

【原文】

带脉者。起于季胁足厥阴之章门穴，同足少阳循带脉穴（章门足厥阴少阳之会，在季胁骨端，肘尖尽处是穴。带脉穴属足少阳经，在季胁下一寸八分陷中），围身一周，如束带然。又与足少阳会于五枢（带脉下三寸）、维道（章门下五寸三分），凡八穴。

《灵枢》经曰：足少阴之正，至腘中，别走太阳而合，上至肾，当十四椎，出属带脉。

杨氏曰：带脉总束诸脉，使不妄行，如人束带而前垂，故名。妇人恶露，随带脉而下，故谓之带下。

十四、带脉为病

【原文】

秦越人曰：带之为病，腹满，腰溶溶如坐水中（溶溶缓慢貌）。

明堂曰：带脉二穴，主腰腹纵溶溶如囊水之状。妇人少腹痛，里急后重，瘈瘲月事不调，赤白带下，可针六分，灸七壮。

张洁古曰：带脉之病，太阴主之，宜灸章门二穴，三壮。

《素问》曰：邪客于太阴之络，令人腰痛引小腹控䏚[1]，不可以养息（䏚谓季胁下之空软处）。

张仲景曰：大病瘥[2]后，腰以下有水气，牡蛎泽泻散主之。若不已，灸章门穴。

王叔和曰：带脉为病，左右绕脐，腰脊痛，冲阴股也。

王海藏曰：小儿癞[3]疝，可灸章门三壮而愈，以其与带脉行于厥阴之分，而太阴主之。

又曰：女子经病血崩，久而成枯者，宜涩之益之。血闭久而成竭者，宜益之破之。破血有三治，始则四物入红花，调黄芪、肉桂。次则四物入红花，调鲮鲤甲、桃仁、桂、童子小便，和酒煎服。末则四物入红花，调易老没药散。

张子和曰：十二经与奇经七脉，皆上下周流，惟带脉起少腹之侧，季胁之下，环身一周，络腰而过，如束带之状。而冲、任二脉，循腹胁，夹脐旁，传流于气冲，属于带脉，络于督脉，冲、任、督三脉，同起而异行，一源而三岐，皆络带脉。因诸经上下往来，遗热于带脉之间，客热郁抑，白物满溢，随溲[4]而下，绵绵不绝，是为白带。内经云：思想无穷，所愿不得，意淫于外，入房太甚，发为筋痿，及为白淫。白淫者，白物淫衍，如精之状，男子因溲而下，女子绵绵而下也，皆从湿热治之，与治痢同法。赤白痢乃邪热传于大肠，赤白带乃邪热传于小肠，后世皆以赤为热、白为寒，流误千载，是医误之矣。又曰：资生经载一妇人，患赤白带下，有人为灸气海，未效，次日为灸带脉穴，有鬼附耳云，昨日灸亦好，只灸我不着，今灸着我，我去矣，可为酒食祭我。其家如其言祭之，遂愈。予初怪其事，因思晋景公膏肓[5]二鬼之事，乃虚劳已甚，鬼得乘虚居之。此妇亦或劳心虚损，故鬼居之。灸既着穴，不得不去。自是凡有病此者，每为之按此穴，莫不应手酸痛，令归灸之，无有不愈。其穴，在两胁季肋之下一寸八分，若更灸百会穴尤佳。内经云：上有病下取之，下有病，上取之。又曰：上者下之，下者上之，是矣。

刘宗厚曰：带下多本于阴虚阳竭，营气不升，经脉凝涩，卫气下陷，精气积滞于下焦奇经之分，蕴酿而成。以带脉为病得名，亦以病形而名，白者属气，赤者属血，多因醉饱房劳，服食燥热所致。亦有湿痰流注下焦者，肾肝阴淫湿胜者；或惊恐而木乘土位，浊液下流；或思慕无穷，发为筋痿，所谓二阳之病发心脾也；或余经湿热，屈滞于少腹之下，或下元虚冷，子宫湿淫。治之之法，或下或吐，或发中兼补，补中兼利，燥中兼升发，润中兼温养，或温补，或收涩，诸例不同，亦病机之活法也。

巢元方《病源》曰：肾着病，腰痛冷如冰，身重腰如带五千钱，不渴，小便利，因劳汗出，衣里冷湿而得，久则变为水也。千金用肾着汤，三因用渗湿汤，东垣用独活汤主之。（图9-9）

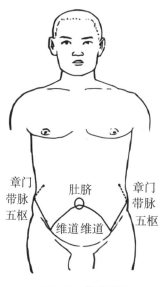

图 9-9　带脉经穴

【注释】

[1] 胁：音抄，季肋下也。

[2] 瘥：楚懈切，楚嫁切，病除也。

[3] 癫：音颓，阴肿也。

[4] 溲：音搜，小便也，涩，音涩，不滑也。

[5] 膏肓：音高荒，心上鬲下也。

第三节　气口九道脉

【原文】

手检图曰：肺为五脏华盖：上以应天，解理万物，主行精气；法五行，应四时，知五味；气口之中，阴阳交会，中有五部；前后左右，各有所主，上下中央，分为九道。诊之则知病邪所在也。

李濒湖曰：气口一脉，分为九道，总统十二经并奇经八脉。各出诊法，乃岐伯秘授黄帝之诀也，扁鹊推之，独取寸口以决死生。盖气口为百脉流注朝会之始故也。三部虽传，而九道沦隐，故奇经之脉，世无人知。今撰为图，并附其说于后，以泄千古之秘藏云。（图9-10）

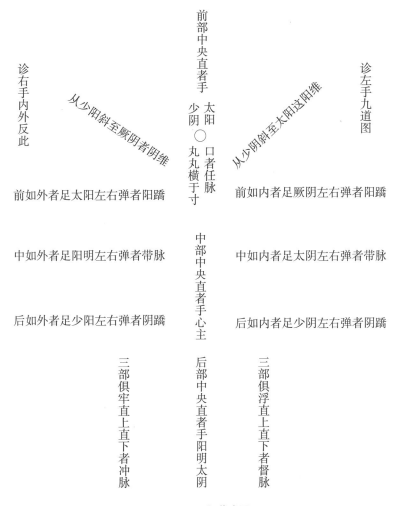

图 9-10 九道脉图

诊右手内外反此。

岐伯曰：前部如外者，足太阳膀胱也，动苦目眩，头、项、腰、背强痛，男子阴下湿痒，女子少腹痛引命门，阴中痛，子脏闭，月水不利。浮为风，涩为寒，滑为劳热，紧为宿食。

中部如外者，足阳明胃也，动苦头痛，面赤。滑为饮，浮为大便不利，涩为嗜卧，肠鸣，不能食，足胫痹。

后部如外者，足少阳胆也，动苦腰、背、胻、股、肢节痛。浮为气，涩为风，急为转筋、为劳。

前部如内者，足厥阴肝也，动苦少腹痛引腰，大便不利，男子茎中痛，小便难，疝气两丸上入。女子月水不利，阴中寒，子户闭，少腹急。

中部如内者，足太阴脾也，动苦腹满，胃中痛，上管有寒，食不下，腰上状如居水中。

185

沉涩，为身重，足胫寒痛，烦满不能卧，时咳唾有血，泄利食不化。

后部如内者，足少阴肾也。动苦少腹痛，与心相引，背痛，小便淋，女人月水来，上抢心胸，胁满，股里拘急。

前部中央直者，手少阴心、手太阳小肠也，动苦心下坚痛，腹胁急。实急者为感忤，虚者为下利肠鸣，女子阴中痒痛，滑为有娠。

中部中央直中者，手厥阴心主也，动苦心痛，面赤多喜怒，食苦咽。微浮苦悲伤恍惚，涩为心下寒，沉为恐怖，如人将捕之状，时寒热，有血气。

后部中央直者，手太阴肺、手阳明大肠也，动苦咳，逆气不得息，浮为风，沉为热，紧为胸中积热，涩为时咳血。

前部横于寸口丸丸者，任脉也，动苦少腹痛，逆气抢心，胸拘急不得俯仰。脉经云：寸口脉紧细实长，下至关者，任脉也，动苦少腹绕脐痛，男子七疝，女子瘕聚。

三部俱浮直上直下者，督脉也，动苦腰脊强痛，不得俯仰，大人癫，小儿痫。

三部俱牢，直上直下者，冲脉也，苦胸中有寒疝。脉经曰：脉来中央坚实，径至关者，冲脉也，动苦少腹痛，上抢心，有瘕疝遗溺，女子绝孕。

前部左右弹者，阳蹻也，动苦腰背痛，癫痫，僵仆，羊鸣，偏枯，痟痹，身体强。

中部左右弹者，带脉也，动苦少腹痛引命门，女子月事不来，绝继复下，令人无子，男子少腹拘急，或失精也。

后部左右弹者，阴蹻也，动苦癫痫寒热，皮肤强痹，少腹痛，里急，腰胯相连痛，男子阴疝，女子漏下不止。

从少阴斜至太阳者，阳维也，动苦颠仆羊鸣，手足相引，甚者失音不能言，肌肉痹痒。

从少阳斜至厥阴者，阴维也，动苦癫痫僵仆羊鸣，失音，肌肉痹痒，汗出恶风。

奇经八脉考卷终。

第十章 《医学研悦》论针灸

【传承概要】

李盛春，字太和，明代湖北江陵人，后移居枣阳，初业举，后改习医。父燕山、弟占春皆为名医。李盛春于明天启丙寅（1626 年）孟冬汇编《医学研悦》一部，计函十册，卷三为《脉理原始》。盛春集其父燕山多年经验之传述，并与弟占春考古证今，审运察气，远宗仲景、节庵之训，近采青阳、立斋之说，据家传"悦诸心，研诸虑，施之有验者"汇编而成。《医学研悦》为海内珍本医籍，对医学理论和临床实践都有指导意义。

【学术特色】

（一）论述了十二经脉与呼吸关系及运行刻度

"犹天时十有二月，地支十有二辰，音之十有二律。天周二十八宿，人经络二十八脉，气周五十度。"一昼一夜，约呼吸一万三千五百息，营卫五十周于身，脉行八百零十丈焉。

（二）阐述经脉来源

李氏对经脉变化进行考证：变化考，地支从变化生，十二经从变化生，脏腑考，三焦考，经络考，脉行考，不但从以上角度阐述几者关系，而且将诸多焦点内容进行考证归类于五行中。

（三）对寸口脉行刻度进行量化

论述"寸关尺"探究寸和尺的阴阳关系及脉行规律，"从漏下百刻，为次日之平旦，脉周五十度复会于手太阴肺"。

【原文及注释】

（一）论人禀天地及脉行应天之由

【原文】

甚哉！脉之难言矣。苟不求其故，纵行于斯，习于斯，只如瞽之冥行耳。人之生也，禀阴阳之灵气，得五行之变化，故《易》曰：乾道成男，坤道成女。而资始资生，无一不本之天地。试以其肖形天地处言之，头员肖天，足方肖地，两目肖日月，四肢肖四时，五脏肖五行，六腑肖六气，呼吸肖气机，寤寐肖昼夜，血脉肖江河，毛发肖草木，一身之中，脏五而腑六，犹之十五而支六[1]，声五而律六，皆阴阳自然之理也。人有十二经，十二络，犹天时十有二月，地支十有二辰，音之十有二律。天周二十八宿，人经络二十八脉，气周五十度，而乃复会于手太阴，即漏水下百刻，分昼夜，为次日之平旦也。故人一呼一吸为一息，脉行六寸。十呼十吸为十息，脉行六尺。凡二刻，约呼吸二百七十息，脉行十六丈二尺，营卫一周于身。凡四刻，约呼吸五百四十息，脉行三十二丈四尺，营卫二周于身。凡二十刻，约呼吸二千七百息，脉行一百六十二尺，营卫十周于身。一昼一夜，约呼吸一万三千五百息，营卫五十周于身，脉行八百零十丈焉。

自子至午属阳，脉行于阳者，计二十五度；自午至亥属阴，脉行于阴者，计二十五度。是阴阳脉络，如水之流，如日月之运行。阴脉营脏，阳脉营腑，流溢之气，外濡腠理，若环之无端，终而复始。此人所以成形之理。不侔[2]于天地如此，乃知天地万物，一气所分，为位为育，一气之运行也。《中庸》曰：致中和，天地位焉，万物育焉。《孟子》曰：唯圣人，然后可以践形。盖圣人得医之最上义者也，轩辕致中和之圣人也。命伶伦截溪谷之竹，作黄钟律管。以候天地之节气，而岁运缘之以不忒，使岐伯取气口作脉法，以候人之动气，而一身之休咎亦于指下，此《素》《难》所以为千古不易之经也。后秦越人、晋叔和，尊《素》《难》为经者。至五代时，有高阳生，托叔和着《脉诀》，杂以洁古《伤寒入式歌》，继而，褚储赵氏，不思脉随五脏之气，行千经隧之间，欲以男女脏腑颠倒部位，戴同父言褚氏倒装五脏，皆缘议论错出之故，幸有张仲景、李东垣、朱彦修诸君子，立法分类，原病处方，以集医学之大成，而后讹以传讹者始正。第诸书充栋，学者望洋，安得起群公而就正删述之。唯期尊《素》《难》如六经，以诸子为羽翼，使医道不沦于远泥，而有以达中和位育之功者，是在今日已。

【注释】

[1] 十五而支六：指天干地支。十，当为"干"字之误。

[2] 侔：《说文》"侔，齐等也"。

（二）变化考

【原文】

《易》曰：天一地二，天三地四，天五地六，天七地八，天九地十。注曰：一变生水，而六化成之，水犹未有渣滓也。二化生火，而七变成之，火则薰灼混浊矣。三变生木，而八化成之，木则刚柔各半，体质凝焉。四化生金，而九变成之，金则至刚，体质坚实。五变生土，而十化成之，土则广大厚实，而成形矣。

（三）地支从变化生

【原文】

寅卯属（木），巳午属（火），申酉属（金），亥子属（水），四行皆二支，独辰戌丑未属（土）四支，共十二支。

（四）十二经从变化生

【原文】

手太阴肺、阳明大肠，属（金）；足厥阴肝、少阳胆，属（木）；足太阴脾、阳明胃，属（土）；足太阴肾、太阳膀胱，属（水）；手少阴心、太阳小肠、手厥阴心包、少阳三焦，属（火）。共十二经。

（五）脏腑考

【原文】

脏者藏也。心藏神，肝藏魂，脾藏意，肺藏魄，肾藏精。腑者，府也。胆为清净府，胃为水谷府，膀胱为精液府，小肠为受盛府，大肠为传道府。

（六）三焦考

【原文】

三焦者，上焦、中焦、下焦也，上焦司纳，中焦司化，下焦司出，为诸气运行之府。

（七）经络考

【原文】

直行曰经，旁行曰络，络，兜也，如络之兜物也。

（八）脉行考

【原文】

每二刻，脉行十六丈二尺，终于足厥阴肝，复会于手太阴肺也。

手三阳从手至头，长五尺，五六合三丈；手三阴从手至胸，长三尺五寸，三六一丈八尺，五六三尺，合二丈一尺。

足三阳从足至头，长八尺，六八合四丈八尺；足三阴从足至胸，长六尺五寸，六六三丈六尺，五六三尺，合三丈九尺。

人两足蹻脉，从足至目，长七尺五寸，二七一丈四尺，二五一尺，合一丈五尺。督脉、任脉，各长四尺五寸，二四八尺，二五一尺，合九尺。凡脉长一十六丈二尺，此所谓经脉长短之数也。

曰手者，以其井营俞[1]经合等穴，皆始于手；曰足者亦然。

【注释】

[1] 俞：原文为"俞"，与"输"通。

（九）论寸关尺

【原文】

夫漏下百刻，为次日之平旦，脉周五十度复会于手太阴肺，是肺者，脏腑之所终始，脉络之所会归也。古人于鱼际下，定为寸口；尺泽中定为尺部。又于寸下尺前定为关者，取寸为阳，尺为阴，关者阴阳之界限也。人一身从肘腕横纹[1]至掌鱼际，得同人尺之一尺一寸，于尺内，十分之取第十寸，为脉之尺位。尺者，十也，老阴之数终于十，故阴得尺内一寸，退不致过肘腕之九寸，又于一寸中十分之，取第九分，为脉之寸口，阳穷于九，故阳得寸内九分，九乃老阳之数也，前不及鱼际一分，此寸关尺之所由分也。

【注释】

[1] 纹：原本为"文"，"文"通"纹"。径改。

第十一章 《神农武当医药歌谣》论针灸

【传承概要】

歌谣，是民间文学体裁之一，通过劳动人民集体口头创作产生，再经过不断的修正提炼，流传开来，其语言形象生动，简短有力，押韵好记。医药歌谣则是人民在长期与疾病做斗争的过程中积累的经验结晶，它总结了许多脍炙人口的俗语、谚语，形象生动，凝练通畅，通俗易懂，易记易诵，是弘扬中医药非物质文化遗产的重要途径。

《神农武当医药歌谣》是由十堰市的民间医师方运珍，历经六十载，奔走在秦巴武当山区，博采众长，搜集神农武当医药歌谣，与中医药相验证，并与十堰市民俗学会会长袁正洪等人通力合作，共同研究编辑而成。该书是迄今为止第一本关于神农的歌谣，也是我国第一部民间医药歌谣书。该书不仅弘扬和继承了优秀的医药文化，而且对研究荆楚中医药具有较高的文献价值，是珍贵的非物质文化遗产。

【学术价值】

《神农武当医药歌谣》体裁多样，涉及内容广泛，包含采药歌、药理歌、中药汤头歌、瘟病诊治歌等十七个方面。其中"针灸歌"由张红梅、李胜男搜集的"孙思邈十三鬼穴歌"和彭力、胡熙耀搜集的"八脉八穴治症歌"组成。

"鬼门十三针"相传是由天一教领袖张道陵（张真人）创立并流传开来，是民间广为流传的一种医学法术。但是，孙思邈在《备急千金要方·卷十四·风癫第五·治诸横邪癫狂针灸图诀》中指出"鬼门十三针"由战国扁鹊所创。书中说"扁鹊曰：百邪所病者，针有十三穴也，凡针之体，先从鬼宫起，次针鬼信，便至鬼垒，又至鬼心，未必须并针，止五六穴即可知矣"。因孙思邈在《千金要方》中将此十三穴系统提出，故在后世称之为"孙真人十三鬼穴"。此十三穴及其针法以歌赋形式出现，首见于明代针灸学家杨继洲的《针灸大成·卷之九·孙真人针十三鬼穴歌》。《备急千金要方·卷十四·小肠府》中有关十三鬼穴的论述指出，无论何种原因所致精神异常之症，皆可先取大陵（鬼心）、人中（鬼宫）二穴，针之皆效应如神。

八脉交会穴，原称"交经八穴"或"流注八穴"，是奇经八脉与十二经脉经气相交通的八个腧穴。此八穴主要分布在四肢肘膝关节以下，最早见于宋子华《流经八穴》，但已失传。现存文献中，最早记载于窦汉卿《针经指南》，书中概述八穴的名称、定位、归经、主治及配伍等。此后，徐凤《针灸大全》、高武《针灸聚英》、杨继洲《针灸大成》、吴昆《针方六集》及吴谦《医宗金鉴》等著作均有重点论述和注解。《针灸大成》中记载该八穴可治 244 证，涉及内、外、妇、儿等各科，书中所载"八脉交会八穴歌"被广为传颂。《神农武当医药歌谣》"针灸歌"条下中所收录"八脉八穴治症歌"即来源于此。

临床上常将八个穴位组合运用，具体为公孙配内关、后溪配申脉、足临泣配外关、列缺配照海。八脉交会的四组八穴，每组穴位所治疾病的范围基本上是两个单个穴所能治的病。应用具有左右对称、上下对称的特点，体现了左病右取、右病左取、上病下治、下病上治这一特定的治疗思路。同时，四组八穴分布于四肢末端腕踝关节附近，根据经络的标本、根结理论，四肢为本，临床上，针刺这些部位的腧穴易于激发经气，调节脏腑经络功能。同时，这八穴临床应用时方便易取，不受体位及气候条件的限制。

八脉交会八穴是奇经八脉与十二正经的交结点，在经脉中起着分类和主导作用，不但加强了经脉之间的相互联系，而且调节了十二正经的气血阴阳。正如《医学入门》中所言："周身三百六十穴，统于手足六十六穴，六十六穴又统于八穴。"故临床应用八脉交会八穴能够有效调节机体的气血阴阳，从而达到快速治疗疾病的目的。

综上所述，《神农武当医药歌谣》"针灸歌"条下中所收录的"鬼门十三针""八脉八穴治症歌"具有取穴简便、易于操作、效果卓著的特点，可能这就是两首歌谣能够被广泛传颂的原因。

第一节　武当"一根针"秘诀

相传明代最有名的道士张三丰，曾在武当山修道，为了防身健体，独创武当拳法。武当拳形气同练，以静制动，在技击和强身方面都有独到之处。三丰收徒授艺，传授武当拳法，武当拳一时大兴，数百年间在山道士寒暑不缀，晨夕苦练，拳械伤者时或有之。道友们为了疗伤治病，精读了《黄帝内经·素问》《灵枢》《难经》《肘后备急方》《千金方》《本草图经衍义》等医学专著，集民间秘方、验方为一炉，总结出武当伤科"四个一"的治疗方法。这"四个一"即是"一炉丹""一把草""一双手""一根针"四种治疗伤科病痛的有效方法。下面介绍"一根针"。

所谓"一根针"即针灸疗法。武当的针灸特点可分为两个方面。一是针具的种类多，它的针具分类如下：木制，木制针又分为点穴拨筋的牛角针，蘸药水叩打穴位的三星针、七星针、九星针，根据叩打部位的大小，可将针加到二十四星。钢制针，除临床常见的针具外，还有一种三星至七星的带火轻刺皮肤的明火针。黄金制成的针也是武当一绝。瓷制针即用细瓷陶器制成的针具，它随手可得，操作简便，在武当山下民间流传最广。二是取穴方法不同。除采用子午流注取穴法、灵龟八法、飞腾八法等取穴法外，还有些经验穴位取穴法。取穴少而精，讲究时穴配五部，五部即是皮、肉、筋、脉、骨五个不同层次，根据病伤在不同层次配上适当穴位，要求手法熟练、取穴准确、补泻分明。

武当"一根针"秘诀：

武当针法最为奇，肥瘦长短均适宜。但将他手横纹处，分寸寻求审用之。

身体心胸或是短，身体心胸或是长。求穴看纹还有理，医工此理要推详。

定穴行针须细认，瘦肥短长岂同群。肥人若针三分半，瘦人须当用两分。

不肥不瘦不相同，如此之人但着中。只在二三分内取，用之无失且收功。

大饥大饱宜避忌，大雨大风亦不容。饥伤荣气饱伤腑，更着人神不敢触。

妙针之法世间稀，多少医工不得知。人身寸寸皆是穴，但开筋骨莫狐疑。

有筋有骨傍针去，无骨无筋须透之。见病行针须仔细，必明升降开合宜。

邪入五脏须早遏，崇侵六脉浪翻飞。乌乌稷稷空中堕，静意冥冥起发机。

先补真阳元气足，次泻余邪九度嘘。同身逐穴歌中他，捷法昭然径不迷。

行针补泻分寒热，泻寒补热须分别。拈指向外泻之方，拈指向内补之诀。

泻左当须大指前，泻右大指当后拽。补左次指向前搓，补右大指往上拽。

如何补泻有两般，盖是经从两边穿。补泻又要识迎随，随则为补泻为迎。

古人补泻左右分，今人乃为男女别。男女经脉一般生，昼夜循环无暂歇。

两手阳经手上头，阴经胸中走在手。两足阳经头走足，阴经从足走向腹。

随则针尖随经去，迎则针尖迎经夺。更为补泻定呼吸，吸泻呼补真奇绝。

补则呼出却入针，要知针用三飞法。气至出针吸气入，疾而一退急扪穴。

泻则吸气方入针，要知阻气通身达。气至出针呼气出，徐而三退穴禁开。

此诀出自真武祖，我今授汝心已雪。正是补泻玄中玄，且莫轻说在人前。

张三丰用针秘诀：

人人欲为地陆仙，苦难悟出颠倒颠。财色酒气难回避，名利荣华拼命钻。

不觉耗得精神尽，病邪侵体命难痊。命若难痊莫等闲，我授秘诀任君玩。

玩此秘诀莫认真，头面疾病针至阴。腿脚有病风府寻，心胸有病少府泻。

脐腹有病曲泉针，肩背诸疾中渚下。腰膝强痛交信凭，胁肋腿叉后肋妙。

股膝肿起泻太冲，阴核发来如升大。百会妙穴效真灵，顶心头痛眼不开。

涌泉下针定安泰，鹤膝肿痛移步难。尺泽舒筋骨痛痊，更有一穴曲池妙。

根寻源流可调停，其息若要便安愈。加以风府可用针，更有手臂拘挛息。

尺泽深刺去不仁，腰背若患挛急风。曲池一寸五分攻，五痔原因热血作。

承山下针病即瘥，哮喘发来不得寝。丰隆刺入三寸深，中满如何去得根。

阴包如针效如神，不论老幼依法用。须臾患者便抬身，打扑损伤破伤风。

先于痛处下针攻，腰背承山立作效。甄权留下意无穷，腰腿疼痛十年春。

应针不了便惺惺，大都引气探根本。服药寻方枉费金，脚膝经年痛不休。

内外踝边用意求，穴号昆仑并吕细。应时消散即时瘥，风痹痿厥如何治。

大杼曲泉效真灵。此诀用心牢牢记，行医四海能留名。

第二节　孙思邈十三鬼穴歌

【原文一】

百邪[1]癫狂[2]所为病，针有十三穴须认。

【注释】

[1] 百邪：泛指一切鬼魅邪气。

[2] 癫狂：各类神志病的总称。

【语释】

治疗各种鬼邪引起的诸如癫狂这一类的神志病，针刺选用的十三个穴必须认清。

【原文二】

凡针之体先鬼宫[1]，次针鬼心[2]无不应。

【注释】

[1] 鬼宫：即水沟穴。在面部，当人中沟的上 1/3 与中 1/3 交点处。为督脉与手足阳明经交会穴。《备急千金要方》也称鬼宫、鬼客厅，《千金翼方》称为鬼市。

[2] 鬼心：即大陵穴。在腕掌横纹的中点处，当掌长肌腱与桡侧腕屈肌腱之间。为手厥阴心包经之输穴，原穴。称鬼心见于《备急千金要方》。

【语释】

首先针刺鬼官穴（即人中穴），其次针刺鬼心穴（即大陵穴）。

【原文三】

一一从头逐一求，男从左起女从右。

【语释】

以下把 13 个穴的位置逐一叙述一遍。男子先针左边穴，女子先针右边穴。

【原文四】

一针人中鬼宫停，左边下针右出针[1]。

【注释】

[1] 左边下针右出针：此为人中穴透刺法。

【语释】

第一针刺叫鬼宫的穴也就是人中穴，用透针法从左边进针、右边出针。

【原文五】

第二手大指甲下，名鬼信[1]刺三分深。

【注释】

[1]鬼信：即少商穴，位于手指，拇指末端桡侧，指甲根角侧上方0.1寸。为手太阴肺经井穴。

【语释】

第二穴在手大指末节桡侧，距指甲角0.1寸，叫鬼信穴，即少商穴，针刺三分深。

【原文六】

三针足大指甲下，名曰鬼垒[1]入二分。

【注释】

[1]鬼垒：即隐白穴，位于足大趾内侧，趾甲角旁开0.1寸，赤白肉际处。为足太阴脾经的井穴。《备急千金要方》称为鬼垒，《医灯续焰》称为鬼眼。

【语释】

第三针刺叫鬼垒的穴，穴位在足大趾末节内侧，距趾甲角0.1寸，即隐白穴，针刺深度为二分。

【原文七】

四针掌后大陵穴，入寸五分为鬼心。

【语释】

第四针刺位于腕部掌横纹的中点的大陵穴，该穴也叫鬼心的穴，针刺深度为5分。

【原文八】

五针申脉名鬼路[1]，火针三下七锃锃[2]。

【注释】

[1]鬼路：即申脉穴，位于外踝直下方凹陷中，在腓骨长短肌腱上缘。为八脉交会穴之一，通于阳跷脉，故又名阳跷。

[2]七锃锃：锃（zèng），指器物闪光耀眼的样子。锃锃，叠词，表示耀眼的样子。七，数量词。七锃锃，意指火针烧到耀眼的时候，入肉不出皮外，以针锋稍拔还纳七次。

【语释】

第五针刺的穴位叫鬼路，即申脉穴，用火针针刺三下，每下火针入肉不出皮，以针锋稍拔还纳七次。

【原文九】

第六却寻大杼上，入发一寸名鬼枕[1]。

【注释】

[1] 鬼枕：即风府穴，位于背部，第 1 胸椎棘突下，后正中线旁开 1.5 寸。属足太阳膀胱经。为督脉别络，手足太阳经之交会穴；八会穴之一，骨会大杼。

【语释】

第六针刺鬼枕穴，即风府穴，在项部，当后发际正中直上 1 寸，枕外隆凸直下，两侧斜方肌之间凹陷处，在项韧带和项肌中，属督脉。为督脉、阳维脉交会穴。

【原文十】

七刺耳垂下五分，名曰鬼床 [1] 针要温 [2]。

【注释】

[1] 鬼床：即颊车穴，在面颊部，下颌角前上方，耳下大约一横指处，咀嚼时肌肉隆起时出现的凹陷处。为足阳明胃经穴位。

[2] 针要温：此处指用温针的方法。

【语释】

第七针刺耳垂下五分处的穴位，名叫鬼床穴，用温针法刺。

【原文十一】

八针承浆名鬼市 [1]，从左出右 [2] 君须记。

【注释】

[1] 鬼市：即承浆穴，任脉穴位。在面部，当颏唇沟的正中凹陷处。任脉与足阳明胃经的交会穴。

[2] 从左出右：此处是指针刺时从左边进针、往右边透刺的方法。

【语释】

第八针刺承浆穴即鬼市穴，针法为从左透右透针。

【原文十二】

九针间使为鬼窟 [1]，十针上星名鬼堂 [2]。

【注释】

[1] 鬼窟：即间使穴，属手厥阴心包经之经（金）穴。在前臂掌侧，当曲泽与大陵的连线上，腕横纹上 3 寸，掌长肌腱与桡侧腕屈肌腱之间。

[2] 鬼堂：即上星穴，属督脉。在头部，当前发际正中直上 1 寸，左右额肌交界处。

【语释】

第九针刺间使穴，也叫鬼窟穴。第十针刺上星穴，也叫鬼堂的穴。

【原文十三】

十一阴下缝三壮 [1]，女玉门头 [2] 为鬼藏 [3]。

【注释】

[1] 壮：壮，壮数是每次施灸所点燃的艾炷的数量。凡施灸时点然一个艾炷，就叫作"一壮"。

[2] 玉门头：一说为解剖结构，相当于外生殖器的阴道口及处女膜的部位。《脉经》《诸病源候论》："已产属胞门，未产属龙门，未嫁女属玉门。"说明玉门的部位可以判断已婚未婚、已产未产。另一说，玉门头为奇穴名，《针灸孔穴及其疗法便览》："玉门，奇穴。阴户上端，大阴唇内。"

[3] 鬼藏：即会阴穴，属任脉。在会阴部，男性即为阴囊根部与肛门连线的中点，女性即为大阴唇后联合与肛门连线的中点。

【语释】

第十一穴位于会阴部缝隙下，用灸法灸三壮。这个穴位叫鬼藏穴，在女子阴蒂处。

【原文十四】

十二曲池名鬼臣[1]，火针仍要七锃锃。

【注释】

[1] 鬼臣：即曲池穴，手阳明大肠经之合穴。在肘横纹外侧端，屈肘，当尺泽与肱骨外上髁连线中点。

【语释】

第十二针刺曲池穴，也叫鬼臣穴，仍用火针刺的方法。

【原文十五】

十三舌头当舌中，此穴须名是鬼封[1]。

【注释】

[1] 鬼封：即聚泉穴，经外奇穴。位于口腔内，当舌背正中缝的中点处。

【语释】

第十三针刺舌头下舌背正中缝的中点处，穴名叫鬼封。

【原文十六】

手足两边相对刺，若逢孤穴[1]只单通。

【注释】

[1] 孤穴：身体上只有一个单穴。

【语释】

如果穴位在手足上，双侧都要针刺，如果只是单穴（如人中、承浆、舌缝、会阴），就用透针法。单穴如人中、承浆、舌缝、会阴，都是人体正中线的穴位，可以调和阴阳、回阳救逆。

【原文十七】

此是先师[1]真口诀,猖狂恶鬼走无踪。

【注释】

[1] 先师:此处指创立十三鬼针的孙思邈。

【语释】

这是先师治疗癫狂病的真正妙诀,运用此针法后各种猖狂恶鬼都会消失无踪影。

第三节　八脉八穴治症歌

【原文一】

公孙:

九种心疼[1]延闷,结胸[2]翻胃难停,酒食积聚胃肠鸣,水食气疾膈病。

脐痛腹痛胁胀,肠风[3]疟疾[4]心疼,胎衣不下血迷心,疾刺公孙[5]立应。

【注释】

[1] 九种心疼:前胸和上腹部各种痛证的合称,出自《金匮要略·胸痹心痛短气病脉证治》。《千金要方·心腹痛第六》:"九种心痛:一虫心痛;二注心痛;三风心痛;四悸心痛;五食心痛;六饮心痛;七冷心痛;八热心痛;九去来心痛。"

[2] 结胸:邪气结于胸中的病证,出自《伤寒论》。主要症状有两类:一类为胸胁部有触痛,头项强硬,发热有汗,脉寸浮关沉等;一类为从心窝到少腹硬满而痛,拒按,大便秘结,口舌干燥而渴,午后稍有潮热,脉沉结等。

[3] 肠风:便血的一种,因外感得之,血清而色鲜,多在粪前,自大肠气分而来。

[4] 疟疾:感受疟邪,邪正交争所致,是以寒战壮热、头痛、汗出、休作有时为特征的传染性疾病,多发于夏秋季。

[5] 公孙:足太阴脾经之络穴,八脉交会穴之一,通冲脉。在足内侧缘,当第1跖骨基底的前下方,赤白肉际处。

【语释】

前胸和上腹部各种痛证,饮食入胃朝食暮吐,食难停留,以及伤酒,伤食,积滞,肠胃雷鸣,水食,气疾,膈间脐腹疼痛,两胁作胀,胸膈满闷,疟疾,肠风大便下血,以及妇人胞衣不下,瘀血上攻迷心等各种病证,皆可针刺公孙穴而取得很好的效果。

【原文二】

内关:

中满[1]心胸痞胀[2],肠鸣泄泻脱肛,食难下膈酒来伤,积块坚横胁抢[3]。

妇女胁疼心痛[4]，结胸里急[5]难当，伤寒不解结胸膛，疟疾内关[6]独当。

【注释】

[1] 中满：证名，指因饮食停滞所致的脘腹胀满，出自《素问·阴阳应象大论》。现代医学的不同病因引起的各种慢性胃黏膜炎性病变，属中医中满的范畴。

[2] 痞胀：证名，胸脘痞满而兼见脘腹发胀者，出自《张氏医通·腹满》。

[3] 横胁抢：抢（qiāng），碰，撞。横冲于胁下。

[4] 心痛：证名，是胸脘部疼痛的统称，出自《灵枢·经脉》。《丹溪心法·心脾痛》曰："心痛即胃脘痛。"

[5] 里急：自觉腹内拘急，疼痛不舒，便意急迫的表现。即形容大便在腹内急迫，窘迫急痛，欲解下为爽，出自《素问·五常政大论》。

[6] 内关：手厥阴心包经腧穴。位于前臂掌侧，当曲泽与大陵的连线上，腕横纹上 2 寸，掌长肌腱与桡侧腕屈肌腱之间。

【语释】

腹满心胸痞胀不通快，肠鸣暴泻脱肛，因酒伤呕吐，饮食不能下，积块坚硬，横冲于胁，妇女心胁疼痛，里急胀痛，伤寒结胸硬痛，疟疾，里实等病，皆刺内关，无不愈。

【原文三】

后溪：

手足拘挛战掉[1]，中风不语痫癫，头疼眼肿泪涟涟[2]，腿膝背腰痛遍。

项强伤寒不解，牙齿腮肿喉咽，手麻足麻破伤牵，盗汗后溪[3]先砭。

【注释】

[1] 战掉（zhàndiào）：恐惧发抖。

[2] 泪涟涟（lián）：形容泪流不止的样子。

[3] 后溪：手太阳小肠经之输（木）穴，八脉交会穴之一，通督脉。微握拳，位于第 5 指掌关节后尺侧的近侧掌横纹头赤白肉际。

【语释】

手足屈伸困难，颤摇不能握，中风卒然昏仆，不能语言，癫痫不省人事，抽掣，头痛及暴发火眼，热泪常流，行痹，腿、膝、背、腰历节周身疼痛，项强，伤寒感冒，汗不出，上下牙齿、腮、龈、咽喉肿疼，手足麻木不仁，破伤风，盗汗等证，首先针刺后溪穴，开通脉道。

【原文四】

申脉：

腰背曲强[1]腿肿，恶风自汗头疼，雷头[2]赤目痛眉棱，手足麻挛臂冷。

吹乳[3]耳聋鼻衄，痫癫肢节烦憎，遍身肿满汗头淋，申脉[4]先针有应。

【注释】

[1] 曲强 [jiàng]：通僵，僵硬不能屈伸自如。

[2] 雷头：病名，头面起核块、肿痛，或憎寒壮热，或头痛，头中如雷鸣。多因风邪外袭，或痰热生风所致。

[3] 吹乳：乳痈证的一种。以乳房红肿疼痛，乳汁排出不畅，以致结脓成痈的急性化脓性病证。多发于产后哺乳的产妇，尤其是初产妇更为多见，俗称奶疮。未产者名内吹，已产者名外吹。

[4] 申脉：足太阳膀胱经腧穴，八脉交会穴之一，通阳跷脉。位于外踝直下方凹陷中，在腓骨长短肌腱上缘。

【语释】

腰背脊强，不能俯仰，足外踝红肿，恶风自汗与雷头风痛，暴发火眼，眉棱骨痛，手足麻木拘挛，臂冷，及乳房红肿疼痛，乳汁排出不畅，以致结脓成痈，耳聋鼻衄，癫痫抽搐，肢节烦疼，遍身肿满，头汗淋漓等证，皆因风热痰饮，流注攻冲，宜先针申脉穴。

【原文五】

临泣：

手足中风 [1] 不举，痛麻发热拘挛，头风 [2] 痛肿项腮连，眼肿赤疼头旋。

齿痛耳聋咽肿，浮风 [3] 瘙痒筋连，腿疼胁胀肋肢偏，临泣 [4] 针时有验。

【注释】

[1] 中风：病名，有外风和内风之分，外风因感受外邪（风邪）所致，《伤寒论》名曰中风；内风属内伤病证，现代一般称中风，又称脑卒中、卒中等，多指内伤病证的类中风，多因气血逆乱、脑脉痹阻或血溢于脑所致。

[2] 头风：一种以慢性阵发性头痛为主要临床表现的疾病，该病病程较长、缠绵难愈、易于复发。此病在古代医著中常与头痛并列提出。相当于现代医学的紧张性头痛、偏头痛、丛集性头风病等原发性头痛。

[3] 浮风：一种常见的皮肤病，即现代医学的荨麻疹。俗称风团、风疹团、风疙瘩、风疹块。

[4] 临泣：足少阳胆经穴位，八脉交会穴，通带脉穴。位于足背外侧，当足 4 趾本节（第 4 趾关节）的后方，小趾伸肌腱的外侧凹陷处。

【语释】

感受风邪手足举动困难，风热所致的疼痛麻木拘挛，头风眩晕及肿痛连腮、颈项、眼睛、牙齿、两耳、咽喉皆赤肿痛，风疹瘙痒，筋脉牵引，腰、胁肋、四肢疼痛等证，皆宜刺临泣穴，立时有奇功。

【原文六】

外关：

肢节肿疼膝冷，四肢不遂[1]头风，背胯内外骨筋攻，头项眉棱皆痛。

手足热麻盗汗，破伤眼肿睛红，伤寒自汗表烘烘[2]，独会外关[3]为重。

【注释】

[1] 不遂（suí）：指活动受限，不能随意屈伸。

[2] 表烘烘：烘烘，形容火着得旺的声音，火盛貌。表烘烘，即肌表热盛。

[3] 外关：手少阳三焦经腧穴，在前臂背侧，当阳池与肘尖的连线上，腕背侧远端横纹上2寸，尺骨与桡骨间隙中点。

【语释】

四肢骨节肿痛，两膝痹冷，四肢不能自在活动，偏正头风，脊背、腰胯、筋骨、头项、眉棱骨疼痛，手足发热麻木，夜间盗汗，破伤风，双目肿胀赤红，伤寒阳明自汗，蒸热烘烘，皆宜刺外关穴，其病立已。

【原文七】

列缺：

痔疟变肿泄痢，唾红溺血咳痰，牙终喉肿小便难，心胸腹疼噎咽。

产后舌强不语，腰痛血疾脐寒[1]，死胎不下膈中寒，列缺[2]乳痈多散。

【注释】

[1] 脐寒：病证名。又名脏寒泻。症见粪便清白，腹痛肠鸣。由婴儿断脐失护，风冷乘入，传于脏腑所致。

[2] 列缺：手太阴肺经之络穴，八脉交会穴（通于任脉）之一。在前臂桡侧缘，桡骨茎突上方，腕横纹上1.5寸，当拇短伸肌腱与拇长展肌腱之间。

【语释】

内痔肛肿，泄痢赤白，咳痰唾血及牙龈、咽喉肿痛，小便赤涩艰难，心胸腹憋闷疼痛、噎咽不快，产后败血、上扰心气、舌强硬不能语言，或瘀滞腰痛，脐腹受寒泄泻，胎死腹中、胞衣不下，胸膈间寒凉，乳痈等证，针刺列缺，其证必痊。

【原文八】

照海：

喉塞小便淋涩，膀胱气痛肠鸣，食黄酒积腹脐并，呕泻翻胃便紧。

难产昏迷积块，肠风下血常频，膈中快气气核[1]侵，照海[2]有功必定。

【注释】

[1] 气核：病证名，指因情志不遂，肝气瘀滞，痰气互结，停聚于咽所致，以咽中似有梅核阻塞、咯之不出、咽之不下、时发时止为主要表现的疾病。临床以咽喉中有异常感觉，

但不影响进食为特征。

[2] 照海：足少阴肾经穴位。八脉交会穴，通阴跷。在足内侧，内踝尖下方凹陷处。

【语释】

上焦火盛、咽喉闭塞不通，下焦热结、膀胱气痛、肠鸣音亢进、小便淋涩，食积酒积、内蓄伤脾胃、发黄，脐腹痛，胃中嘈杂不舒、呕吐，泄泻，妇人难产昏迷，腹内瘀血积块疼痛，常便血，膈间气机不畅，如梅核气隔塞咽喉之间、咯之不出、咽之不下等症，急刺照海穴，则诸证自消散。

【按语】

1）八脉交会穴的组成及重要性。

八脉交会穴是指人体十二经脉通于奇经八脉的八个俞穴，分别是公孙、内关、足临泣、外关、后溪、申脉、列缺、照海。该八穴是沟通人体十二正经与奇经八脉的枢纽，在其交会中起着重要作用，因而在临床应用十分广泛。掌握了八脉交会穴，就抓住了十四经穴之纲要，就能在临床许多疾病的治疗中起执简驭繁的作用。

2）八脉交会穴的源流。

八脉交会穴又叫交经八穴，其称谓首见于宋子华《流经八穴》，此书已亡佚，其内容被窦汉卿收集在《针经指南》中，故有人称之为"窦氏八穴"。书中窦氏论述了八穴的起源、位置、归经、取穴、主治病证举例和上下固定随症配穴法，虽未明确指出某穴通某脉，但已认识到八穴与奇经八脉是有联系的。此后，明代刘纯《医经小学·卷之三》首载"经脉交会八穴"一首："公孙冲脉胃心胸，内关阴维下总同。临泣胆经连带脉，阳维目锐外关逢。后溪督脉内眦颈，申脉阳跷络亦通。列缺任脉行肺系，阴跷照海膈喉咙。"

徐凤在八穴的临床应用方面做出了突出贡献，在其所著的《针灸大全》中首次提出了"八脉交会八穴"的名称，在重新整理前人成就的基础上，修改并充实了八穴适应证的范围，在"主穴"基础上增添了"应穴"，发展成"主应配穴法"，并明确说明了"灵龟八法"和"飞腾八法"两种"按时配穴法"在针灸临床上的具体使用方法，还阐明了奇经八脉与八穴的联系及八穴间的交通会合关系，记载了灵龟八法与飞腾八法，将八穴与八卦相配，扩大了八穴的主治证候。吴昆的《针方六集》，对八脉交会穴的作用、源流等均作了解释，并对八穴的治疗范围及配合方法等，结合临床实际提出了创见性的看法，颇有独到之处。还强调了上下二穴的相互配合问题，对后人颇有影响。

另外，近代针灸大师承淡安先生的《子午流注针法》、单玉堂的《子午流注与灵龟八法讲稿》等都对八脉交会穴的理论及临床应用有所发展，不断充实和丰富了这一内容。

3）八脉交会穴的主治病证。

（1）治疗所属正经及与正经有关的脏腑、经脉病证。

（2）治疗奇经病。奇经八脉有一定的循行路线和病候，沟通十二经脉之间联系，对十二经气血起着蓄积和渗灌的作用，由于除任、督二脉外，其余六经本身没有所属腧穴，当奇经发生病变时，即可选用八脉交会穴治疗。

（3）单穴主治范围。

公孙：足太阴脾经络穴，联络足阳明胃经，通冲脉，具有理气健脾、和胃降逆、调畅气机的作用。其主治范围与足太阴脾经、足阳明胃经、足太阴络脉、冲脉的循行和病候，及与上述经脉有联系的其他经络、脏腑、组织、器官有关。可以治疗如脾胃肠及肝胆病、神志病、心肺系病、妇女病、五官病，四肢体表病等。

内关：手厥阴心包经络穴，联系手少阳三焦经，通阴维脉，具有和血行气、通经止痛、安神定志的作用。其主治范围与手厥阴心包经、手少阴心经、手少阳三焦经、手厥阴络脉、阴维脉的循行和病候，及与上述经脉相联系的其他经络、脏腑、组织、器官有关，是治疗心胸病的要穴。可以治疗如心系病、神志病、脾胃肠、肝胆病、肺系病、妇女病、五官病等。

列缺：手太阴肺经络穴，联络手阳明大肠经，通任脉，具有宣通肺气、通调经脉的作用。其主治范围与手太阴肺经、手太阴络脉、手阳明大肠经、任脉循行和病候，及与上述经脉相联系的其他经络、脏腑、组织、器官有关。可以治疗如肺系病、神志病、脾胃肠及肝胆病、膀胱肾病证、妇女病、五官病等。

照海：足少阴肾经腧穴，通阴跷脉，具有补肾益精、调畅阴跷的作用。其主治范围与足少阴肾经、阴跷脉的循行和病候，以及与上述经脉相联系的其他脏腑、经络、组织、器官有关。可以治疗如肾膀胱病、神志病、五官病、心肺系病证、脾胃肝胆病、妇女病等。

外关：手少阳三焦经络穴，联络手厥阴心包经，通阳维脉。阳维脉系诸阳而主表，其主治范围与三焦经、心包经、手少阳络脉、阳维脉的循行和病候，及与上述经脉相联系的其他经络、脏腑、组织、器官有关。可以治疗如四肢体表病、神志病、五官病、脾胃肠病等。

足临泣：足少阳胆经腧穴，通带脉。其主治范围与胆经、带脉的循行和病候，及与上述经脉相联系的其他经络、脏腑、组织、器官有关。可以治疗如四肢体表病、五官病、妇女病、神志病、肾膀胱病、肝胆病等。

后溪：手太阳小肠经腧穴，通督脉。其主治范围与手太阳小肠经、督脉的循行和病候，及与上述经脉相联系的其他经络、脏腑、组织、器官有关。可以治疗如神志病、四肢体表病、五官病等。

申脉：足太阳膀胱经穴，通阳跷。其主治范围与足太阳膀胱经、阳跷脉的循行和病候，及与上述二经相联系的其他经络、脏腑、组织、器官有关。可以治疗如神志病、筋肉病等。

（4）穴位组合主治范围。

临床配穴时多将八穴上下相配，分成四组使用，能够改变单穴使用之偏，发挥协同作用，使临床疗效更加显著，更能体现出整体作用的特点。其组成及治疗范围如下：

公孙－内关：合用有理气降逆、通肠和胃、宣通上下之功。常用于心、胸膈、脾胃、肝的疾患，如心悸胸痹、胸腹胀满、呕吐呃逆、胃脘痛、痢疾等消化系统病证。

足临泣－外关：合用有清头目、利胸胁、理气通络、疏表之功。常用于目外眦病，耳后、颊、颈、肩、侧身部病证，外感风邪所致病证，如目肿、眼疼、耳鸣、耳聋、偏头痛、肋间神经痛、寒热表证等。

申脉－后溪：合用有安神志、清头目、通经活络之功。常用于目内眦、颈、项、耳、肩部病证，太阳经病证，心、肝、脑病证，如中风半身不遂、腰膝酸痛、风寒湿邪引起的痹证、抽搐、头痛、头晕、失眠、癫痫、癔症等。

照海－列缺：合用有理肺气、益肾气、宁神志、清虚热之功。常用于肺系、咽喉、胸膈、肝、心、肾的病证，如咽痛、咽喉不利、失声、语言不利、咳嗽、胸满、阴虚内热、失眠、癫痫、癔症、小便不利等症。

4）八脉交会穴的配伍特点。

（1）阴经相生配穴的意义。

《素问·五脏别论》："所谓五脏者，藏精气而不泻也。"

《针灸甲乙经·精神五脏论》："是故五脏主藏精者也，不可伤，伤则失守阴虚，阴虚则无气，无气则死矣。"

五脏主藏精，精是人生的基本物质，不可泻。精泻则阴虚，阴虚则阳失其守，不能化气，人即不能生存。为此，八脉交会配穴中的属脏经之两对配穴，如手厥阴心包经之内关配足太阴脾经之公孙，手厥阴心包经属火，足太阴脾经属土，火能生土。又，手太阴肺经之列缺配足少阴肾经之照海，手太阴肺经属金，足少明肾经属水，金能生水。两者均是相生配穴法，此法目的在于不伤其五脏的精气。

（2）阳经用同气相应配穴及选用腧穴的意义。

八脉交会，阳经有两对配穴，即外关配足临泣，后溪配申脉，称同气相应配穴法，又称同名经配穴法。即手少阳经外关与足少阳经足临泣相配，两经于目外眦连接，足太阳经申脉与手太阳经后溪相配，于目内眦连接。足临泣穴和后溪穴都是腧穴，两对配穴中，各有腧穴。《难经·六十八难》云："输主体重节痛。"阳经两对穴都主治体表疾病。阳经配穴特点是同气相应，连点成线，经气贯通，连线成面，是为提高治疗效果而设。

（3）八脉交会穴取络穴的意义。

八脉交会穴的八个穴位中，有四个络穴，即内关、公孙、外关、列缺。络穴既可以联络阴阳表里两经，能扩大治疗围，又可以治表里经病、络脉病。

（4）八脉交会穴无足厥阴、手少阴、手足阳明经穴。

为什么只有八条经与奇经有交会穴，而足厥阴肝经、手少阴心经、手阳明大肠经、足阳明胃经计四条经没有交会穴呢？这是因为：第一，见肝之病，当传之于脾，故先实其脾气，无令受肝之邪，所以治肝先实其脾气。为此，八脉交会穴中无足厥阴肝经穴位。第二，心包代君行事，故心有病多取手厥阴心包经穴。为此，八脉交会穴中无心经穴。第三，手太阴肺经，起于中焦，下络大肠，还循胃口。肺经循行先行胃肠。"经脉所至，主治所在"，故手太阴肺经络穴列缺能治胃肠病。为此，八脉交会穴中没有手足阳明经穴。

5）八脉交会穴与灵龟八法。

灵龟八法，又称奇经纳卦法，是指将奇经八脉八穴纳于八卦与九宫相通，再结合干支来按时取穴的古典按时取穴法之一。换而言之，指按日、按时、按卦开穴并加以配合的一种针法。又因本法以八穴相配代表经脉气血流注之盛衰而取穴，所以又称八法流注、流注八法、八法神针。又因本法所用八穴有阴经四个穴位、阳经四个穴位，故俗称阴四针、阳四针。其取穴法则如下：

运用阳日除九、阴日除六的规则来按时取穴，将不能尽除的所余数求出，此余数即纳于九宫八卦之数。

公式：（日干＋日支＋时干＋时支）÷9（阳日）或 ÷6（阴日）＝商……余数。

阳日：（日干＋日支＋时干＋时支）÷9＝商……余数。

阴日：（日干＋日支＋时干＋时支）÷6＝商……余数。

以"余数"寻"八法歌"之中的穴。如果日时之干支数相加之和被9或6除尽，则以9或6代之。

6）八脉交会穴与飞腾八法。

飞腾八法又称奇经纳干法，是以天干为主，按时开取八脉交会穴的方法。该法与灵龟八法略有不同，本法不论日干支、时干支和其代数如何，以时干支的天干为主，取用天干所对应的八脉交会穴进行治疗。故其内容主要是知晓天干与八脉交会穴、八卦的对应关系。《针灸大全》载有其对应关系歌诀："壬甲公孙即是乾，丙居艮上内关然。戊为临泣生坎水，庚属外关震相连。辛上后溪装巽卦，乙癸申脉到坤传。己土列缺南离上，丁居照海兑金全。"

其临床应用原则：①推出所配之穴。推出欲求之天干所配之穴。例如，日的天干是甲或是己，按"五子建元法"推算，即"甲己还生甲"的甲子时，应取公孙。因为该法只以天干为主，"壬甲公孙即是乾"，天干甲配乾卦公孙。甲戌、甲申、甲午时等皆取公孙。其他如戊申时取足临泣、庚子时取外关等。余皆类推。②按时开穴，配其合穴。在按时开穴的基础上，再配其相合之穴。例如，公孙合内关，申脉合后溪，照海合列缺，足临泣合外关等。应用时先针开穴，后针合穴，如戊申时取足临泣，配以外关。另外还可根据病情需要，定时进行选穴治疗。

第十二章　近现代针灸医家

1. 蒋玉伯

蒋玉伯（1891—1965），字成瑞，湖北枣阳人。著名中医学家，湖北中医学院（现湖北中医药大学）副院长。因他精通医理，擅长内科、针灸，兼通外、妇、儿各科，善治疑难杂症，声誉卓著，就诊者甚众。

蒋氏不仅临床经验丰富，对中医药理论也有很深的造诣，有多种著作问世，著有《中国药物学集成》《药物学类纂》《内科纲要》《内科学》《生理卫生学》《内科学讲义》《妇科学讲义》《针灸疗法经穴证治备考》。另有《灵枢经注释》《中医学术理论阐微》《辨证论治概述》等遗稿，尚未刊行。其临证经验有门人整理的《蒋玉伯医案》，另有《湖北中医医案选集》曾收录其医案十余则。

2. 刘止安

刘止安（1892—1967），字荣填，别号迟步山人，原籍湖北阳新，著名针灸中医师。

刘氏认为人之气察，罕得其平，有偏于阳而阴不足者，有偏于阴而阳不足者，故必须加以匡扶。匡扶之道主要是扶正祛邪两途，换言之也就是补虚与泻实两法，而具体进入人体起作用的介质则是药物、针灸和内气等。特别是针灸、内气，它们没有直接给人体输入什么需要的物质，更没有从体内释放出来什么有害毒素，却是凭导引、流通、调整、激发等起到平衡的作用，其力量堪称四两拨千斤。刘氏临症十分重视运气学说，诊治时疫病必须根据气候与自然变化，再立法投方选穴，著有《气候与疫情》。对于疫病病机，刘氏认识有独特见解，认为疫病病因是感受外邪→邪入蕴毒→毒致热生→热蒸毒殖，于是变化迭出（见《刘止安医案》）。治疗时，特别是治疗重证，刘氏主张针灸、中药外合内应，因此提倡针师不仅要具备雄厚的功底，以便运气行针、刺穴布气、导引按跷，还要谙熟方脉药理。

3. 杨济生

杨济生（1896—1975），山东观城县人。出身于中医祖传世家，自幼受家庭熏陶，熟读《黄帝内经》《难经》《神农本草经》《伤寒论》《金匮要略》《本草纲目》等医药学经典著作，以及清代叶、薛、吴、王四家瘟病学说，并且谙熟中医经络学说和针刺技术。济生18岁时，已在中医界崭露头角，临医每起沉疴，求诊者日逾百人，曾先后悬壶于湖北、四川、北京等地，致力于中医临医工作60余年，在中医内科、妇科、针灸等学科领域，积累了丰富的临床经验，学术造诣极深。

杨济生在总结前人经验的基础上，结合现代医学知识，提出了中风的发病机制是"心气与脑气不相顺接"。"心气"指的是心主血、主脉的能力。他认为，只有心气充沛，才能维持正常的心力、心率和心律，脉道才能柔韧通利，血液才能在脉内正常运行，从而濡养脏腑、周身、脉管及大脑。"脑气"是指脑对眼、耳、鼻、舌、身的支配能力和脑的意识思维能力。脑气依赖于心血的濡养，脑气旺盛则人的双目有神，语言流利，思维敏捷，表情丰富，活动自如。若积损伤正，精血内耗，阴亏于下，阳亢于上，阳化风动，母病及子，心气暴盛，心力逾常，气血直冲犯脑，可使血液离经而发中风。若气血生化乏源，心气不足，运血无力，气滞血瘀，瘀阻于脑脉而发病。若饮食不节，脾失健运，聚湿生痰，子病犯母，痰浊归心入血，上犯于脑，阻滞脑脉而发为昏倒、歪僻不遂。若情志所伤，心火暴盛，心气暴涨，气血并逆上犯于脑，脑脉破裂，血瘀脑中，脑气不通，遂至卒倒无知。由此，治疗时注意心的功能状态，心火暴亢者宜清泻心火，阴虚阳亢者应滋阴降火，交通心肾，虚弱者宜补益心之气血。此外，心功能的强弱决定了中风病人病程的长短和预后好坏，所以在全程治疗当中应当时时顾护心气，不用或少用伤心气、心阳的药物。

杨氏在针灸治疗时，讲究选穴要少而精，取穴要准，手法要稳，强调聚精会神，扎针时要眼到、手到、气到，不得气不撒手。杨氏的行针手法尤为精湛，他行针时讲究手不离针，有时根据病情可以在同一穴位上做出"烧山火""透天凉"。杨氏还擅长交经缪刺，常常是上病下治、左病右治。例如，治疗足跟痛选对侧下关，针治肩周炎又独取对侧阳陵泉，而不是头痛医头、脚痛医脚。

4. 芦顺德

芦顺德（1923—1988），字抚民，湖北安陆人，生前系湖北中医学院（现湖北中医药大学）教授。业师周丰垣先生，精于儒学而兼习医术，深通中医经典著作，尤精于温病，四方求治者，辐辏于道。芦氏著述有《十四经发挥注释》一书。另有《红斑性狼疮验案》、《暑温兼湿经验空》（二则）、《经络学说辨证》等4篇论文。

5. 王明章

王明章（1923—2001），湖北省黄陂县人，主任医师。王氏出生于中医世家，14岁弃学随父学习中医，时经8年，深得家传。

王氏通过多年的理论研究和临床实践，深感针灸的妙用，逐步树立了以针灸学术为主的专业思想。

王氏著作有《伤寒论语释》（未出版）、《针灸学讲义》（对外培训教材，未正式出版），发表论文有《关于经络学说理论的探讨》。王氏治学，重视经典著作的研究，对《黄帝内经》《难经》《针灸甲乙经》《伤寒杂病论》进行了全面通读和重点探讨，尤对其中经络学说进行了大量研究。对后世如金元刘、张、朱、李，明清叶、薛、吴、王等医学名家著作，皆进行了深入的探讨，取各家之长，灵活运用于临床，由于理论能联系实际，基础能联系临床，因而治愈了许多急病重病以及疑难病症。

6. 张家声

张家声（1925—1995），湖北省黄陂县人。曾任武汉市市中医医院副院长、全国针灸学会委员。

早年拜刘旭初、刘秀峰为师，后随父张仲烈学习侍诊。他认为《易经》的核心是八卦，八卦产生的基础是阴阳。应用八卦的方位配合奇经八脉的八个交会穴，再根据六十日和六十时的周期轮流按一定规律开穴的针刺取穴。

撰有《经络学说在临床上的应用》《常用针刺手法的探讨》《针灸治疗男性不育症248例临床观察》等多篇论文。

7. 高锡章

高锡章（1928—2017），湖北省宜昌县人。高氏擅长针灸及中医内科，尤以针灸为主，常以针药并施，对治疗中风、口眼㖞斜、痹证、腰腿疼痛等疑难杂症，有较丰富的临床经验。曾撰有《中医针灸教学笔记》《试论针刺刺法》《论针刺刺法的理论与临床》等论文。

8. 韦有根

韦有根（1930—2010），生于江苏省无锡市，幼年随父学整骨伤科，继又攻钻针灸。曾任武汉市第一医院针灸科主任，擅长治疗神经系统及眼科疾病。

9. 肖仁鹤

肖仁鹤（1933—2022），生于仙桃市。肖老强调针灸讲究"气至而有效"，而且其效要"若风之吹云"，提倡用滞针手法，即用毫针拇指向前单向捻转得气，再以提拉（泻）和紧按（补）使气至病所而取效。在用穴方面，提倡"区域调控"针法，即以病所区域取穴为主（如头痛取头，腰痛取腰），再辅以四肢特定穴或有效穴。并经常用运动疗法，即远端取穴与患部自主或被动功能活动相结合。

10. 孙国杰

孙国杰，1938年生，江苏省南通市人，二级教授，博士生导师。

先后主持了10余项科研课题，已鉴定的课题中三项达到国际先进水平。"子午流注临床实验研究"科研项目于1996年获湖北省人民政府科学技术二等奖。共发表学术论文50余篇，主编专著8部，即《中医科研方法概论》《中医治疗学》《当代中国针灸》《针灸学（英文版）》《针灸学》《针灸学学习指导》《针灸学（教参）》《针灸学（高级参考书）》《针刺手法技巧与应用解剖》。

孙国杰教授科研临床并举，在"针灸防治脑病""时间针灸学""比较针灸学"等领域造诣精深，在全国中医针灸同行中具有很高的知名度。他一直主张"善针善灸，以通为用"，强调"通"则不病，病则不"通"；且认为脑窍的开启、神志的调和都与督脉功能密切相关。在近百篇针灸治疗脑血管疾病、老年性痴呆、血管性痴呆和帕金森病的研究论文中，均十分重视督脉腧穴的灵活运用，并取得了可喜的成绩。其承担的科研课题项目共44项，其中"973"项目子课题4项，其他国家级课题10项等，获得省部级奖项6项，部分科研成果达国际先进水平。

11. 王华

王华，1955年11月出生于湖北赤壁，二级教授、博士生导师，中国共产党党员，湖北中医药大学原党委副书记、校长，享受国务院政府特殊津贴。现任湖北中医药大学针灸研究所所长，国家中医药管理局局级重点学科（针灸学）学科带头人。

王华教授先后主持国家自然科学基金项目、科技部973项目子课题、教育部博士点基金项目、省级课题近20项，在针灸治未病理论及其应用研究、针灸效应的基础研究、腧穴配伍作用研究等领域取得了显著成果，获省部级以上科技奖励8项；任全国中医药行业高等教育"十一五""十二五"国家级规划教材《针灸学》和"十三五"规划教材《针灸学》主编，编写著作16部；发表学术论文200余篇；培养博士、硕士研究生80余名。

12. 梁书忠

梁书忠（1938—2002），湖北汉川人。生前系全国知名针灸专家，湖北中医学院（现湖北中医药大学）教授，湖北省中医院主任医师，全国第二批国家级名老中医。

梁教授言："我叫书忠，视书为忠实朋友，但不拘泥，必求实探新。"他临证不拘一法，因病异同，灵活施术，务求实效。提出"效随穴转，穴随证抽添"。善用"烧山火""透天凉"的针刺补泻手法，结合《黄帝内经》扬刺法与齐刺法治疗疑难杂症，常用电针治疗痛症及运动神经系统疾病，对耳穴的特异性研究和耳穴治疗疾病亦有独到之处。

梁教授从事针灸临床、教学、科研工作30余年，治学严谨，勤求古训，博览群书，撷取众长，师古不泥，创新从源，学识渊博，医术精湛，不逐名利，医德高尚。其间发表论文30余篇，编写全国普通高等教育中医药类规划教材《刺法灸法学》，参与编审医学工具丛书《中华性医学大辞典》，针法灸法教学改革获湖北省教学成果一等奖，毫针刺法计算机软件包研制获湖北省科研成果二等奖，"子午流注的临床与实验研究"获得湖北省政府科技进步二等奖，耳穴特异性研究获湖北省科研成果三等奖。

13. 张唐法

张唐法，1943年2月出生于上海。于1960年9月至1966年3月师从上海陆氏针灸流派创始人陆瘦燕之徒、上海针灸名医杨钧伯，得其真传。张唐法行医约50载，主张针药并举，内外兼攻，善治疑难杂症，在国内外享誉盛名。张唐法主任医师现为武汉市中西医结合医院针灸科国家重点专科学术带头人，全国第四批、第五批名老中医药专家学术经验继承工作指导老师，中国中医科学院传承博士后合作导师。

先后主持国家"十一五"支撑计划，国家自然科学基金项目和湖北省科研项目获省、市科技进步一、二、三等奖共11项。

14. 李家康

李家康，1947 年生，湖北武汉人，伤寒泰斗李培生先生之子。主任医师，教授，硕士研究生导师。中国针灸学会理事，湖北中医名师，全国第三批、第四批老中医药专家学术经验继承工作指导老师，中国医师协会第三届中国医师奖获得者。作为课题负责人申报的 3 项国家级、省级课题成功立项，其中国家中医药管理局课题《齐刺法治疗三叉神经痛的临床研究》经鉴定达"国内领先"水平。发表论文 20 余篇，主编《现代实用足针疗法》《中国足针疗法》《李培生医书四种》等多部专著，参与编写著作 10 余部，多次受到国家卫生部和省、市各级以及医院的嘉奖。

李家康教授出生于中医世家，从小受家学影响及中医理论熏陶；他精读中医书籍，研读本草，精专针灸，擅长毒药治其内，针灸治其外，针药并治疑难病。在临床上强调辨证施治、针药并用，对各种中老年疾病的治疗创新性地提出"补肾祛瘀"的治疗大法，为国内外广大患者解除了疾苦。他一贯重视针刺手法的运用，能灵活运用烧山火、透天凉、青龙摆尾、白虎摇头、子午捣臼等六十余种针刺手法。在继承祖国传统医学理论的基础上，他根据自己长期积累的临床经验，对中医的疑难杂症有自己独特的见解，提出"治中风重在协调阴阳""治痿从痰""治瘫从瘀"的治疗原则。对于颈椎病、腰椎病、颈腰椎间盘突出、坐骨神经痛、肩周炎、三叉神经痛、面瘫、脊髓炎、类风湿、风湿病、各种关节炎、胃下垂、胃肠病、肝胆疾患、哮喘、咳血、头痛、脑瘫等病证均有较深的研究和独到的见解。

15. 王启才

王启才，1947 年 4 月生，湖北省南漳县人。现为南京中医药大学国际教育学院教授、研究生导师。

他善于思考，勤于笔耕，在国内外医学刊物上发表学术论文近 200 篇，医学科普文章 200 余篇，许多有新意的论文被国内外中医药学术交流大会评为优秀论文。

他主编和参编著作 40 余部（主编 25 部、副主编 6 部）。代表作有《王启才新针灸学》、《当代针灸医学新论》、《针医心悟》、《针灸治疗学》、《针灸医学宝典》、《实用针灸辨证论治精要》、《认识肥胖科学减肥》、《经络的研究及临床应用》、《经络发微》及《二级经络学》（英文版）等。

第十三章　荆楚针灸名家医案选

一、蒋玉伯医案（梁赐明整理，摘自《湖北当代名中医传》）

梁某，男性，年龄43岁。

主诉及症状：腰间冷痛，时有少量尿血，腹胀难忍，不得俯仰，每年冬季尤甚，血尿增多，腰腹胀痛上顶胃部，食欲减少，睡眠不安，下气（矢气）多梦，腰痛胀有时掣跳，四肢疲乏、既冷而麻木，面色灰暗，体瘦。经武汉医学院附属第一医院诊断为先天性的双侧多囊肾肿，已有四十余年。小时候尚无感觉，9岁以后逐渐肿大，近两年病情加重，腹部肿大，状如怀子，历经中西医治疗，毫无效果。于1957年5月16日请蒋玉伯治疗。

初诊：症如上述，腹部肿胀，疼痛拒按。诊得脉象紧迟，舌苔白滑，脉证参合，诊为肾阳虚损，瘀结成瘤。此乃先天禀赋不足，肾阳亏损，精血不足以养脏器，日久气血凝滞，渐渐瘀结肿大，成为囊状。故现腰间冷痛、腹部肿胀等症。《灵枢》本藏篇五脏大小应候云："肾大则善病腰痛，不可以俯仰，易伤于邪也。"治法：此证有初、中、末三种治法，当邪气初客，所积未坚，先宜消瘀，后补肾气。迫所积日久，血瘀渐多，瘤肿渐大，法从中治，当祛瘀消壅，削之软之，以抵于平。如邪气久客，正气必虚，须补泻迭相为用，此中治之道也。至瘤肿消及半，便从末治，不用攻伐，补气调血，使气血流通则瘤肿自然消散。

本病系属邪气久客，正气虚弱，治宜攻补兼施。初以温养肾脏、逐瘀散瘤之法为主治。

针穴：肾俞、天枢、膀胱俞、足三里。强肾健胃，扶养正气，佐以逐瘀散瘤。

补肾俞、泻膀胱俞，膀胱为肾之府，脏病治府，表里兼治。肾俞能强肾，治小腹急痛，腰冷如冰；膀胱俞主小腹满痛，小便里聚。补足三里、泻天枢，二穴皆属足阳明经。足三里主脏气维意，真气不足，心腹胀满，腰痛不得俯仰，上顶至胃，天枢主久积冷气，绕脐切痛，腹胀，癥瘕，血结成块（见《针灸大成》）。故可强肾健胃，治腹胀满，逐瘀散瘤。

处方：官桂心五分，薏苡仁五钱，熟地三钱，炒五灵脂二钱，血余炭一钱，生蒲黄二钱，茯苓三钱，鹿角霜三钱，补骨脂三钱，甘草二钱，熟附片二钱，川杜仲五钱。日服一剂，饭前。

方中以熟地、附片、桂心、杜仲、鹿角霜、补骨脂温养肾脏，薏苡仁、茯苓、甘草健脾利湿、消肿毒，生蒲黄、血余炭、炒五灵脂逐瘀散瘤。

二诊：同年5月30日，经服上方15剂及施针3次（隔5日一次）。腹皮渐松，囊肿有些缩小的现象。腰痛减轻，手足觉温，依前方加广木香三钱、海螵蛸三钱以行气止痛、去瘀软坚。日服一剂，照上穴针，每星期一次，续针 3 次。

三诊：6 月 16 日，续服上方 30 剂及续针 3 次后，觉少腹微痛，小便混浊腥臭，色如浓茶。依原方再加茜草 10 克以消瘀活络。日服一剂，照上穴针，每星期一次，再针 3 次。

四诊：8 月 1 日，续服前方 42 剂及再针 3 次后，患者于昨日小便排出多量血尿，前后 3 次，连尿约 1800 毫升，色呈暗红，带脓浆腥臭，囊肿此时亦随之显著缩小，腹部已平。药剩余 3 剂，不敢再服，特来询问。曰："此乃药已对症，应服尽剂。"患者回去依然照服，停针。

五诊：8 月 8 日，服余药 3 剂后，又排出约 2000 毫升脓浆腥臭之血尿，随即腹部肌肉松弛，平坦柔软。经西医触诊囊肿已消，未有触及。患者自诉已恢复 9 岁以前的情况，近日仍有少量血尿，腹胀消失，腰痛明显减轻。诊得两尺脉芤，关脉缓弱。

此乃正不胜邪，经云大积大聚衰其大半而止，不可过于攻伐伤其正气，故拟用行瘀止血散瘤，兼补脾肾之法，立方如下。

针穴：肾俞、足三里以强肾健胃扶养正气。阴陵泉、三阴交皆属足太阴脾经，以补脾统血则尿血可止。四穴皆用补法。留针 20 分钟，隔日一次，连针 3 次。

处方：薏苡仁一两，五灵脂（半生半炒）、蒲黄（半生半炒）各二钱，降香木二钱，白术五钱，川杜仲三钱，血余炭五分，大丹参三钱，党参五钱，生甘草二钱，海螵蛸三钱，粉丹皮三钱，阿胶三钱。五剂，日服一剂，饭前。

此即初诊方之变通，方中不用桂附补骨脂之辛温，而用丹皮、丹参以凉血活血。去生蒲黄之行血，而用半生半炒之蒲黄、五灵脂，血余炭则减，加海螵蛸以行瘀止血，去鹿角霜熟地之温滞，加阿胶合杜仲滋阴补肾，木香改用降香以通络行气止痛，去茯苓之淡渗，加党参白术合甘草以扶中气，补脾统血。重用薏苡仁以消肿毒。

六诊：9 月 25 日，尿中恶血已停，色淡黄清亮，腰腹胀痛消失，但觉脾区闷胀，诊其脉细涩，依前方去五灵脂，加当归三钱以养血，醋制莪术一钱五分以行脾瘀。五剂，日服一剂，停针。

末诊：10 月 5 日，经西医数次触诊已摸不到囊肿。近觉心悸，脉仍细涩，证属气血两亏。当从末治之法，以补气和血强肾调理善后。停针。

处方：薏苡仁一两，白术五钱，全当归三钱，阿胶三钱，黄芪五钱，杜仲三钱，沙参五钱（炒），醋牡蛎五钱，续断二钱，丹参五钱，蒲黄粉二钱，海螵蛸三钱，茜草二钱，没药二钱。日服一剂，饭前，连服 15 天。

方中薏苡仁、白术补脾消肿毒，黄芪、当归、阿胶、丹参、沙参补气和血，则疏通而不燥，润泽而不滞；杜仲、续断以强肾，海螵蛸、茜草、没药、炒蒲黄以去余邪，行瘀止血，去瘀生新；醋牡蛎以治血虚心慌，取其收敛，可防血脱，久服强骨，除老血，消癥瘕积块。

按：方中用海螵蛸、茜草、阿胶，其方义实出于古方《素问》腹中论治女子血枯，先唾血，四肢清，目眩，时时前后血，治之以四乌贼骨一蘆茹，二物并合之，丸以雀卵。乌贼骨即海螵蛸，能行瘀固脱兼擅其长。蘆茹即茜草，能通瘀活络，雀卵则以阿胶代之，故能治小便血淋，崩漏下血。从整个处方来看，有所谓分观之而无药弗切合于病情，合观之而无方不合于古法，而无有药无方或有方无药之弊。在治疗过程中，其按步行治，取得疗效，有独到之处。

结果：患者自1957年7月16日至10月25日止，治疗共四个月零十天，共服中药5剂，施针12次，囊肿完全缩小，腰腹胀痛、血尿等症状消失，手足觉温，精神气色均好，由不能工作到恢复工作。当时曾劝其本人做X线静脉肾盂造影检查，因患者拒绝未做。1963年10月间访得远期效果良好，未再复发，照常工作。

【编者按】此案5月30日二诊至6月16日三诊之间，共服约30剂，若非每日服药2剂，当为整理者误记，特此说明。

二、刘止安医案（摘自《湖北当代名中医传》）

汪某，女，74岁，因患温病愈后，不善调摄，3天前进食糯米汤团一碗，当即胸中气满，腹中作胀，夜卧不安，不得大便，家属自行服消导药两帖，病情增剧，邀诊：脉象濡数，舌苔厚白，证属胃失和降，肠失传导。正虚邪实，未可攻下。拟先以消食散满，后以利气宽肠为治。运气取白虎摇头泻"尺泽"调理肺气，并将肺合之经气缓缓摇入"云门"，使之逆转中焦，接应下穴：阳中隐阴先补后泻针"中脘"，使"上脘""下脘"一并得气，以期中焦通畅，下焦亦随之通泰。阴中隐阳先泻后补针"上巨虚"，意在醒胃抚肠诱气下行，然后绕脐隔空布气六圈，术后少时即闻肠中辘辘作响，矢气频出，饭顷时，即出恭矣，诸证俱解。

三、王明章医案（摘自《王明章主任医师以人中穴为主治疗急症的经验》）

病案一：精神分裂症。

林某，男，19岁。1973年9月就诊于门诊针灸科。患者因思想上受刺激而致精神失常。日夜不眠不食，狂妄躁动已3天，喜怒无常，两目怒视，妄言责骂，不分亲疏，舌质红绛，苔黄腻，脉弦滑。诊断为精神分裂症狂躁型，治以镇静安神。针刺人中、合谷（双）、三阴交（双）以制止发作。选用26号毫针，将病人强制按压于床上，取卧位，然后采用五人进针法，即由王老针刺主穴人中，其余四人各针刺一穴。同时进针，用捻转补泻手法行补泻兼施。泻人中、合谷穴；补三阴交穴。五人同时捻转2分钟，留针5分钟后病人逐渐安静了下来。再同时捻转 2 分钟，病人进入睡眠状态，留针 30 分钟出针，病人在沉睡 1 个多小时后醒来恢复常态。

病案二：急惊风。

张某，男，5 岁。1974 年 6 月来门诊针灸科就诊。患儿因发烧 4 天不退，于当天上午突然发生四肢抽搐，面红颊赤，牙关紧闭，两目直视，诊断为急惊风（惊厥），治以开窍熄风定痉。先刺人中穴，次针合谷穴（双），后针太冲穴（双），均留针。人中穴用提插泻法，合谷、太冲二穴用捻转泻法（手法不宜过重），行手法操作 5 分钟后抽搐停止，再留针 20 分钟后出针。本例在用人中穴开窍醒神定痉的基础上，配合谷、太冲以开四关，加强熄风定痉之功。

病案三：面肌痉挛。

唐某，女，62 岁，1992 年 4 月就诊。因过度紧张而骤发右侧面部肌肉阵发性痉挛，口眼㖞斜，食欲差，舌质淡红，苔薄白，脉弦细。诊断为痉挛性面瘫。治以平调阴阳，解除痉挛。针刺人中、阳陵泉（双）、太冲（双）。人中穴轻度捻转用平补平泻法，阳陵泉用捻转补法，太冲用捻转泻法，三穴均留针 30 分钟，其间再行针 1 次，经针刺治疗 3 次痉挛解除。

四、张家声医案（摘自《针刺治疗"枪伤后遗症"一例》）

曾于 1973 年在援助阿尔及利亚工作期间，应摩洛哥政府要求，为国王哈桑二世的弟弟阿卜杜勒亲王医治"枪伤后遗症"。

阿某，男，39 岁，1971 年 7 月，因枪伤致左尺骨上端粉碎性骨折。经手术治疗，骨折愈合良好。但尺神经受损，引起功能障碍，上肢肌肉萎缩，前臂尺侧疼痛，左小指与无名指屈伸受限，冷热感觉迟钝，逢天阴下雨时，疼痛难忍。经检查辨证分析，系由外伤导致经络气血循行障碍。用针刺治疗，采用循经取穴的方法，针刺伤肢以调气活血、通经止痛，促使上肢功能恢复。

针刺取穴：肩贞、曲池、中渚、腕骨、外关、后溪等，每日一次。针刺三次后，疼痛减轻，屈伸活动有所改善。其后，间日或三日治疗一次。经治疗五次，冷热感觉明显加强，手指功能活动进一步恢复。经针刺 15 次，左上肢功能活动及感觉基本恢复正常。在短期内取得显著的治疗效果。

五、高锡章医案（摘自《高锡章主任医师临床运用背俞穴的经验介绍》）

李某，男，18 岁。1991 年 11 月 5 日初诊。主诉：低热半月余，今年 10 月 4 日因患肺炎、高热、咳嗽，曾在内科输液治疗及内服西药，咳嗽症除，但低热持续不退，倦怠无力，纳差，神疲继而转针灸科门诊治疗。查患者面色萎黄，血虚病容，体温 37.6 摄氏度（腋下），血压：120/82.5 毫米汞柱，舌质淡红，舌体偏大，苔薄黄，唇暗，脉弦细数，证属余邪未尽，正虚未复，拟治则：宣肺宽胸，调益脾胃。取穴：肺俞（双）、心俞（双）双、膈俞（双）、脾俞（双）、胃俞（双）、膏肓俞（双）、足三里（双），施用直刺补法，辅以搓法，针加罐仅三诊，热退、食增、精神好转，三诊而愈。

六、韦有根医案（摘自韦有根《针刺治疗病毒性眼肌麻痹一例》）

陈某，男，年龄 55 岁，职业主任医师。于 1979 年 2 月 28 日上午入院，住内科病房。

主诉：1979 年 2 月 1 日骑自行车上班途中，右眼出现复视，当天晚上夜班未加注意，看书时间较长。次日右眼结膜充血，复视加重，经本院眼科主任及市二医院眼科主任会诊，诊断为病毒性右眼外直肌麻痹。即用泼尼松、青霉素、链霉素、吗啉胍、维生素 B_6、维生素 B_{12} 治疗半月余无效。2 月 10 日颅骨侧位拍片未见明显异常发现，2 月 22 日做脑电图检查，为正常脑电图，2 月 27 日做脑扫描报告，两大脑半球及小脑未见占位性病变。

既往史：肺结核、高血压、慢性肝病、胆囊炎、慢性支气管炎。检查：体温正常，心率 88 次 / 分，血压 130/91 毫米汞柱。患者精神一般，发育正常，营养中等，耳鼻腔无分泌物，瞳孔等大等圆，对光反射存在，右眼球向内侧偏斜 0.5 厘米，胸廓对称，呼吸平稳，腹软平坦无压痛，肝脾未触及，双手肝掌，右肘关节不能伸直，脊柱无畸形。入院以后在内科病房以抗炎治疗为主，兼以对症治疗，治疗无效，妇科、内科建议我科会诊，并要求以针灸治疗。于 3 月 9 日开始用针刺治疗，取穴以右侧太阳、合谷、球后、瞳子髎、丝竹空、风池、头临泣、鱼腰、阳白、下关、中渚等穴。每天针刺一次，每次只选穴 3 至 5 个穴位，针刺后加用七星针刺激右侧颈夹脊、右颞侧及右眼区。针刺和七星针刺激手法均以补法（弱刺激），留针时间 15 ～ 20 分钟。经过两次针刺治疗复视则见好转，视物缩小距离 5 寸左右，经针刺治疗 18 次，4 月 6 日检查：复视症状基本消失，右侧眼球内斜恢复正常，其两月不能看书、读报、骑车的痛苦解除了，自己要求骑车回家试试眼力情况，结果情况良好，对针刺疗效非常满意，为巩固针刺疗效继续针刺 10 次，看书、阅读报纸视力恢复正常，于 4 月 23 日痊愈出院，出院后，观察近两年未复发。患者说"过去最怕扎针"，为了能治好眼病坚持针刺治疗，通过针刺治愈了病毒性眼外直肌麻痹，对针灸有了深刻的体会。

七、肖仁鹤医案（摘自肖仁鹤《内关穴临证运用点滴》）

病案一：胃溃疡案。

柳某，男，50 岁。因胃脘胀满疼痛牵引两胁少腹，伴呕恶、泛酸，大便隐血阳性收治入院。胃镜检查证实为胃小弯侧溃疡。针灸治疗，主穴：内关、足三里。每日 1 次，留针 1 小时，间歇捻针 1 或 2 次。配穴：出血灸神门、梁丘；胁痛针太冲；腹胀针公孙。1 周后症状明显好转，持续观察 2 月，胃镜复查病灶消失，连续 3 次大便隐血试验阴性。共住院

70 天，痊愈出院。

病案二：高血压案。

邓某，女，69 岁。1981 年 2 月 16 日中风（脑血栓形成），经民间放血疗法和针灸治疗有所恢复，但血压不降，半侧偏瘫。诊见血压 200/110 毫米汞柱，右侧偏瘫，舌体胖，苔白润，脉弦滑。患侧内关、丰隆，留针半小时，血压降为 170/80 毫米汞柱。其后每日针双内关、丰隆 1 次，留针 1 小时或略于捻针后卧针皮下候气 1 小时，连续治疗 5 次，血压下降维持到 170～180/90～100 毫米汞柱。

八、孙国杰医案（摘自《针灸学家孙国杰学术思想介绍》）

病案一：中风后遗症（脑出血后遗症）。

李某，男，工人，55 岁，1979 年 1 月初诊。主诉：左侧肢体瘫痪 2 月余。病史：既有高血压病史 10 余年。1979 年 11 月初，因劳累后突然感头痛，脑内不适，继而出现口角㖞斜，左侧肢体瘫痪，伴有意识障碍，急送到某医院诊治，诊断为脑出血（内囊出血），经中西医抢救，神志逐渐清楚，但左侧肢体瘫痪，经多方治疗，虽有缓慢进步，但后遗左侧肢体瘫痪，感觉障碍，故来我院门诊求治。检查：神志清楚、语言尚清、左侧肢体瘫痪，心肺无异常，腹软，肝脾未触及。血压 24/12 千帕（180/90 毫米汞柱）、舌质淡红、苔薄白，脉弦。诊断：中风后遗症（脑出血后遗症）。治疗原则：通经活络、调气和血。取穴：百会透四神聪、极泉、肩髃、曲池、外关、环跳、阳陵泉、足三里。操作：先刺百会穴，得气后透四神聪，行强捻转手法，留针 30 分钟，每 10 分钟捻转 1 次，速度 80～100 次 / 分。继刺患侧体穴，均深刺，得气后均施以强捻转手法，留针期间，每 10 分钟捻转 1 次，速度80～100 次 / 分。每日 1 次，6 次为 1 个疗程。按上方治疗 3 个疗程后，上肢肩关节、下肢髋关节活动正常；6 个疗程后，上肢肘、腕关节、下肢膝、踝关节活动基本正常，治疗 9 个疗程后，血压稳定正常，能单独步行上街，生活能自理，唯手的精细动作完成欠佳，1990年随访，一切正常。

病案二：痿证（蛛网膜下腔出血后遗症）。

曾某，男，干部，50 岁，1983 年 4 月初诊。主诉：双下肢瘫痪、感觉障碍 3 月余。病史：患者 1983 年 1 月初，突然感头部剧烈疼痛，继而发生昏迷，急送医院诊治，确诊为"蛛网膜下腔出血"，经中西抢救，神志清楚，但双下肢麻木、软弱无力，逐渐形成双下肢瘫痪，遂来门诊求治。检查：神志清楚、双下肢瘫痪、上肢肌力正常、双下肢肌力 I 级、感觉障碍。诊断：痿证（蛛网膜下腔出血后遗症）。治疗原则：益气活血、疏通经络。取穴如下。第 1 组：风池（双）、大椎、华佗夹脊穴（分颈、胸、腰三段）。第 2 组：足三里、三阴交。操作：患者先俯卧位，取第 1 组穴，先刺风池、大椎，继刺华佗夹脊穴。华佗夹脊穴的取法是平第 2 颈椎至第 5 腰椎棘突最高点旁开 0.5 寸（不同于教科书的华佗夹脊穴取法）。刺夹脊穴每次选颈、胸、腰三段各一穴，组成一组，轮流使用、方向直刺 0.5 ～ 0.8 寸，行快速捻转手法，速度 80 ～ 100 次 / 分，持续 1 ～ 2 分钟，留针 20 分钟。20 分钟后取针，令患者仰卧位，刺第 2 组穴，针刺得气后，接通 G6805 电针仪，通以连续波，强度以病人能忍受为度，通电 20 分钟。每日 1 次，10 次为 1 个疗程。按上方治疗 4 个疗程后，患者坐卧自理，并能行走。但又出现双下肢踝关节冷痛，夏天仍需穿棉鞋，遂艾灸双太溪穴，每次 30 分钟，1 个疗程后症状明显改善。1990 年 12 月随访，患者双下肢功能完全正常。

九、张唐法医案（摘自《张唐法教授三联疗法治疗带状疱疹后遗神经痛经验》）

患者，女，53 岁，2014 年 4 月 12 日就诊。患者 50 余日前无明显诱因出现右侧腰背部疼痛，疼痛性质为胀痛，伴阵发性加重，随后出现呈带状分布的鲜红色疱疹，于皮肤科就诊，诊断为带状疱疹，给予抗病毒及局部外治法治疗，患者疼痛有所减轻，疱疹结痂后出院。出院后患者依然存在疱疹处疼痛，且疼痛逐渐加重，经人介绍来就诊。患者自诉疼痛剧烈，呈自发的刀割样疼痛，伴阵发性加重，晚间疼痛明显，严重影响睡眠，疼痛局部有色素沉着，无明显瘙痒。查体见右侧腰腹部呈带状分布的色素沉着，右侧 T8 ～ L1 棘突旁压痛，疱疹局部无明显压痛，有轻微痛觉过敏。诊断为带状疱疹后遗神经痛。取右侧 T8 ～ L1 夹脊穴。患者取俯卧位，针刺前先按压所取腧穴片刻，针尖斜向脊柱方向，呈 70 ～ 80 度角刺入 25 ～ 30 毫米，进针得气后施平补平泻手法。取疱疹区域，阿是穴进行局部围刺。然后用韩氏电针治疗仪进行治疗，留针 30 分钟，每日治疗 1 次。针刺后在夹脊穴进行穴位注射，药物配方为维生素 B$_1$ 50 毫克、维生素 B$_{12}$ 0.5 毫克、10% 葡萄糖注射液 3 毫升，用 10 毫升空针套 5 号半针头抽取。上述药物，充分混匀。取 T8、T10、L1 夹脊穴。让患者伏于桌上，充分暴露背部，将所注穴位常规消毒后快速刺入 13 ～ 25 毫米，有得气感后抽无回血再把药物缓慢注于穴中，每穴注药 1 毫升。出针后用消毒干棉球压迫针孔，以防出血和渗药。隔日 1 次，7 天为 1 个疗程。经 2 个疗程治疗后，患者疼痛明显减轻，发作频率明显减少，仅有轻微胀感，查体患者 T10 ～ L1 右侧夹脊穴压痛减轻，3 个月后电话随访患者无复发。

十、李家康医案（摘自《李家康针药并用治疗疑难杂症的经验》）

马某，女，35 岁，教师，2010 年 7 月 5 日初诊。主诉：失眠 2 个月。患者 2 月前因压力过大而致失眠，入睡辗转、困难，上床后 2 ～ 3 小时才能入睡，白天神疲，记忆力减退，纳差，便溏，小便尚可。查体：面容憔悴，舌质暗红，脉细。中医诊断：不寐（心脾两虚）；西医：失眠。针刺取穴：百会、四神聪、安眠、印堂、神庭，泻法；神门内关平补平泻，三阴交、太溪、太冲、足三里，补法，留针 30 分钟，艾灸安眠，足三里穴位，隔日 1 次，10 次为 1 个疗程，治疗 1 个疗程后入睡时间缩短至 2 小时以内。连续治疗 3 个疗程后患者睡眠良好。

十一、王启才医案（摘自王启才《针灸治疗类风湿性关节炎一例》）

赛某，女，11 岁。病史：患孩于 5 岁时先则发热，继而四肢关节红肿疼痛，经用解热镇痛药治疗好转，以后时有发作。8 岁时开始感觉四肢酸软无力，两手不能提重物，行走困难，四肢关节肿大。持续两年后，于 10 岁时完全瘫痪在床，生活不能自理，由家人背来找中国医疗队求治。经内、儿科检查，诊断为"类风湿性关节炎"，转针灸治疗。入院检查：患孩体质瘦弱，呈贫血面容。脊柱弯曲，四肢大小关节均肿大变形，不能伸直且有压痛，肌肉严重萎缩，两手握力差，两下肢抬高约 30 度时髋关节便感到疼痛，骨盆也呈畸形改变，血红蛋白 7.6 克，血沉 40～80 毫米／小时，四肢、脊椎、骨盆拍片可见大小关节明显增生，尤以指、趾关节结节更为明显。

治疗：因患孩骨质高度疏松，严重脱钙，故未考虑用激素治疗，而用针灸治疗，配合功能锻炼。

（1）针刺：第一组选用合谷、外关、曲池、肾俞、夹脊、脾俞透胃俞，第二组选用风市、血海、太冲、解溪、足三里、阳陵泉。每日一次，两组穴位交替使用，中弱刺激，留针 30～40 分钟。

（2）水针：以维生素 B_6 穴位注射，上肢取三角肌中点，下肢取环跳穴。每日一次，每穴 2 毫升。

（3）艾灸：分别选用阳池、鹤顶、大椎、身柱、筋缩、脊中、命门、腰阳关等穴。将艾绒做成蚕豆大小的艾注，施以瘢痕灸。每周一次，每次两穴，每穴 1～2 壮。灸治当天，停止针刺和水针治疗。在灸后化脓期间，为保持局部清洁，防止污染，可酌情涂少量龙胆紫药水，并加盖敷料，保护灸疮。

为了配合治疗，嘱患孩进行功能锻炼。按上法治疗 1 个月后，患孩行动逐渐恢复，开始能在他人搀扶之下慢慢行走。于是，嘱其加强功能锻炼。继续治疗一个多月后，患孩便可独自行走、玩耍，上下楼梯也无须搀扶，生活逐渐恢复自理。治疗两个多月出院。出院时患孩面色红润，血红蛋白 10.2 克，血沉 8～18 毫米／时。四肢关节、腰背也较入院前伸直，关节压痛消失，两手握力增强，两下肢抬高 90 度时髋关节也无疼痛感觉。但 X 线片示尚无明显改善。

参 考 文 献

[1] 湖北省地方志编纂委员会办公室. 湖北通志 [M]. 武汉：湖北人民出版社, 2010.

[2] 胡山源. 古今茶事 [M]. 上海：上海书店出版社, 1985.

[3] 范行准. 中国医学史略 [M]. 北京：中医古籍出版社, 1986.

[4] 皮明府. 湖北历史人物辞典 [M]. 武汉：湖北人民出版社, 1984.

[5] 翦伯赞, 郑天挺. 中国通史参考资料 [M]. 北京：中华书局, 1962.

[6] 袁正洪, 朱宗明, 方运珍, 等. 神农武当医药歌谣 [M]. 北京：中国文联出版社, 2014.

[7] 朱燕中. 穴之道 中医原创思维下的腧穴解读 [M]. 北京：中国医药科技出版社, 2018.

[8] 柳少逸. 经络腧穴原始 [M]. 北京：中国中医药出版社, 2015.

[9] 高式国. 高式国针灸穴名解 [M]. 北京：人民军医出版社, 2012.

[10] 程玮编. 经穴探源 [M]. 北京：学苑出版社, 2008.

[11] 钮韵铎. 金针再传 [M]. 北京：科学技术文献出版社, 1994.

[12]《中医大辞典》编辑委员会. 中医大辞典 试用本 外科骨伤五官科分册 [M]. 北京：人民卫生出版社,
    1987.

[13] 赵吉平, 王燕平. 针灸特定穴详解 [M]. 北京：科学技术文献出版社, 2010.

[14] 王民集, 朱江, 杨永清. 中国针灸全书 [M]. 郑州：河南科学技术出版社, 2012.

[15] 梁繁荣. 针灸学 [M]. 2 版. 上海：上海科学技术出版社, 2012.

[16] 杨维杰. 针灸宝典 [M]. 美国：美国中医文化中心, 2006.

[17] 单玉堂. 单玉堂子午流注与灵龟八法讲稿 [M]. 北京：中国中医药出版社, 2017.

[18] 郭世余. 中国针灸史 [M]. 天津：天津科学技术出版社, 1989.

[19] 马继兴. 马王堆古医书考释 [M]. 长沙：湖南科学技术出版社, 1992.

[20] 裘沛然. 中国医籍大辞典 [M]. 上海：上海科学技术出版社, 2002.

[21] 齐凤军. 疾病精准配穴 [M]. 武汉：湖北科学技术出版社, 2017.

[22] 齐凤军, 高扬. 经典穴组开穴 [M]. 武汉：湖北科学技术出版社, 2017.

[23] 张家山二四七号汉墓竹简整理小组. 张家山汉墓竹简 二四七号墓 [M]. 北京：文物出版社, 2001.

[24] 丹波元胤. 中国医籍考 [M]. 北京：人民卫生出版社, 1956.

[25] 郭霭春, 张伯礼, 郭洪耀, 等. 中国分省医籍考 [M]. 北京：中国中医药出版社, 2020.

[26] 李今庸. 湖北中医学史稿 国医大师李今庸全集 第 1 辑 [M]. 武汉：湖北科学技术出版社, 2016.